当代越医经验方集萃

主编 沈钦荣

上海科学技术出版社

内 容 提 要

本书收录1949年1月1日后仍从事中医医疗工作,在浙江绍兴市辖区范围内工作的本籍和外籍,以及绍兴本籍在外地工作的中医、中西医结合专业70余位医家的经验方,分为内科、妇科、儿科、外科、皮肤科、眼科、骨伤科,每位医家选1～5首经验方,每方列组成、功效、主治、方解、验案举例及按语等,并于书末附录介绍其简历及主要学术成就。

本书所选医家的经验为其最具特色之部分,以方代证,病案结合,理法方药分析透彻。本书实录当代越医的辨证思维特色、处方用药习惯,对探寻其学术思想及渊源,提高中医临床疗效,丰富临床思维,提升中医药服务能力具有积极意义。本书简洁实用,更具原创性,参考价值较大。

本书可供中医临床工作者、中医院校师生及广大中医爱好者阅读参考。

图书在版编目（ＣＩＰ）数据

当代越医经验方集萃 / 沈钦荣主编. -- 上海 ： 上海科学技术出版社，2022.1
ISBN 978-7-5478-5514-0

Ⅰ．①当… Ⅱ．①沈… Ⅲ．①验方－汇编－中国－现代 Ⅳ．①R289.5

中国版本图书馆CIP数据核字(2021)第204240号

当代越医经验方集萃

主编　沈钦荣

上海世纪出版(集团)有限公司
上海科学技术出版社　出版、发行
(上海市闵行区号景路159弄A座9F-10F)
邮政编码 201101　www.sstp.cn
浙江新华印刷技术有限公司印刷
开本 787×1092　1/16　印张 18.25
字数 280 千字
2022年1月第1版　2022年1月第1次印刷
ISBN 978 - 7 - 5478 - 5514 - 0/R · 2400
定价：78.00 元

编审委员会

编写委员会

主 编
沈钦荣

副主编
丁 泳

编 委
(以姓氏笔画为序)

王 燕	王仁灿	王亚校	王连方	王根荣
毛水泉	毛伟洪	方春阳	吕立江	朱均权
许永良	孙法元	寿清和	严仲庆	杜洪乔
李秋萍	求晓恩	吴国水	何维英	沈 灏
沈元良	沈钦荣	沈惠善	张大魁	张伟斌
张孟超	张祝华	张淞生	陆岳明	陆勇刚
陈天祥	陈琦军	罗桢敏	季明昌	岳 艳
周仕平	郑淳理	郑黎明	赵胜权	钟建平
俞 行	俞春生	俞栩喆	姚新苗	骆学新
夏 晨	钱华春	钱海青	倪晓红	徐建新

高彦炜　黄小松　黄亚君　黄孝明　曹岳鹏
常　青　章关根　商炜琛　董　军　董汉良
董柏祥　傅云其　傅宏伟　傅金汉　裘　昊
裘小玲　裘亦海　裘昌林　裘惠占　詹　倩
魏立峰

学术秘书

詹　倩

序 ◎ 言

绍兴古称"越",中医药文化源远流长,底蕴深厚,自成一派,世称"越医"。越医呈现专科世家多、流派多、名医多、著述多的鲜明特点,具有重实践、敢创新、善总结、知行合一的独特个性,是浙派中医的重要代表,在中华医药史上有重要地位。浙派中医十大流派中绍兴有绍派伤寒、温补学派、医经学派,2021年6月,绍派伤寒入选第五批国家非物质文化遗产项目。

习近平总书记指出,要遵循中医药发展规律,传承精华,守正创新,加快推进中医药现代化、产业化,坚持中西医并重,推动中医药和西医药相互补充、协调发展,推动中医药事业和产业高质量发展,推动中医药走向世界,充分发挥中医药防病治病的独特优势和作用,为建设健康中国、实现中华民族伟大复兴的中国梦贡献力量。

为切实落实习近平总书记有关中医药工作指示精神,2019年,绍兴市卫生健康委员会确立了立高标杆,推动市、县(区)中医院做大做强,起到引领、标杆作用;夯实基础,在"双下层、两提升"基础上,做好基层中医化工作;多元发展,扶持中药企业、民营资本中医院(中医馆),医药携手,国有民营互补,共同推动绍兴中医药事业发展;文化自信,传承、弘扬越医文化,打造越医文化金名片中医工作思路,并提出了"六个一"中医工作目标,即建造一个越医文化博物馆,打造一条越医文旅之路,培育一批越医名家(越医青苗)、名科,挖掘一批越医名方,拍一部越医宣传片,编印一本越医专著。为此,绍兴市中医药学会组织编撰了这部《当代越医经验方集萃》。历史上越医著作众多,但专门汇集越医医方的著作尚为首部,可喜可贺!

2020年初,突如其来的新型冠状病毒(以下简称"新冠")在神州大地肆虐,中医药在抗击新冠疫情的过程中表现出色,古老的中医药焕发出勃勃生机,中医药深度介入,全程救治,在不同阶段都取得了成效,发挥了特殊的重要作用,赢得了众多赞美和好评,再次为世界瞩目。

我们要充分发挥中医药在治未病中的主导作用,在治疗重大疾病中的协同作用,以及在疾病康复过程中的核心作用;重视中医药文化传承创新,做好越医文化、绍派伤寒非遗宣传,重视民间医术搜集、整理,努力打造"越医"金品牌;深入中医理论研究,传承中医诊疗技术,提高中医药服务能力。借《中共中央 国务院关于促进加快中医药传承创新发展的意见》出台的东风,弘扬越医仁德利民、仁术济世的精神,砥砺前行,无愧越医称号,无愧我们这个伟大时代,为健康中国建设做出新贡献! 是为序。

王宏达

绍兴市卫生健康委员会党委书记、主任

2021 年 9 月

目 ● 录

第一章 内 科

第三章 儿 科

第四章 外 科

第五章 皮 肤 科

第六章 眼 科

第七章 骨 伤 科

第
一
章
内
科

第一节 肺 系 病 方

表里双解汤(范中明)

[组成] 车前草、鸭跖草、芦根各30 g,淡豆豉、白僵蚕各13 g,荆芥穗、苏叶、午时茶各10 g,葱白5寸,大黄5 g(后下)。

[功效] 清热解表。

[主治] 感冒伴上呼吸道炎症。症见:发热、恶寒、鼻塞、心烦、口渴、咽痛,苔黄,脉数。

[方解] 淡豆豉、荆芥穗、苏叶、葱白发汗解表;车前草、鸭跖草、芦根清热利尿,利水不伤阴;大黄攻逐胃热。

常用加减:感觉轻度发冷去苏叶、午时茶;患者感觉中度发冷者加紫胡6 g;患者感觉重度发冷者伴寒战加柴胡6 g、桂枝6 g、生姜10 g;患者无发冷感者去淡豆豉、葱白、荆芥穗、苏叶、午时茶,加蝉衣6 g、薄荷6 g、桑叶10 g、菊花10 g。

【验案举例】

患者,男,18岁。

初诊 感冒高热1周。诊见恶寒怕冷继而发热体温39.2～40.2℃,咽喉疼痛,遍身酸楚,头胀鼻塞,无汗,口干,尿黄,便干,舌红苔黄,脉浮数。

中医诊断:感冒。证型:表寒里热。治法:解表清热。处方:

淡豆豉12 g,荆芥10 g,连翘10 g,黄芩10 g,薄荷5 g(后下),蝉衣5 g,金银花20 g,生石膏30 g,车前草30 g,鸭跖草30 g,芦根30 g。

2剂,水煎服。

服药后身汗得出,小便增多,体温下降,症状明显好转,唯大便2日未解,予上方加生大黄6 g(后下),再服2剂后,大便通,高热退,诸症皆除。

[按] 感冒为外邪袭于肺卫所致的疾病,辨证治疗重在解表,此为一般原则。但在解表的辨证和药物选择上,按"有一分寒即有一分表证"的辨证原则,根据患者发冷程度分别采用不同解表药,而不是以体温高低决定清热消炎药

的多少。方中荆芥、淡豆豉、薄荷、蝉衣发汗解表；金银花、连翘、黄芩、石膏泻火解毒以清里热；车前草、鸭跖草、芦根清热利尿，使邪热从小便而解。车前草、鸭跖草、芦根三味药其性味甘寒，既可清热又能利尿、利水而不伤阴，是治疗外感高热上选药物。诸药合用共奏解表发汗、泻火解毒、清热利尿之功。本案患者大便不通，加用大黄通便泄热，则退热效果更佳，意即取汗、尿、便三途泄邪、双解表里而奏功。

固本绝咳膏（俞行）

[组成] 炙黄芪、炒党参各 300 g，白茯苓、生白术、化橘红、荆芥、防风、姜半夏、炒枳壳、桔梗、炙紫菀、百部、白前、前胡、苏叶、枇杷叶、炙款冬花、蝉衣、干地龙、白僵蚕各 100 g，炙甘草 60 g，蛤蚧 1 对（剪碎入煎）。上药浓煎取汁，加入冰糖 500 g，东阿阿胶 300 g，黄酒 300 ml，生晒参 150 g（另煎兑入），紫河车（研粉冲入）、全蝎（研粉冲入）、蜈蚣（研粉冲入）各 60 g 收成膏。

[功效] 健脾益气，止咳祛风。

[主治] “风咳”病中后期风邪残留，肺脾肾皆虚。症见：反复咳嗽，受风或刺激气体后加剧，咽痒少痰，伴便溏，乏力。舌淡苔白腻，脉沉。

[方解] 固本绝咳膏为在定风止咳汤基础上合入玉屏风散、六君子汤加味而成。长期风咳患者往往腠理不固，故以芪、术、防益气固表，使风不得贸然而入，“脾不伤不久咳”，故以六君子汤健脾化痰，“脾为生痰之源”，源清则流自洁；脾健表固，则风不得入、痰不得生；又以定风止咳汤祛风化痰止咳，桔梗、枳壳一升一降，助众药理肺化痰，加生晒参另煎兑入以增强益气健脾之力，紫河车与蛤蚧补肺肾、益精血、定咳喘；加蜈蚣与全蝎一起研粉冲入收膏使搜络定风痰之力愈大；综观全方，肺脾肾三脏标本兼顾，既祛风化痰止咳，又健脾益气固表，故在“风咳”中后期治疗中，往往一料膏方吃完，诸症皆除，再无反复。

常用加减：有条件者，可加冬虫夏草研粉冲入收膏，效果更佳。

【验案举例】

患者，男，31 岁。

初诊 反复咳嗽半年，多处就医，服药乏效，胸部 CT 扫描两肺无异常。刻下：咳嗽连续不断，受风或刺激气体后加剧，甚至咳至恶心、呕吐，咽痒少痰,伴便溏、乏力。舌淡苔白腻,脉右关沉按无力,右寸沉按滑而有力。

中医诊断:咳嗽。证型:肺脾气虚。治法:健脾,益气,止咳,祛风。
处方:

炙黄芪 300 g,炒党参 300 g,白茯苓 120 g,炒白术 120 g,化橘红 100 g,荆芥 100 g,防风 100 g,姜半夏 100 g,炙甘草 100 g,炒枳壳 100 g,桔梗 100 g,炙紫菀 100 g,百部 100 g,白前 100 g,苏叶 100 g,枇杷叶 100 g,炙款冬花 100 g,鸣蝉衣 100 g,干地龙 100 g,白僵蚕 100 g,炒牛蒡子 100 g,五味子 100 g,蛤蚧 1 对(剪碎入煎),怀山药 200 g,炒鸡内金 100 g,炒谷芽 150 g,炒麦芽 150 g,炒薏苡仁 300 g,炒扁豆 200 g。上药浓煎取汁,加入阿胶 300 g,黄酒 300 ml,冰糖 500 g,生晒参 150 g(另煎兑入),全蝎 60 g(研粉冲入),蜈蚣 60 g(研粉冲入),紫河车 60 g(研粉冲入)。收成膏滋。

早晚空腹一匙,开水冲服。遇外感发热、腹泻暂停服用。

半年后患者陪家人来就诊,反映一料膏方服完咳嗽完全缓解,乏力、便溏已除,面红,胃纳佳,声音洪亮,按六脉平和有力,嘱其当年冬至前后再来院膏方调摄。

[按] 患者久咳半年不愈,诸药无效,咽痒少痰、咳嗽受风或刺激气体后明显,此类患者临床十分常见,近贤谓为"风咳",风邪犯肺与气管、咽喉,肺失宣肃,肺气上逆于咽喉,故咽痒咳嗽,"咽痒"二字,对风咳诊断甚为重要,西医以"过敏性咳嗽"命名,认为与机体免疫力下降有关;俞行认为本病病机本虚标实,较为复杂,"肺不伤不咳,脾不伤不久咳,肾不伤不喘",右寸沉按滑而有力,为风痰在肺上扰咽喉、气管,右关沉按无力,为脾虚之候,虽两尺脉无殊,久咳必定伤肾。临床治疗,要分两步走,第一步治标治肺止咳,予自订定风止咳汤疏利肺气、祛风止咳,待咳嗽缓解,则第二步肺、脾、肾脏三调,标本兼治,予自订固本绝咳膏增损,往往收到良好远期疗效。如本案风咳患者比较典型,先以自订定风止咳汤祛风化痰止咳,咳嗽时间较长,故加诃子以收肺气;得效后转以自订固本绝咳膏标本兼治,因乏力、便溏、纳差等脾虚症状明显,故参入参苓白术散意,加山药、扁豆、薏苡仁、鸡内金、谷麦二芽健脾开胃;咽痒阵阵,故加牛蒡子疏风利咽,五味子上能敛肺,下能滋肾,恰合病机,故增入。由于辨证准确,用药适宜,汤药与膏方衔接顺利,所以疗效满意。

龙安止咳汤与定风止咳汤、固本绝咳膏是俞行治疗顽固性咳嗽的三大法宝,临床上只要能辨证据脉用之,多能咳止身泰。

龙安止咳汤(俞行)

[组成]　炙麻黄、生白芍、川桂枝、干姜、姜半夏、五味子、化橘红、白茯苓、苦杏仁各 10 g,白芥子、炙甘草各 6 g,北细辛 3 g。

[功效]　宣肺散寒,化痰止咳。

[主治]　咳嗽寒痰伏肺、肺失宣降。症见：咳嗽、痰色白、稀薄而有泡沫,或呈黏沫状。形寒怕冷。苔白滑,脉弦紧或浮紧。

[方解]　龙安止咳汤实际上为《伤寒论》小青龙汤与《景岳全书》六安煎的合方。"干姜细辛五味子,千年咳嗽一把抓",姜、辛、味三味相加温肺化饮敛肺,为治疗寒饮久咳阵前急先锋,麻黄、桂枝宣肺气、散寒邪,不单只为外感所设,二陈汤加白芥子、杏仁燥湿化痰止咳,为张景岳化痰止咳得意之作,白芍为防辛散之药太过伤阴,众药配伍严谨,经方与时方相接,散收与开合相宜。

常用加减：外感症状不明显者去麻黄、桂枝、白芍,脾虚便溏者加党参、白术、茯苓、扁豆。

【验案举例】

患者,女,26 岁。

初诊(2013 年 3 月 4 日)　患者反复咳嗽 2 月余,去新昌、嵊州多家医院诊治,X 线胸片示无异常,服用多种止咳糖浆及中药汤剂如"止嗽散""清金化痰汤""桑杏汤""金水六君煎"等方剂加减治疗无效,现咳嗽频繁,时有咽痒、干呕,感受油烟气、香烟气后症状加重,咳出大量清痰后咳嗽略减,舌淡苔白滑,脉右寸重按迟滑。

中医诊断：咳嗽。证型：痰湿蕴肺。治法：宣肺散寒,化痰止咳。处方：

炙麻黄 10 g,生白芍 10 g,川桂枝 10 g,干姜 10 g,北细辛 3 g,姜半夏 10 g,炙甘草 6 g,五味子 10 g,化橘红 10 g,白茯苓 10 g,白芥子 6 g,苦杏仁 10 g。

3 剂,水煎服。

二诊(2013 年 3 月 7 日)　咳嗽明显好转,咽痒消失,舌淡苔白,脉右寸重按仍迟滑。守原方 3 剂。

三诊(2013 年 3 月 12 日)　偶有干咳,舌淡苔薄白,脉细按之下已无异常之象,以六君子汤加味善后防复发：炒党参 15 g,白茯苓 10 g,生白术 10 g,炒枳壳 10 g,桔梗 10 g,苦杏仁 10 g,枇杷叶 10 g,炙款冬花 10 g,化橘红 10 g,姜半夏 10 g,炙甘草 6 g。

5 剂。

[按] 《素问·咳论篇》云:"五脏六腑皆令人咳,非独肺也。"咳嗽病病机复杂而门诊常见,有些顽固性咳嗽使人常有内科不治咳之惑。本例患者咳嗽迁延 2 个月之久,多处求医,常规治咳之方几已用尽,未效,细按其脉右寸部重按迟滑,重按应肺,迟滑为有寒痰(湿)之象,观舌淡苔白腻,咯出大量清痰为寒饮积于肺中,脉、舌、症相合,病机基本清楚,为寒痰阻肺,肺失宣肃,肺气上逆,发为咳嗽,笔者用自拟经验方龙安止咳汤治疗,以干姜、细辛、五味子温肺化饮,麻黄、桂枝宣肺散寒,二陈汤加白芥子、杏仁燥湿化痰止咳,白芍为防麻、桂辈辛散太过伤阴,由于切中病机,故 3 剂后咳嗽明显缓解,但脉仍未变,守原方续进 3 剂,再诊时病脉已平,偶有干咳,为防复发,以六君子汤加味健脾止咳防复发,此时又不必拘泥于右关脉未现脾虚无力之脉,脾壮痰湿无生化之源,自难再发。此治寒饮咳嗽灵感,为笔者早年读曹颖甫《经方实验录》所得,回忆初入医门之时,门诊碰到好几例长期顽固咳嗽患者治疗总是无效,青囊乏术,长夜冥思,很是苦恼。当时痴迷于《伤寒论》,晨起经常诵读近代伤寒大家著作,当读到《经方实验录》中几则咳嗽案均以小青龙汤获效时,颇有心悟,门诊中大胆应用小青龙汤不加减之原方,治愈好几例久咳患者。但有些患者还是不效,随着临证日多,阅历与经验日丰,对症、脉体会加深,逐渐认识到用小青龙汤治疗寒饮阻肺咳嗽效佳,其脉右寸沉取必迟滑,对其他如风咳、燥咳等无效,后来合入张景岳之六安煎加强化痰止咳理肺之力,疗效更是明显。个人认为咳嗽凡黏上湿(痰)、燥、风三邪往往迁延难愈,寒饮(痰)咳嗽由于今人贪凉频用空调、嗜食冰饮等不良习惯,门诊中很是常见,惜各版中医内科学教材中均未列入主要辨证分型,凡是寒饮阻肺引起的咳嗽用龙安止咳汤往往数剂见效,此方异常辛辣且味涩难咽,长服恐有伤阴口干之弊,咳止饮去即要停药。

疏风止咳方(张伟斌)

[组成] 黄芪 30 g,黛蛤粉、土茯苓、肺形草、鱼腥草、金荞麦各 20 g,炙麻黄 12 g,桔梗、浙贝母、化橘红、连翘、金果榄、甘草、白术、防风各 10 g,射干 6 g。

[**功效**] 疏风清热,化痰止咳。

[**主治**] 风热咳嗽。症见:咳嗽痰多,久咳虚咳,体虚易感风邪者,舌红,苔黄腻,脉浮或数或浮数。

[**方解**] 方中炙麻黄、黛蛤粉、浙贝母、连翘、鱼腥草、金果榄、射干疏风散热、解表利咽;化橘红、肺形草、桔梗、金荞麦、土茯苓、甘草理气化痰止咳;黄芪、白术、防风益气固表;甘草又调和诸药,全方共奏疏风清热、益气化痰止咳之效。

【验案举例】

患者,女,68 岁。

初诊(2019 年 6 月 11 日) 感冒、发热、咳嗽半月余。诉半月余前于田间劳作,当时天气较热,回家后感劳累纳差,后夜间开始出现咳嗽、发热、嗓子疼等症,发热最高到 39.4℃,遂于第二日至当地就诊,予"退热""止咳"等治疗,后体温基本正常,但仍有咽疼咳嗽、痰多干咳、胃纳差等症,于当地查血常规未见明显异常;诉往年劳累,受凉,受风等情况后,亦有此类症状,均靠本地"挂水"(静脉输液)、"吃药"治疗后好转,但反反复复,今次经子女建议,说吃中药调理治疗可根治,遂来我处就诊。观其舌红,苔黄腻,脉浮数,语声低微,干咳痰多,问诊:食纳差,汗多,嗓子疼,大便溏,睡眠欠佳。

中医诊断:咳嗽。证型:风热犯肺。治法:疏风清热,化痰止咳。处方:

土茯苓 30 g,金荞麦 20 g,红枣 20 g,黄芪 15 g,芡实 15 g,炙麻黄 12 g,连翘 12 g,浙贝母 12 g,黛蛤粉 10 g,化橘红 10 g,肺形草 10 g,金果榄 10 g,金樱子 10 g,桔梗 9 g,射干 9 g。

7 剂,水煎,早晚分服。嘱其清淡饮食,多饮水,注意休息,忌劳累。

二诊(2019 年 6 月 19 日) 诉服药 3 日后,感觉咳嗽变少,精神胃口变好,大便每日一行,服药 7 日后,各项症状都明显消退,目前主要就是咽干咽痒至今仍有干咳,痰能咳出。效不更方,遂以原方 7 剂巩固治疗。

1 个月后电话随访,诉诸症早愈,未有复发。

[**按**] 患者为老年女性,肾气不固,冲任空虚,易受外邪,故于大热天在田间劳作后,回家感劳累纳差,受风热之邪侵袭,故夜半开始出现发热、咳嗽、咽痛等症,当地于"消炎退热"治疗后,虽热退,但仍有语声低微,干咳痰多,食纳差,汗多,嗓子疼等症不退,遂治以疏风清热、化痰止咳之疏风止咳方,7 剂奏效,14 剂痊愈。

速效平喘汤(常青)

[组成] 鱼腥草、金荞麦、桑白皮各 30 g,炙款冬花、全当归、地龙各 18 g,炒苏子、葶苈子各 15 g,炙麻黄、杏仁、射干、生甘草各 10 g,全蝎 6 g。

[功效] 肃肺清热,止咳平喘,活血解痉。

[主治] 喘息性支气管炎,支气管哮喘,肺气肿,肺炎等,尤其适用于实证哮喘之急性期。症见:形寒怕冷。呼吸急促,喉中哮鸣如水鸡声。痰色白、稀薄而有泡沫,或呈黏沫状。苔白腻,脉濡滑。

[方解] 本方又名常氏桑龙平喘汤,是由三拗、麻射合三子养亲汤等化裁而来,兼融三者之长于一体而尤增活血解痉抗敏经验用药之专品,如能随证配伍,合理应用则多能得心应手,常获速效之功。方中桑、葶、麻、杏肃肺泻白平喘,麻黄蜜炙可避其过汗伤正而使平喘之功专;而葶苈子配苏子则能降气消痰,与三拗相合,一开一降,相得益彰;鱼腥草、金荞麦、桑白皮清肺化痰平喘力宏,辅以炙款冬以润肺化痰,另有当归配地龙则可活血畅络、润肠通便而平咳逆之气,其中地龙伍全蝎解痉通络、抗敏平喘。全方共奏肃肺清热,降气化痰,活血抗敏,解痉平喘之功。

常用加减:热甚加生石膏 30~60 g,粉萆休 18 g,黄芩 30 g;喘甚加海浮石 30 g,并重用葶苈子 30 g;痰多加紫菀 30 g;纳呆加莱菔子 15 g、川朴 15 g、陈皮 10 g。

【验案举例】

患者,男,35 岁。

初诊(2012 年 9 月 20 日) 哮喘频作已有 3 年,近日受寒咳喘痰多,吐之不利,胸闷气急,入夜张口抬肩,心悸乏力,舌质暗胖,苔白腻,脉濡滑。

中医诊断:哮病。证型:寒哮。治法:温肺化痰,降气定喘,清肃华盖。处方:

鱼腥草 30 g,金荞麦 30 g,桑白皮 30 g,炙款冬花 18 g,全当归 18 g,地龙 18 g,炒苏子 15 g,葶苈子 15 g,炙麻黄 10 g,杏仁 10 g,射干 10 g,生甘草 10 g,全蝎 6 g。

7 剂,水煎服。

二诊(2012年9月27日) 诉上药服用1周后,自觉症状逐渐减轻,痰涎已易咳出,胸闷气急转爽,信心倍增,继来复诊,要求继服中药7剂。

[按] 常青认为,该患者由于哮喘长期反复发作,寒痰伤及脾肾之阳,则可从实转虚,表现为一派虚实夹杂之证候,上法既效后加用自拟河车苏蛤丸(医院制剂)每日两次,每次六丸,以上汤剂加丸剂服用3个月后,自觉已无咳喘之忧,又坚持续服河车苏蛤丸3个月,随访3年不曾复发。

五苓四逆麻桑汤(俞春生)

[组成] 茯苓15 g,桑白皮、炒白术各12 g,猪苓、柴胡、泽泻各9 g,麻黄、枳壳、桂枝各6 g,生甘草3 g。

[功效] 调气机,化水饮。

[主治] 肺磨玻璃结节。症见:咳嗽咳痰、胸痛等,也可无症状,舌淡苔白,脉浮缓。

[方解] 肺磨玻璃结节病理基础是肺泡壁增厚,肺泡腔塌陷,肺泡腔含气量减少,出现细胞渗出液及组织碎片,CT影像上密度似水样。病在肺、焦膜,果属水湿痰饮积聚,机应属肺失宣肃,三焦气机不畅,致水湿不化,痰饮留聚,故治当宣降肺气,调畅三焦气机,利膀胱而化水湿。方取五苓散温化水湿,四逆散调一切气机,麻黄宣肺行水,桑白皮泻肺利水,诸药共奏调气机,化水饮,而消散水饮积聚。

【验案举例】

患者,女,52岁。

初诊(2015年10月20日) 发现肺结节2年。患者于2015年4月在我院体检发现右肺下叶肺大泡,右肺下叶小结节,当时稍有咳嗽咳痰、胸闷胸痛等症状,2015年9月复查胸部CT示下叶右肺小结节,大小约5 mm,对照原CT片相仿。近1周来患者咳嗽咳痰加重,感胸胁部持续性隐痛,舌淡苔白,脉浮缓。

中医诊断:咳嗽。证型:痰湿蕴肺。治法:调气机,化水饮。处方:

麻黄6 g,茯苓15 g,瓜蒌15 g,炒白术12 g,桑白皮12 g,薤白10 g,旋覆花10 g,泽泻9 g,柴胡9 g,郁金6 g,枳壳6 g,桂枝6 g,生甘草3 g。

7剂,水煎服。

服药后胸胁痛基本消失,再以原方加减,服药 3 个月后肺部结节明显缩小。

[按] 本患者属阳气不足之胸痹,胸阳不振,络脉不和,气机失于通畅,胸中痹结胸背作痛,呼吸不畅,舌淡苔白,脉浮缓。本方泽泻利水渗湿,茯苓甘淡利水,健脾渗湿,白术健脾祛湿,瓜蒌、薤白温阳通脉,柴胡、枳壳、郁金疏肝理气,麻黄宣肺行水,桑白皮泻肺利水,调畅气机,温化水饮,理气止痛。

俞春生认为肺磨玻璃结节良恶难分,临床上常采用相应的随访观察措施。由于随访期较长,对患者造成了不小的心理压力。采用中药干预,常能使肺结节较快消散,提前结束随访。但因缺乏病理学资料,对原位腺癌、浸润性腺癌的预后尚难作判断。俞春生运用此方治疗了多名肺结节患者,均收到良好的疗效,给患者带去了福音。

宣肺平喘方(张伟斌)

[组成] 土茯苓 20 g,炙麻黄 15 g,白芥子、莱菔子、苏子、杏仁、甘草、桔梗、浙贝母、连翘、化橘红、瓜蒌皮、枳实、桑白皮、芡实、金樱子、地龙各 10 g。

[功效] 宣肺解表,止咳平喘。

[主治] 喘证。症见:咳嗽喘逆,痰多胸痞,食少难消,咽干,舌苔白腻,脉浮滑。

[方解] 本方以三子养亲汤温肺化痰,降气消食,合以三拗汤宣肺解表,止咳平喘,再佐以桔梗、浙贝母、连翘、化橘红、土茯苓、桑白皮、瓜蒌皮等药化痰利咽消肿,芡实、金樱子、地龙等补肾益气,行气平喘,全方共奏宣肺解表,化痰利咽,止咳平喘之功。

【验案举例】

患者,女,68 岁。

初诊(2019 年 6 月 28 日) 咳喘病史 10 余年,近日感冒,嗓子疼,反复咳喘 1 周余。该患者平素体质一般,劳累受凉后易出现咳嗽喘逆,痰多咽干,咽红咽疼,食少难消情况;一般注意休息,于当地静脉输液、口服消炎止咳药后可好转,本次感冒如上法 1 周余,未见明显好转,遂来我处就诊。该患者现仍咳喘明显,气促,夜难平卧,咳嗽痰多,咽干咽疼,食纳欠佳,大便偏溏,每日一行,小便正常。舌苔白腻,脉浮滑。

中医诊断:喘证。证型:痰浊阻肺。治法:宣肺解表,止咳平喘。处方:

土茯苓 30 g,金荞麦 20 g,炙麻黄 12 g,浙贝母 12 g,连翘 12 g,化橘红 10 g,炙百部 10 g,金果榄 10 g,肺形草 10 g,莱菔子 9 g,苏子 9 g,白芥子 9 g,桔梗 9 g,射干 9 g,甘草 6 g。

7 剂,每日 1 剂,水煎早晚分服。嘱其避风寒,清淡饮食,多饮水,注意休息。

二诊(2019 年 7 月 12 日) 述服药 7 剂后,夜可平卧,痰多能咳出,吞咽不适好转,食纳好转,但大便次数增至每日一到两次,便溏,余症同前。舌淡红苔薄白腻,脉浮滑。原方加石榴皮 10 g,涩肠止泻,续服 7 剂。

三诊(2019 年 7 月 26 日) 述服药完毕后诸症消退,遂未来复诊,但近来两三日,有痰多,胸闷感,遂又来复诊,上方加瓜蒌皮 10 g 化痰利气宽胸,巩固治疗。

后 1 月余随访,诉一切安康,诸症已退。

第二节 心 系 病 方

葛根参芪安心汤(于真健)

[组成] 葛根、黄芪、薏苡仁各 30 g,党参、半夏、茯苓各 15 g,远志、石菖蒲、苦参、赤芍、牡丹皮、当归、万年青根各 10 g,车前子 20 g(包)。

[功效] 益气通络,活血化痰。

[主治] 气虚痰瘀之胸痹、心悸。症见:神疲乏力,胸闷气短,心悸甚者胸痛,口干或口苦,舌质淡暗,舌苔白或腻,脉弦细或弦滑。

[方解] 方中党参、黄芪重在益气治本,推动津血运行;牡丹皮、赤芍、当归活血散瘀,半夏、远志、石菖蒲化痰通络;茯苓、薏苡仁、车前子健运降浊。现代药理研究报道:苦参、万年青根具有调整心律作用,葛根更具扩张冠状动脉,增加毛细血管通透性的功能。全方相互协同,改善冠状动脉血流量,增强心肌收缩力和心排血量,改善微循环,降低血黏度,减轻心肌负荷,共奏益气通

络、活血化痰之功。

【验案举例】

患者,男,68 岁。

初诊 气滞血瘀夹湿,时作胸闷,心悸,口干而腻,胃纳不佳,神疲乏力,舌红苔白腻,脉结代。

中医诊断:胸痹。证型:痰浊闭阻。治法:益气化痰通络。处方:

生黄芪 30 g,葛根 30 g,丹参 15 g,苦参 10 g,瓜蒌皮 10 g,薤白 10 g,半夏 15 g,茯苓 15 g,陈皮 6 g,炒谷芽 30 g,炒麦芽 30 g,炒薏苡仁 30 g,焦山楂、焦神曲各 15 g。

7 剂,水煎服。

服药后症状改善,效不更方,原方再进,2 服大瘥。

[按] 本患者脾胃虚损明显,气虚湿盛,气虚血瘀,故去赤芍、牡丹皮、万年青根等影响脾胃运化苦寒之品,加健脾运湿之炒麦芽、焦山楂、焦神曲、炒薏苡仁。于真健强调:冠心病心律失常属中医"胸痹""心悸"范畴,多发于中老年人,其病因较为复杂,多与情志、饮食有关。其病机不外乎虚实两端,虚者气虚为本,实者痰瘀作祟为标。于真健侧重活血化瘀治疗心脑血管等疾病。根据人体气、血、津液的关系,气为津血之帅,气行则水精四布,五津并行。气虚血行不畅为瘀,气虚津液滞留成痰,痰瘀交阻,脉气不相衔接而发为胸痹。气虚痰瘀阻络是冠心病心律失常的病机关键,瘀必成痰,痰必夹瘀,痰瘀相关,故临床治疗冠心病心律失常紧紧抓住气、痰、瘀三个方面,将益气通络、活血化痰法贯穿始终。于真健用药,有景岳风格,对疑难杂症、顽固慢性病,喜欢先安营扎寨,摆好阵脚,然后各个击破。在固护脾胃正气的基础上,敢用、巧用峻猛毒药。

宁心汤(王燕)

[**组成**] 桂枝 15 g,茯苓 15 g,炒白术 15 g,姜半夏 15 g,石菖蒲 20 g,炙甘草 5 g,生牡蛎 30 g(先煎),生龙骨 30 g(先煎),首乌藤 15 g,合欢皮 15 g,淮小麦 30 g,百合 15 g。

[**功效**] 健脾化湿,宁心安神。

[**主治**] 心脾两虚之失眠。症见:胸闷,心神不安,倦怠,口干喜饮温水,

大便或数日未解或一日数解,舌质淡胖,苔薄白或白腻或水滑,脉弦滑偏沉。

[方解] 方中桂枝温助心阳;茯苓、炒白术健脾益气升清;姜半夏燥湿化痰,降逆和胃;一升一降共同恢复脾胃升降之职。石菖蒲开窍安神;首乌藤、合欢皮、淮小麦、百合养血解郁,宁心安神,龙骨、牡蛎可以潜降以导龙入海,镇静安神;炙甘草调和诸药。

常用加减:若舌苔白腻,卜腹痞满者,加白豆蔻、砂仁芳香化湿;若伴有大便不畅者,炒白术改生白术健脾通腑;若伴有食欲不振加炒谷芽、炒麦芽健脾助运;若有肝郁化热表现者,加柴胡、黄芩;若夹瘀者,加丹参、郁金等。

【验案举例】

患者,女,46 岁。

初诊(2019 年 6 月 4 日) 述夜寐不安 1 年余,入睡慢,需 1～2 h 才能入睡,睡眠浅,多梦易醒,而且做梦内容第二日记得清楚,伴心悸,胃脘部胀满,嗳气,手足怕冷症状明显,大便偏烂,每日解 1～2 次,舌淡胖,苔薄白腻,脉沉。

中医诊断:不寐。证型:心脾两虚。治法:健脾化湿,宁心安神。处方:

桂枝 15 g,姜半夏 15 g,茯苓 15 g,炒白术 15 g,石菖蒲 20 g,首乌藤 15 g,合欢皮 15 g,淮小麦 30 g,淫羊藿 20 g,干姜 5 g,炙甘草 5 g,生牡蛎 30 g(先煎),生龙骨 30 g(先煎)。

7 剂,每剂取汁 400 ml,分两次温服。

二诊(2019 年 6 月 11 日) 药后夜寐改善明显,入睡快,睡眠深,做梦后已经记不得梦的内容,胃脘部胀满不适明显好转,仍伴少量嗳气,大便仍偏烂,手足怕冷症状明显,舌淡胖,苔薄白腻,脉沉。

原方去百合加巴戟天 15 g 再进 7 剂。

三诊(2019 年 6 月 19 日) 服药后,睡眠较前又有改善,一觉能睡 6 个多小时,手足怕冷减轻,无腹胀,嗳气消,舌淡,苔薄白,脉偏沉。

效不更方,再进 7 剂。

[按] 脾虚运化失常,湿浊内生,胃失和降,上逆而出现胃脘胀满、嗳气。脾虚湿盛,运化失责,故大便偏烂。脾胃中枢气机不利,上冲于心出现夜寐不安。湿浊内蕴,则见舌淡胖,苔薄白腻,脉沉。方用宁心汤加减健脾化湿,宁心安神。加用干姜、淫羊藿温补脾肾。二诊时患者睡眠改善,消化道症状减轻,整体体质偏阳虚,故加用巴戟天 15 g,以补火生土善后。如此,脾气升发有度,

胃气肃降有权,升降调和,心神得安,不寐自愈。

裘氏滋肾清心安神汤(裘昌林)

[组成]　生地 15 g,熟地 15 g,山茱萸 12 g,茯苓 12 g,知母 12 g,牡丹皮 9 g,黄连 6 g,肉桂 2 g(后下),酸枣仁 30 g,首乌藤 30 g,柏子仁 12 g。

[功效]　滋肾清心,宁心安神。

[主治]　不寐,心肾不交型。症见:心烦不寐,入睡困难,夜寐易醒,心悸多梦,头晕耳鸣,腰膝酸软,潮热盗汗,五心烦热,或男子遗精,女子月经不调,舌质红少苔,脉细数。

[方解]　方中熟地滋补肝肾,生地滋阴壮水以制火,山茱萸滋阴养血助地黄以壮水制火;黄连清心泻火,肉桂辛甘大热,守而不走,纳气归肾,引火归元,二者配伍,一寒一热,寒热并用,相辅相成,有泻南补北、交通心肾之功用,使阴从阳化,水火交济;茯苓、酸枣仁、柏子仁、首乌藤以养心安神为佐药;牡丹皮、知母泻火除烦为使药;诸药合用,共奏滋阴、清心、宁心安神之功。

常用加减:大便干燥甚者,加大知母量为 15 g,并加女贞子、决明子;潮热汗出明显者,加龟甲、地骨皮、龙骨、牡蛎,与方中牡丹皮、知母共奏滋阴潜阳,清退虚热之功;阴虚夹湿,胃脘不适者,去知母,加半夏秫米汤以和胃交通心肾。

【验案举例】

患者,男,56 岁。

初诊　夜寐差 5 年,加剧 1 个月,就诊于 2019 年 4 月。患者 5 年前因工作压力大,思虑过多,经常失眠,每每要服艾司唑仑等药,方可入睡,近月因遇怒,不寐症状加重,经服艾司唑仑也无效,而来就诊。症见:彻夜不寐,头晕耳鸣,头痛且空,五心烦热,午后夜间为甚,心悸脘闷,腰膝酸软,舌红少苔,脉细数。

中医诊断:不寐。证型:心肾不交。治法:滋肾清心,宁心安神。处方:

熟地 15 g,生地 15 g,山茱萸 12 g,牡丹皮 9 g,地骨皮 12 g,黄连 6 g,酸枣仁 30 g,首乌藤 30 g,柏子仁 12 g,合欢皮 12 g,蔓荆子 9 g,香附 9 g,姜半夏 9 g。

7 剂,水煎服,每日 1 剂,分 2 次服用。

二诊　服用上方 3 剂后,已能睡 3～4 h,烦热已止,唯梦多耳鸣,加龙骨

30 g,牡蛎 30 g 续服 14 剂。

三诊 已能睡 6～7 h,精神较佳,头晕耳鸣,腰酸好转,无心悸,舌红苔白,脉细,前方去蔓荆子,加百合 12 g 以养心安神。

守方续服用 1 个月,巩固疗效,随访获悉,患者诸症基本已愈。

[**按**] 不寐又名失眠,是以经常不能获得正常睡眠为特征的一类病症,不寐的原因虽多,但其病理变化,总属阳盛阴衰,阴阳失交。一为阴虚不能纳阳,一为阳盛不得入于阴。其病多与心肝脾肾有关。肾为水属阴,心为火属阳,肾阳不足,心火偏亢,则水火不济,心肾不交,心神不养,神不安宁而不寐。肾为肝母,肾阴不足,阴虚肝旺,水不涵木,心神失养也不寐。《石室秘录》言:"心必得肾水以滋养,肾必得心火以温暖,如人惊惕不安,岂非心肾不交乎。"

裘昌林治疗不寐有许多独特见解,尤其是在治疗心肾不交型更有心得。他认为,在生理情况下,心主火在上,肾之水在下,肾精上承于心,心气下交于肾,得以维持人体正常水火、阴阳之平衡,心肾相交则神安志宁。病理情况下,水亏于下,火炎于上,肾水不能上济于心火,心火不能下温于肾水,心肾无以交通则神不安宅,故难眠。因此,心肾不交为不寐之重要根源,治疗重点在于补肾亏之水,泻心亢之火,泻南补北以交通心肾。交通心肾应一直贯穿于整个不寐的治疗过程,滋阴清心、安神为本病的治疗大法。本病的根本在于肾阴亏于下,心火亢于上,故用药应以滋阴为主,清热为辅,并根据病情变化调整黄连、肉桂两者比例。

患者初诊时,郁怒气滞犯胃而脘闷,故初诊时加香附、半夏以理气和胃,蔓荆子以清利头目,地骨皮以清虚热。二诊时,症见多梦、耳鸣,加用龙骨、牡蛎以平肝潜阳。张锡纯说:"人身阳之精为魂,阴之精为魄,龙骨能安魂,牡蛎能强魄,魂魄安强,精神自足,虚弱自愈也。"裘昌林谓之,此乃龙骨、牡蛎镇静安神的机制,龙骨潜上越之浮阳,牡蛎摄下陷之沉阳。三诊:诸症已悉减,加百合以养心安神,取得满意疗效,前方再进而收全功。

温阳化饮方(周仕平)

[**组成**] 附子 10 g(先煎),桂枝 10 g,太子参 20 g,茯苓 15 g,丹参 15 g,瓜蒌皮 15 g,川芎 10 g,当归 12 g,白芍 15 g,炙甘草 10 g。

[**功效**] 温阳化饮,活血通络。

[主治] 冠状动脉血运重建后心绞痛。症见：心悸而痛，胸闷气短，动则更甚。面色㿠白，神倦怯寒，四肢欠温。舌质淡胖或黯，边有齿痕，苔白或腻，脉沉细涩而迟。

[方解] 附子大辛大热走而不守，上助心阳，下温肾阳为君，所谓"益火之源，以消阴翳"，则停饮蠲化，脉络流畅；臣以苓、桂、术、甘，化气利水，水有去路则不再停留，不再泛溢，其中桂枝、甘草辛甘化阳，温心阳而通心脉，又引经为使；制水在脾，痰饮同源，佐以四君子健脾以化痰饮，正本而清源；瓜蒌、丹参、川芎、当归行气化痰，养血活血；白芍、甘草酸甘化阴，以制附、桂辛热太过耗血伤阴；遣方用药，紧紧围绕"阳虚饮停"这一机制，阳气足则饮无以生，阳气足则血脉鼓动有力，可谓标本同治，故能显效。治疗过程中舌质红加麦冬 12 g，气短乏力明显者加黄芪 20 g。

【验案举例】

患者，女，68 岁。

初诊(2015 年 10 月 17 日) 反复劳累后胸痛入院，有高血压病病史 23 年，糖尿病病史 13 年。之前在上级医院冠状动脉造影显示前降支、回旋支、右冠状动脉多处严重狭窄，分次植入支架共六枚；按规范抗血小板、降脂、降糖等治疗。术后日常活动时心绞痛仍频繁发作，反复住院，曾服用益气温阳、化痰活血的中药治疗，几近无效，严重影响生活，陷于悲观绝望之中。诊舌淡黯胖，脉沉弦。

中医诊断：胸痹。证型：心肾阳虚，兼见心血瘀阻。治法：温阳化饮，活血通络。处方：

附子 10 g(先煎)，桂枝 10 g，太子参 20 g，茯苓 15 g，丹参 15 g，瓜蒌皮 15 g，川芎 10 g，当归 12 g，白芍 15 g，炙甘草 10 g。

7 剂，水煎服。

二诊(2015 年 10 月 24 日) 诉胸痛发作明显减少，上方继续。

三诊(2015 年 10 月 31 日) 胸痛消失，坚持服药共 4 周。出院后偶尔活动后胸痛，间歇门诊中药治疗，最近回访胸痛已 2 年余未发作。

[按] 冠状动脉血运重建后心绞痛，仍属于中医胸痹范畴，但其不同于普通胸痹(现代医学之冠状动脉严重、固定狭窄导致的劳累型心绞痛)，其中医机制为气虚为本，痰瘀为标；也不同于《灵枢·厥论》篇中"真心痛，手足青至节，心痛甚，旦发夕死，夕发旦死"(相当于现代医学急性心肌梗死)。我们曾尝试

用经方"瓜蒌薤白半夏汤"以及"血府逐瘀汤"加减来治疗,屡屡失败。

《金匮要略·胸痹心痛短气病脉证治》篇"夫脉当取太过不及,阳微阴弦,即胸痹而痛",笔者认为"阳微"即"阳气衰微","饮"者"阴"也,又云"饮脉自弦",故"阴弦"可理解为"饮停脉弦"。从临床表现及绝大多数患者舌象淡黯胖,脉弦,我们推断"阳气衰微,饮停脉弦"符合冠状动脉血运重建后心绞痛的中医辨证。

冠状动脉粥样斑块导致的血管腔狭窄,严重者斑块常常纤维化和钙化,药物欲使其改善已不现实(对侧支循环的建立可能有效),这就是中西药物治疗常常失败的原因,另有急性血栓性闭塞所致的心肌梗死,经皮冠状动脉介入术(PCI)支架植入是正确的选择。然微血管如同阡陌纵横,微血管的容量占了整个冠状动脉的90%,水饮停阻脉络、血流障碍同样可引起心肌缺血心绞痛的发作,现代医学鞭长莫及,此时我们想到了中医中药可能有所作为。

心主血脉,血液运行有赖于阳气的推动。胸痹之人,心气心阳本虚,心中之火不能下暖或禀赋不足,肾阳虚衰,气化不利,水饮内停,"阴乘阳位",水饮上泛停滞于心之脉络,所谓"邪之所凑,其气必虚",不通则痛而为胸痹疼痛。

冠状动脉血运重建后心绞痛是随着PCI、冠状动脉旁路移植术广泛开展后出现的新的类型心绞痛,其中医学发病机制及有效的治疗方案尚无确切报道,目前现代医学把其归属于不稳定型心绞痛(意为心肌梗死后的心绞痛),笔者认为是稳定型心绞痛的一个特殊类型,已治疗20余案例,疗效显著;附子在《金匮要略》中治疗胸痹重症,本案例用于胸痹轻症,拓展了附子在胸痹中的临床应用。

第三节　脑　系　病　方

常氏中风夺命饮(常青)

[组成]　羚羊角片5g(同煎)或水牛角30g,天麻9g,钩藤30g,地龙30g,全蝎6g,川牛膝30g,三七30g,赤芍30g,淡竹沥2支(分兑),猪牙皂10g,川厚朴15g,生大黄18g(后入),生甘草6g。

[功效]　息风涤浊,通腑行瘀,醒脑夺命。

[**主治**] 中风属肝经实热或热极动风型。症见：头胀头痛、目赤眩晕、口舌歪斜、语言不利、咽干口苦、痰多息涌、烦闷躁扰、半身不遂、肢痉麻木、便秘尿黄，甚至突然昏仆、不省人事、手足抽搐。舌暗红或绛、苔黄腻或糙、脉弦滑而数。

[**方解**] 方中以羚羊角为君，天麻、钩藤为臣，合力以清脑镇痉、平肝息风；更用地龙、全蝎以息风通络解痉，并川牛膝活血通络并引血下行，竹沥、猪牙皂清热涤痰，三七、赤芍活血化瘀，川厚朴、牛大黄通腑泄热导冲而同担佐使之力。全方如此组合则可燮理阴阳并标本同治，从而共奏清脑宁络、救急夺命之效。

常用加减：血压过高加罗布麻 15 g、鬼针草 30 g；神昏谵语者加安宫牛黄丸（磨碎、鼻饲，每日 2 次）；心烦不寐加酸枣仁 15 g、远志 10 g、合欢花 15 g。

【验案举例】

王某，女，71 岁。

初诊（2010 年 12 月 20 日） 患者有高血压病史 10 年，积年眩晕如堕，昨晨起因与邻人争吵而突然昏倒，肢体强痉，送当地医院救治，因疗效不显而转诊我院中医专科。血压：200/105 mmHg。CT 显示：左侧基底节区类圆形高密度影。刻下：患者面赤痰鸣，口唇向左歪斜，右侧肢体不遂，便秘 3 日，舌质暗红，苔黄腻，脉弦滑而数。

中医诊断：中风。证型：中脏腑闭症（兼中经络）之急性期实热型（风阳上亢、痰热夹瘀、腑实络损）。治法：息风涤痰、通腑化瘀、清脑宁络、急救夺命为先。处方：

羚羊角 6 g，明天麻 30 g，嫩钩藤 30 g，淡竹沥 2 支（分兑），天竺黄 10 g，赤芍 30 g，三七 30 g，川牛膝、怀牛膝（各）30 g，全蝎 8 g，地龙 30 g，生大黄 20 g（后下），生甘草 7 g。

另安宫牛黄丸 1 粒研化兑入。

7 剂。先予鼻饲，日后恢复知觉及吞咽功能后继予口服。

二诊（2010 年 12 月 27 日） 家属喜告药后已排秽浊宿便多次，患者神志转清，头痛头晕减轻，言语较含糊，舌质转红而有津，苔转薄黄，且脉象已去弦存滑，前方显效，故予原旨出入追进。处方：

羚羊角 6 g，明天麻 15 g，嫩钩藤 15 g，淡竹沥 2 支（分兑），全瓜蒌 30 g，川牛膝、怀牛膝各 30 g,广地龙 30 g,川蜈蚣 4 条,忍冬藤 30 g,赤芍、白芍各 30 g,桃仁 10 g,三七 30 g,炒麦芽、炒谷芽各 15 g,生甘草 7 g。

14 剂。

三诊(2011 年 1 月 10 日) 诉言语已清,右侧肢体活动亦利,并能下床步行,舌红润,脉细滑。血压:135/85 mmHg,病入坦途而基本趋愈。乃续以地黄饮子合大秦艽汤化裁,滋阴息风、宣痹通络善后。

[按] 该患者缘于年迈而素体肾精衰耗,水不涵木,木少滋荣而肝阳偏亢,适因怒动肝火,火无所制,风火相煽,痰瘀互阻,气血逆乱而致突然昏仆、面赤肢痉、半身不遂、口唇歪斜、舌强不语;而痰涎壅盛、面赤口苦、舌质暗红、苔黄腻、脉弦滑数均为痰瘀互阻,肝热怫郁之象。方中以羚羊角为君,天麻、钩藤为臣,合力而清热镇痉、平肝息风;更用地龙、全蝎之息风通络止痉;川牛膝、怀牛膝之补益肝肾、引血下行;竹沥、猪牙皂之清热涤痰;三七、赤芍之活血化瘀;生大黄之通腑泄热导浊而同担佐使之力。全方如此组合则标本同治、燮理阴阳,共奏清脑宁络、救急夺命之效。

巅顶止痛方(董汉良)

[组成] 川芎 10 g,白芷 10 g,藁本 10 g,牡蛎 30 g,珍珠母 30 g,茶叶 5 g,细辛 3 g,怀牛膝 15 g,生薏苡仁 30 g,泽泻 10 g。

[功效] 疏风活血,通络止痛。

[主治] 风寒头痛。症见:头痛连及项背,常有拘急收紧感,或伴恶风畏寒,遇风尤剧,口不渴,苔薄白,脉浮。

[方解] 本方由川芎茶调散化裁而来,方中川芎性味辛温,善于祛风活血而止头痛,长于治少阳、厥阴经头痛(头顶或两侧痛),并为诸经头痛之要药,为方中君药。藁本辛温香燥,性味俱升,药势雄壮,善达巅顶,以发散太阳经风寒湿邪见长。白芷疏风止痛,长于治阳明经头痛(前额及眉心痛);细辛散寒止痛,并长于治少阴经头痛。牡蛎、珍珠母咸寒质重,重镇止痛,入肝经,配以泽泻、牛膝引药入阴,具平肝潜阳、息风止痛之功。服时以清茶(常见的绿茶)调下,取其苦凉之性,既可上清头目以止痛,又能制约风药的过于温燥与升散。生薏苡仁健脾利湿,与川芎合用,一升一降,为"痰瘀同治"之意。诸药合用,共奏疏风止痛之效。

【验案举例】

患者,女,57 岁。

初诊(2019 年 10 月 25 日)　自 27 岁时产后受风寒后引起头痛,当时经治疗后头痛即愈,日久或劳累、感冒或生气等常致头痛反复发作,痛时以前额太阳穴为主,痛常为刺痛、胀痛,若稍事休息也会自愈,但反复发作。一般头痛时用西药止痛片(如安乃近片、索米痛片之属)也有效,但药性一过又常发作;故又需请中医治疗,有时有效,有时也无效,而几十年不能根治。现用中药调治后半年多来未有发作,且自觉头脑较前清醒。苔薄白,脉浮。

中医诊断:头痛。证型:风寒头痛。治法:疏风祛血,通络止痛。处方:

川芎 10 g,白芷 10 g,藁本 10 g,牡蛎 30 g,珍珠母 30 g,绿茶 5 g,细辛 3 g,怀牛膝 15 g,生薏苡仁 30 g,泽泻 10 g。

7 剂,水煎服。

[按]　妇人产后元气受损,尤其在产后若没有注意护理,过早劳动,小孩吵闹,营养不足,或在产后不慎风寒,常常有感冒或其他病痛发生,造成人体产后元气不能恢复,或造成终身的产后病。有些小孩也同时因照护不当,小孩也会生病,形成母子同病,需同时请儿科医师会诊,母子同治。

寄生全虫天麻汤(陆岳明)

[组成]　桑寄生 12 g,全蝎 4 g,天麻 5 g,白蒺藜 12 g,茯苓 12 g,生白芍 12 g,山茱萸 12 g,杜仲 15 g,枳壳 5 g,当归 10 g,化橘红 5 g,地龙 5 g,炙甘草 3 g。

[功效]　柔肝息风,活血通络。

[主治]　中风。症见:半身不遂,患肢僵硬拘挛变形,舌强不语,或偏瘫,肢体肌肉萎缩,舌淡红,脉沉细。

[方解]　全蝎、天麻、白蒺藜柔肝息风,桑寄生、杜仲、山茱萸滋肾养肝,生白芍、当归养血活血、赖氏红、地龙化痰通络,茯苓、枳壳健脾开胃,炙甘草调和诸药,全方集柔肝息风、滋肾养肝、活血通络于一体。

常用加减:头晕头痛加桑叶、菊花,血压偏高加石决明、夏枯草,胃脘不适加炒黄连、苏叶,大便秘结加制大黄、番泻叶,肢体震颤加茯苓、钩藤。

【验案举例】

患者,男,65 岁。

初诊(1998 年 5 月 1 日) 自去年 10 以来,经常发生头晕、手足发麻迹象,今年 1 月 6 号,中午饮酒后,突发头晕肢颤站立不稳、右手足麻木不仁。经送卜级医院 CT 检查示为:左侧颞部梗死,并大量软化灶。辗转治疗近 4 个月,未见好转,经人介绍就诊。血压 157.5/82.5 mmHg。症见:右手足发麻震颤、步履不稳、语言含糊、舌淡暗、脉沉细。血压 157.5/82.5 mmHg。

中医诊断:中风。证型:肝肾亏虚。治法:柔肝息风,活血通络。处方:

桑寄生 12 g,全蝎 4 g,天麻 5 g,白蒺藜 12 g,茯苓 12 g,生白芍 12 g,山茱萸 12 g,杜仲 15 g,枳壳 5 g,当归 10 g,化橘红 5 g,地龙 5 g,炙甘草 3 g。

10 剂,水煎服。

二诊(1998 年 5 月 11 日) 症状明显减轻,已可自行走 150 米左右。上方略作加减,先后服药近月余,手足麻木消失,行走基本如前,血压正常,遂停药。嘱其戒烟酒,忌食肥肉、鸡蛋、辛辣食物。

平肝定眩汤(傅大知)

[组成] 白菊花 10 g,白蒺藜 10 g,生白芍 10 g,生牡蛎 15 g,泽泻 15 g,白术 10 g,丹参 15 g,葛根 20 g,茯苓 10 g。

[功效] 养血平肝,化痰定眩。

[主治] 眩晕。症见:头晕反复,胃脘闷满,自觉口苦,恶心欲呕,急躁易怒。舌淡红,脉细滑。舌红苔黄,脉弦细。

[方解] 白菊花、白蒺藜疏肝清肝,生白芍养血柔肝,生牡蛎平肝坚阴,茯苓、泽泻、白术三药同用健脾益气,渗湿化痰;葛根生津解痉,丹参通窍活血。

常用加减:面色红赤,急躁易怒,血压偏高加天麻、钩藤、栀子;腰膝酸软,疲乏无力加桑寄生、杜仲、怀牛膝;胃脘不适,恶心欲吐加姜半夏、姜竹茹;小便不利或量少,视力模糊,倍泽泻加车前子;胸闷心悸或心胸疼痛者,去白芍加川芎、降香。

【验案举例】

患者,女,48 岁。

初诊（1990 年 8 月 15 日） 反复头晕 3 月余,加重 3 日。刻下:形体丰腴,平素项背不利,头晕反复,胃脘闷满,自觉口苦,恶心欲呕,急躁易怒,倦怠乏力,纳差便溏,既往颈椎病史,舌边红苔黄腻,脉象弦细。血压:145/93 mmHg。

中医诊断:眩晕。证型:肝阳上亢。治法:养血平肝,化痰定眩。处方:

白菊花 10 g,白蒺藜 10 g,白芍 10 g,葛根 10 g,炒苍术 10 g,泽泻 15 g,茯苓 15 g,麦芽 15 g,丹参 15 g,姜半夏 10 g,陈皮 10 g,炒黄连 5 g,枳壳 5 g,炙甘草 5 g。

7 剂,水煎,早晚饭后温服。

二诊（1990 年 8 月 23 日） 药后诸症皆有好转,纳食增加,仍感头晕,腰脊酸痛,舌淡苔薄白腻。原方去黄连,加白豆蔻 5 g、桑寄生 10 g、杜仲 10 g。7 剂,用法同前。

［按］ 眩晕一证从古至今,究其病因,众说纷纭。《素问·至真要大论篇》曰:"诸风掉眩,皆属于肝。"元代著名医家朱丹溪在《丹溪心法》中提出"无痰不作眩",至明代温补学派一代宗师张景岳又主张"无虚不作眩"。各家观点不一,察而观之,无外乎风、痰、虚三者。然临床诊治中很难将三者截然分开,多为虚实夹杂之证,正如本案。肝为风木之脏,主疏泄气机,喜条达而恶抑郁;脾为后天之本,主运化水湿,气血化生之源;肝气不疏,横逆犯脾,致中焦斡旋失司,故见胃脘闷满;脾失健运,气血不足,痰饮内生,阻闭经脉,清阳不升,则发为眩晕、颈项拘急;清气在下,则生飧泄。痰浊不化,郁久化热,故而口苦易怒,舌苔黄腻。此为本虚标实,证属脾虚肝郁,痰热上扰之证。方选自拟平肝定眩汤合黄连温胆汤加减。方中白菊花疏风清热平肝,白蒺藜祛风散肝解郁;苍术《神农本草经》谓之上品,辛温味烈,走而不守,燥湿醒脾,合二陈汤健脾和中化湿,杜其生痰之源;少佐黄连清解肝脾郁热;枳壳、麦芽理气疏肝、消食导滞;白芍伍丹参柔肝养血,通利血脉,且此二药亦能防止淡渗利湿药伤阴血之流弊;葛根一药乃张仲景《伤寒论》中治疗项背强急之专药,且现代药理学研究表明,葛根素有扩张冠状动脉、改善脑血管微循环等作用。中医认为葛根主升,发清阳,泽泻主降,泄浊阴,升降共济则眩晕呕吐自止,甘草调和诸药,纵观全方,标本兼顾,共奏健脾疏肝,化痰定眩之效。二诊症状均感好转,口苦渐退,胃纳如常,苔由黄腻转为薄白腻,乃郁热已解,脾气复苏,病趋于好转之势,因痰湿未尽,故仍感头晕,腰脊酸痛多为病久肾气虚损,原方去清热之黄连,加桑寄生、杜仲养肝益肾,又恐滋腻碍胃,酌加白豆蔻温中行气,继服 7

剂。三诊时已无头晕,舌苔薄白,嘱其清淡饮食,调畅情志,劳逸结合,改以六君子颗粒善后,定期随诊未见复发。

裘氏活血搜风通络汤(裘昌林)

[组成] 川芎30 g,炒赤芍、炒白芍各12 g,白蒺藜9 g,蝉衣9 g,僵蚕9～12 g,蔓荆子9 g,葛根15 g,白芷12 g,防风9 g,全蝎6 g,炙甘草6 g。

[功效] 搜风通络,活血止痛。

[主治] 偏头痛。症见:反复发作性偏侧或双侧头痛,常伴恶心、呕吐或羞明,痛势较剧,呈跳痛为主,部位常固定,舌质紫暗或舌边尖有瘀点、瘀斑,舌下瘀筋明显。

[方解] 风为阳邪,其性轻扬,易袭阳位,"伤于风者,上先受之"。又"头为诸阳之会""高巅之上,唯风可到,易受风邪"。故而头面部疾患多与风邪关系密切。且本病多反复不愈,久病入络,久病必瘀,不通则痛,故治疗重在搜风、活血、通络。方中川芎辛可散邪,温能通行,善治厥阴、少阳头痛,为"诸经头痛之要药",不但能化瘀止痛,还可引诸药上达病所,故重用以为君。臣以赤芍、白芍养血活血,既能助川芎行血,又能佐制他药温燥伤阴之弊,合甘草则尚可缓急止痛。白芷、防风、蔓荆子、葛根、白蒺藜寒温并济,疏风散邪,祛在表之风邪;蝉衣、僵蚕、全蝎搜风通络解痉,搜剔内在混处之风邪。两者共为佐助。

常用加减:肝气郁结,加柴胡、香附、郁金;痰浊内蕴,加半夏、白术、茯苓;肝阳上亢,加天麻、钩藤、夏枯草;气血虚弱,加党参、黄芪、熟地、当归;痛甚加蜈蚣、露蜂房。

【验案举例】

患者,男,40岁。

初诊(2018年7月8日) 反复发作性头痛已6年,多次查头颅CT或磁共振未见明显异常。近1个月来工作繁忙,精神压力大,外加应酬难免饮酒,频繁出入空调环境,发作次数明显增多,由原来1个月发作两三次发展为1周数次,每每需服止痛药才能缓解。既往血压正常,询问家族史,其母年轻时曾有类似头痛病史。刻诊:头痛以颞侧为主,呈发作性跳痛,伴恶心欲吐。平素时常脘痞,纳少,便溏,体倦,寐劣,舌质淡胖略紫,苔薄白腻,舌下瘀筋明显,脉弦滑。

中医诊断:头风。证型:痰浊瘀阻。治法:健脾燥湿,息风活血,和络止痛。处方:

川芎 30 g,炒赤芍、炒白芍各 12 g,全蝎、炙甘草各 6 g,蝉衣、防风各 9 g,蜈蚣 2 条,蔓荆子 9 g,白蒺藜 9 g,白芷、僵蚕各 12 g,细辛 3 g,姜半夏 9 g,苍术 12 g,茯苓 15 g,天麻 9 g,炒薏苡仁 15 g。

7 剂。每日 1 剂,每日服 2 次,嘱禁酒、浓茶、巧克力等。

二诊(2018 年 7 月 15 日) 药后头痛发作频率及疼痛程度均减大半,便溏好转,胃纳稍馨,患者自行转原方再服 7 剂。复诊时,患者诉头痛次数明显减少,仅发作 1 次,且痛的时间较前明显缩短,已停用止痛药,纳便好转,身重体倦减轻,夜寐欠佳,舌淡红略胖,苔薄白,脉弦滑。法宗原意,去细辛、薏苡仁,加合欢皮 15 g、首乌藤 30 g,继服 7 剂。

三诊(2018 年 7 月 22 日) 患者诉头痛轻微,劳累后发作 1 次,少时即止,余症均减。舌淡红,苔脉同前。前方去蜈蚣,白术易苍术,加北秫米 15 g(包煎),再服 14 剂。

药后头痛随访 2 个月未发作。

[按] 偏头痛是神经—血管舒缩功能障碍所致的疾病,是神经系统疑难病。临床表现为反复发作的偏侧或双侧头痛,以颞侧为主,病程多迁延较长,有一定的遗传因素。发作严重时可伴有恶心、呕吐和烦躁不安,持续数日且疼痛剧烈。外感六淫、内伤七情、饮食劳倦等因素均可诱发,属中医学"头风""夹脑风""偏头风"范畴,因其反复发作,痛势剧烈,经久不愈,治疗颇为棘手。裘昌林认为,综合该病临床症状及常见的舌脉表现来看,符合血瘀性疼痛的基本特点,瘀阻脑络是本病最主要的病机。本病治疗应急则治其标,缓则治其本。急性期以实证为主,治疗应以活血化瘀、搜风通络为主;缓解期根据病情分别采取健脾化湿、益气养血、滋补肝肾、扶正固本为主,以改善体质,延长头痛发作周期,减少头痛发作次数。用药特色上,裘昌林喜重用川芎,必用至 30 g,并擅以虫类搜剔通络。裘昌林认为,自古有"不通则痛,痛则不通"之说,且本病多反复难愈,病程冗长,久病易入络,久病必有瘀,故需宗叶天士"病久则邪正混处其间,草木不能见效,当以虫蚁疏逐"之法,用血肉有情之品来攻逐搜剔,临床常选蝉衣、僵蚕、全蝎搜风止痉通络,若痛剧,酌加地龙、蜈蚣佐助。具体临证时,还常据头痛部位经络分属的差异,而灵活选用相应的引经药以提高疗

效。如太阳头痛,痛在后脑及颈项,选用羌活、防风;阳明头痛,痛在前额,选用葛根、白芷;少阳头痛,痛在头角颞部,用柴胡、川芎;厥阴头痛,痛在头顶部,选用吴茱萸、藁本等;太阴头痛选苍术,少阴头痛加细辛等。

裘氏益气健脾补元汤(裘昌林)

[组成] 生黄芪60～80 g,党参30 g,炒当归12 g,炒白术15 g,怀山药15 g,升麻6 g,陈皮6 g,炙甘草6 g,柴胡6 g,淫羊藿30 g,制黄精30 g。

[功效] 益气健脾,升阳振痿。

[主治] 重症肌无力,脾气亏虚型。症见:眼睑下垂,或伴复视,四肢倦怠无力,朝轻暮重,气短懒言,面色少华,食少便溏,舌淡红或胖,边有齿痕、苔薄白,脉细弱。

[方解] 方中重用生黄芪、党参大补中气以为君,辅以白术健脾燥湿,山药补脾益胃,炙甘草益气和中,则补中益气之力尤彰。脾气主升,脾虚则易清阳不升,中气下陷,故佐以升麻、柴胡升阳举陷。四肢肌肉为脾所主,赖气血以为养,脾气虚,易致气血生化乏源,且血为气之母,故佐以当归以养血;得陈皮理气,则可防补益壅滞之嫌。又,肾为先天之本,脾主运化与升清,有赖于肾气推动,肾精资助,故复加黄精健脾滋肾,养阴填精;淫羊藿补肾助阳,温而不燥,一阴一阳,可兼顾寒热偏性。

常用加减:脾气虚甚,大便偏烂者,加生晒参、炒薏苡仁、炒扁豆;脾虚及肾,脾肾两虚,阳虚便溏者,去制黄精,加附子理中丸、四神丸;复视并眼球固定不移,加蝉衣、全蝎;肌无力危象,大气下陷,脉微欲脱者,加参附汤、四逆汤等。

【验案举例】

患者,男,10岁。

初诊(2018年6月22日) 患者2月余前无明显诱因下出现右侧上眼睑下垂,晨轻暮重,遇劳加重,休息后可减轻。曾去省级儿童医院就诊,诊断为"重症肌无力-眼肌型",查胸腺CT未见明显异常,建议激素、嗅吡斯的明等治疗。家长因担心西药副作用,而慕名前来求助中医。刻诊:右上睑下垂(3、9点钟),眼肌疲劳试验(＋),双侧眼球活动可,无复视,伴面色萎黄,纳差便溏,平素时易外感,舌质淡红,边有齿痕,苔薄白,中根略腻,脉细滑。

中医诊断：睑废。证型：脾气亏虚。治法：益气健脾,升阳举陷。处方：

炙黄芪60 g,炒当归6 g,党参30 g,炒冬术15 g,升麻、柴胡各6 g,炙甘草6 g,淫羊藿15 g,怀山药15 g,炒薏苡仁15 g,炒麦芽12 g,炒扁豆12 g,陈皮6 g,葛根6 g,苍术9,陈皮6 g,制黄精15 g,防风6 g。

14剂,水煎服,每日1剂,分2次服用。

二诊(2018年7月6日) 患者右睑下垂减轻(2、10点),但活动劳累后仍公短暂加重,纳便好转,舌淡红,苔薄白,脉细滑。

在前方基础上加量炙黄芪至80 g,淫羊藿30 g,制黄精20 g。去苍术,加生晒参9 g,续进14剂,并嘱患儿慎食生冷瓜果饮料,适寒温,避免过劳。

三诊(2018年7月20日) 患者不慎感冒,发热已退,但有咳嗽、咳痰欠畅,胃纳不佳,眼睑下垂曾一度消失,近来感冒后略有反复,舌淡红,苔薄腻,脉细滑。

前方基础上去生晒参,减黄芪为50 g,加桔梗6 g、金荞麦15 g、鱼腥草15 g、黄芩10 g,改陈皮为化橘红6 g,改炙甘草为生甘草,7剂。

四诊(2018年7月27日) 患儿咳嗽偶作,胃纳好转,右睑略下垂,劳则加重,大便稍溏薄,舌淡红有齿痕,苔薄白,脉细略滑。

宗二诊方14剂,嘱谨防感冒,避免劳累。

五诊(2018年8月3日) 患儿眼睑下垂消失,眼肌疲劳试验阴性,眼球活动正常,大便成形,胃纳好转,气色渐华。

改制黄精30 g,续进14剂。

之后多次复诊,据病情变化适当加减药物,患者症状稳定,无眼睑下垂发作,平时感冒明显减少,面色较前荣润。

[按] 重症肌无力是乙酰胆碱受体抗体(AchR-Ab)介导的细胞免疫依赖及补体参与的自身免疫性疾病,临床主要表现为部分或全身骨骼肌易疲劳、波动性的肌无力现象,且具有晨轻暮重特点。本病归属中医"痿证""睑废""视歧"范畴,多因先天禀赋不足或后天调养失度,致元气衰败,脾肾两虚,气血生化乏源,肢体筋脉肌肉眼目等失却荣养所致。中医临床辨证可分脾气亏虚证、脾肾两虚证、气阴两虚证、大气下陷证等论治,但不论分为何型,裘昌林认为脾气亏虚始终是贯穿于重症肌无力整个病程的,因此益气健脾为本病的治疗大法,故以补中益气汤为基础,加黄精、山药、淫羊藿养先天以济后天,同时也是"知肝传脾,当先实脾"之治未病法。本案首诊时,脾运失健,水湿内困明显,故

加苍术、炒薏苡仁、炒扁豆、炒麦芽,运脾开胃、燥湿止泻;少量葛根能升发清阳,助升柴举陷;复加防风则有玉屏风意,且能祛风胜湿。二诊时,药已中的,水湿渐祛,故撤苍术,加重补虚之力。三诊则适逢外感,乃虚体感受外邪,宜扶正祛邪,标本兼顾。四诊时,外邪渐清,故宗二诊方继施补益。虚者补之,实则泻之,进退有据,法度昭然。

头痛益智方(董汉良)

[组成]　白芷 10 g,藁本 10 g,细辛 3 g,蔓荆子 10 g,延胡索 10 g,怀牛膝 15 g,牡蛎 30 g,珍珠母 30 g,杏仁 10 g,川芎 10 g,炙甘草 6 g,陈皮 6 g。

[功效]　活血祛风,镇静止痛。

[主治]　习惯性头痛。症见:眩晕,头痛,兼见健忘,失眠,心悸,精神不振,耳鸣耳聋,面唇紫暗。舌暗有瘀斑,脉涩或细涩。

[方解]　方中白芷、藁本、蔓荆子、川芎活血祛风,化瘀止痛;怀牛膝、牡蛎、珍珠母重镇安神,清上导下;杏仁、陈皮、甘草,调和诸药,兼化痰止痛,合而达到清脑活血、益智止痛之功。

常用加减:呕吐,加姜半夏 10 g、干姜 6 g;头晕,加明天麻 8 g、蔓荆子 10 g;纳差,加谷麦芽各 10 g、山楂 30 g;刺痛,加桃仁 10 g、红花 6 g、白芥子 10 g;产后头痛,加六味地黄丸(中成药)10 g,每日 2 次;外感头痛,加苏叶 10 g、防风 10 g;虚痛(常伴乏力),加黄芪 30 g、当归 15 g、白术 10 g;久治不愈,加地龙 10 g、全蝎 6 g、僵蚕 10 g、蜈蚣 3 条,以虫类剔邪(方中剂量仅供参考)。

【验案举例】

患者,女,54 岁。

初诊(2020 年 5 月 8 日)　反复头痛多年。尤其遇过劳,或受风寒后常头痛发作,以前额、太阳穴为甚,有时张目见光也自觉疼痛常突然发作,失眠,心悸,精神不振。告知休息并用中西药治疗,而西药治疗效果不显,常需依赖中药。舌暗有瘀斑,脉涩或细涩。

中医诊断:头痛。证型:瘀血阻窍。治法:活血祛风,镇静止痛。

处方:

白芷 10 g,藁本 10 g,细辛 3 g,蔓荆子 10 g,延胡索 10 g,怀牛膝 15 g,牡蛎 30 g,珍珠母 30 g,杏仁 10 g,川芎 10 g,炙甘草 6 g、陈皮 6 g。

7 剂,水煎服。

[按]　在使用本方中需注意突出本方的止痛祛风作用,故在剂量上可以增减,如白芷可用至 15～30 g,细辛可用至 4～5 g,怀牛膝可用至 30 g,川芎可用 15～20 g。同时,细辛也可以研粉直接吞服。在疼痛部位上也有不同,巅顶为主用藁本、蔓荆子,前额明显用白芷、川芎,加牡蛎、珍珠母重镇导下,重镇之品剂量应在 30 g 左右;清上止痛也不能少,常用杏仁、川芎、甘草等轻清上达之品,不可小觑,即清可去实之意;陈皮、甘草,调和诸药,也不可不用。

乌硼散(范中明)

[组成]　乌梅 1.2 g,硼砂 0.6 g,川椒目 4.5 g,白芍 6 g,姜汁炒川连 3 g,吴茱萸 2 g,姜竹茹 6 g,代赭石 30 g。

[功效]　降逆和胃。

[主治]　耳源性眩晕急性发作期。症见:眩晕突然发作,如坐舟中,或振振欲擗地,起则欲倒,呕吐频作,或耳鸣、心悸,面色苍白,苔白腻,脉滑数或弦滑。

[方解]　方中乌梅、硼砂为君药,其中乌梅味酸,入肝敛阴,和胃生津,硼砂内服清热化痰;川椒目、姜汁炒川连、吴茱萸辛开苦降;代赭石重镇降逆,白芍柔肝止痛,平抑肝阳;姜竹茹清热化痰。

【验案举例】

患者,女,55 岁。

初诊　患者素有头晕病,前一日,因情志不遂而致头晕加剧,始有耳鸣,继则头晕,甚为剧烈,感四周景物旋转,站立不安,伴有频繁呕吐,饮食点滴不入。胸闷不畅,时作太息。眼球震颤。未出现偏瘫现象。舌苔白腻而厚,脉濡滑。

中医诊断:眩晕。证型:痰湿中阻。治法:降逆和胃。处方:

乌梅 12 g,硼砂 0.6 g,川椒目 4.5 g,姜汁炒川连 3 g,吴茱萸 3 g,代赭石 30 g

（先煎），旋覆花 6 g，苏梗 6 g，姜半夏 6 g，陈皮 6 g。

2 剂，水煎服。

二诊 呕吐已止，头晕减轻，旋转感已消失。但仍有头晕头胀、胸闷不适，饮食少进，舌苔薄白，脉滑，病程已进入缓解期。治以涤痰息风。

［按］ 本病以眩晕为主，在整个病程伴随有不同程度的呕吐。从临床观察中，范中明体会到呕吐的程度是与眩晕的程度几成正比，眩晕越剧烈，呕吐就越频繁，如随着呕吐的缓解，眩晕也随之减轻，可见眩晕与呕吐是出于同一病机的，两者相互构成因果关系。在急性发作期，采取平肝潜阳等法，虽可收一定的效果，但是从临床症状控制速度以及杜绝复发的效果来看不甚满意。鉴于上述理解，范中明以制止呕吐法来中止眩晕的发作，采用以乌梅、硼砂为主，辅以辛开苦降的川椒目、黄连、吴茱萸等组成乌硼汤，降逆和中，轻则服 1～2 剂便可获得显著改善。本方中因硼砂高浓度对黏膜有刺激作用，所以不宜吞服，同时要注意适当的水溶量，用药分量一般是 0.6～1.2 g，在此药量范围内已具有良好的止呕作用。为了提高疗效，是否有必要增加药物的剂量，尚缺乏实践经验，有待摸索总结。

眩晕方（岳艳）

［组成］ 茯苓 15 g，桂枝 12 g，炒白术 12 g，炙甘草 g，泽泻 15 g，葛根 30 g，柴胡 12 g，党参 15 g，黄芩 12 g，半夏 10 g。

［功效］ 疏解少阳，降逆止眩。

［方解］ 此方由小柴胡汤、苓桂术甘汤、泽泻汤、小半夏加茯苓汤加减而成，小柴胡汤调畅三焦气机，升清降浊，主治眩晕症之喜呕、目眩等。《伤寒论》："伤寒，若吐，若下后，心下逆满，气上冲胸，起则头眩，脉沉紧，发汗则动经，身为振振摇者，茯苓桂枝白术甘草汤主之。"《金匮要略》中也有记载："病痰饮者，以温药和之。心下有痰饮，胸胁支满，目眩，苓桂术汤主之。"选用苓桂术甘汤利水开窍，通调太阳经气，特别是对痰饮眩悸疗效显著。白术、泽泻为《金匮要略》之泽泻汤，"心下有支饮，其人苦冒眩，泽泻汤主之"。具有利水除饮、健脾制水之功效，主治饮停心下，头目眩晕。小半夏加茯苓汤具有和胃止呕，引水下行之功效。葛根开太阳之经气，有升清降浊之功。

常用加减：肝阳上亢天麻、钩藤、菊花平肝潜阳；痰湿中阻加陈皮、薏苡仁化痰祛湿;瘀血阻窍加川芎、桃仁、当归活血化瘀通窍;气血亏虚加黄芪、当归补益气血;肾精不足加熟地、山药、杜仲滋养肝肾。

附: 针灸方

[取穴] 百会、风池、足三里、关元。

[功效] 补益正气,和解少阳。

[土治] 眩晕。症见:头晕目眩,视物旋转。轻者如坐车船,飘摇不定,闭目少顷可复常;重者发黑蒙,旋摇不止,恶心呕吐,昏昏欲倒,难以站立,甚则跌扑。舌淡苔白,或苔而腻,脉弦或弦细。

[穴解] 眩晕病位在脑,脑为髓之海,督脉入络脑。《针灸甲乙经》:"督脉,足太阳之会。"故治疗首选位于巅顶之百会穴,可清头目、止眩晕;风池局部取穴,舒调头部气机,疏解少阳;足三里为胃经合穴,胃下合穴,有补益气血、和中止呕、充髓止晕之功;关元为小肠募穴,具有培元固本、化气利水之功。

[操作] 百会、关元针刺后采用麦粒灸法,将麦粒大小的艾炷置于穴位上,点燃艾炷,当患者有痛感时用镊子将艾炷移开,每个穴位灸5壮或7壮。

常用加减:肝阳上亢配行间、率谷;痰湿中阻配中脘、阳陵泉;瘀血阻窍配膈俞、阿是穴;气血亏虚配脾俞、气海;肾精不足配悬钟、太溪。

【验案举例】

案1 患者,男,45岁。

初诊(2017年5月10日) 患者无明显诱因眩晕1个月,无耳鸣,无旋转感,行路不稳,住院检查未见明显异常,现用甲磺酸倍他司汀,仍有眩晕、昏重感,并觉颈项部强硬不适,伴腰骶部上冲感,行路不稳,无耳鸣,纳差,眠尚可,二便调,舌红苔白滑,脉弦细。

中医诊断:眩晕。证型:太阳、少阳合病。治法:补益正气,和解少阳。

针刺取穴:关元、气海、足三里、百会、完骨、大椎。百会、大椎麦粒灸。

二诊(2017年5月12日) 症状有减轻,仍头晕,伴腰背部僵硬感,以腰部明显。

中药处方:苓桂术甘汤合小柴胡汤加减。茯苓15g,桂枝10g,炒白术10g,炙甘草5g,猪苓10g,泽泻10g,葛根30g,柴胡10g,党参15g,黄芩10g,陈皮10g。

5 剂,水煎服,每日 2 次。

针刺取穴：肩井,风池,完骨,大椎,百会,肾俞。肾俞麦粒灸。

三诊(2017 年 5 月 17 日) 症状明显好转,自觉已好了七成,唯觉腰部紧致感明显,自觉脑中空空,眩晕不明显。

针刺取穴同第一次。百会、关元麦粒灸。

四诊(2017 年 5 月 19 日) 症状基本消失。舌红苔薄白,脉细。

中药处方：桂枝、白术加至 15 g,加炒薏苡仁 30 g、川芎 10 g、伏苓 15 g、桂枝 15 g、炒白术 15 g、炙甘草 5 g、猪苓 10 g、泽泻 10 g、葛根 30 g、柴胡 10 g、党参 15 g、黄芩 10 g、陈皮 10 g。

5 剂,水煎服,每日 2 次。

针灸同前。

随访 1 个月,痊愈无复发。

[**按**] 项背强几几,提示太阳经证,脉象、眩晕符合少阳证表现,辨证为太阳、少阳同病。临床很多颈椎病患者的头晕都伴有背部膀胱经的不适感,本病例也是如此,自觉从腰骶部有气上冲感,结合《伤寒论》第 15 条"太阳病,下之后,其气上冲者,可与桂枝汤,方用前法。若不上冲者,不得与之"。考虑用桂枝类方剂。腰背部的不适针灸效果更为明显,故选用针药结合方式,为最佳方案。

患者发病 1 个月,气血不足,脉细乏力,可取关元、足三里补气升阳,取颈项部穴位针对太阳经证,改善脑部血供,缓解眩晕症状。

选用苓桂术甘汤利水开窍,通调太阳经气,小柴胡汤疏解少阳,解半表半里。

有关眩晕的治疗,最早见于《内经》,称为"眩冒""头眩",目前中医对眩晕的病因主要有"无风不作眩""无痰不作眩""无虚不作眩"几种说法,总结眩晕证的治疗须从祛痰、健脾、补气、化瘀等多方面综合防治。苓桂术甘汤很早就被用于眩晕证的治疗,特别是对痰饮眩悸疗效显著。《金匮要略》中也有记载:"病痰饮者,以温药和之。心下有痰饮,胸胁支满,目眩,苓桂术汤主之。"

中药处方中还包含了五苓散的组成,增加利水功效,后增加白术、炒薏苡仁的用量,利湿健脾,川芎引经上行至头部,并能活血化瘀,调畅气血,缓解症状。

针刺腰部穴位后,患者即时舒适感十分明显,服用中药维持及巩固疗效,延长了针刺效应的实效,好转后精神的放松更促进了疾病的恢复,对于完全西医治疗 1 个月,眩晕未得到明显改善的病例而言,1 周左右的治疗,逐渐恢复还是很让人满意的。

案 2　患者,女,48 岁。

初诊(2017 年 3 月 29 日)　无明显诱因眩晕 1 月余,无耳鸣,半月前以"偏头痛相关性头晕""低钾血症"于本县人民医院住院治疗未见明显好转,当时伴有颞区跳痛,呕吐,住院期间吸氧,天麻素针、倍他司汀片治疗,无呕吐,仍眩晕阵发,出院持续服用阿普唑仑片、倍他司汀片,未见持续好转。现眩晕不规则发作,天旋地转,站立不稳。触诊后发际项部肌肉紧张、僵硬,颈椎 X 片提示颈椎退变。舌体胖大,舌质淡红,苔薄白腻,边有齿痕,脉弦紧。

中医诊断:眩晕。证型:太阳、少阳合病,太阴不足,水湿上泛。治法:补益正气,和解少阳。处方:

柴胡 15 g,党参 20 g,黄芩 10 g,姜半夏 10 g,郁金 10 g,香附 10 g,葛根 30 g,佛手 10 g,茯苓 10 g,泽泻 10 g,桂枝 10 g,苍术 10 g,龙骨 20 g,牡蛎 20 g。

5 剂,水煎服,每日 2 次。

针灸方案:① 大椎、完骨、关元、足三里、天枢、百会、太冲留针 20 min,百会、关元麦粒灸,大椎拔罐 5～10 min。② 百会、翳风、风池、肩井、大椎留针 20 min,大椎麦粒灸,肩井拔罐 5～10 min。两组穴位交替使用,每 2 日 1 次。

二诊(2017 年 3 月 31 日)　自觉舒适,眩晕发作时间减少,睡眠较前有改善,舌苔仍偏腻,脉弦。继续原方案治疗。

三诊(2017 年 4 月 4 日)　眩晕发作次数减少,程度减轻,自觉舒适,睡眠明显好转,时有多梦,时有腹痛,腻苔渐薄白,脉沉弦尺弱。

中药处方:去姜半夏、郁金、香附,加陈皮 10 g、附子 6 g、炒白芍 20 g、柴胡 15 g、党参 20 g、黄芩 10 g、葛根 30 g、佛手 10 g、茯苓 10 g、泽泻 10 g、桂枝 10 g、苍术 10 g、龙骨 20 g、牡蛎 20 g。

5 剂,水煎服,每日 2 次。

针灸继续原方案。

四诊(2017 年 4 月 9 日)　睡眠改善明显,可以正常入睡觉醒,偶有头晕,持续数秒,每日发作 3～5 次,无腹痛,苔薄腻偏黄,脉弦滑。

中药处方:去龙骨、牡蛎、附子,加姜半夏 10 g、当归 10 g、川厚朴 12 g、黄连 3 g、柴胡 15 g、党参 20 g、黄芩 10 g、葛根 30 g、佛手 10 g、茯苓 10 g、泽泻

10 g、桂枝 10 g、苍术 10 g、陈皮 10 g、炒白芍 20 g。

5 剂,水煎服,每日 2 次。

针灸继续原方案。

五诊(2017 年 4 月 14 日) 眩晕基本消失,每日发作 3～5 次,每次 1～2 s,饮食睡眠正常,无其他明显不适,苔薄白,脉弦滑。恢复正常工作生活。

[按] 患者外院住院检查治疗未见眩晕相关器质性病变,但未见颈椎影像学资料,但患者诉后项部位紧致不舒,提示眩晕发作可能与颈椎相关。查体后发际周围肌肉紧张度高,尽管影像学病变不十分严重,仍考虑此处的干预、治疗。初诊结合症状舌脉,辨证为少阳、太阳合病,舌体胖大、边有齿痕提示阳虚痰湿体质,脉紧提示水饮上逆,故以小柴胡汤疏解少阳,苓桂术甘汤治疗太阳蓄水证,葛根入太阳经缓解项背强几几,龙骨、牡蛎镇静安神,促进睡眠。针灸 2 组穴位治疗太阳证,缓解局部不适,1 组穴位补益正气,防止木乘脾土,鼓舞正气,以助驱邪,类似党参、茯苓、苍术之功效。5 日后,紧脉消失,少阳证减轻,故去疏肝之郁金、香附;同时出现腹痛,加缓急止痛建中之炒白芍,同时白芍也具有疏肝健脾之功效;腻苔不化,中焦湿盛,再加醒脾利湿之陈皮;附子走而不守,协助针灸去除太阳蓄水,服用后中焦太阴证消失,少阳证缓解。再 5 日后,少阳证基本消失,太阳证消失,无明显头晕、颈项强痛,唯苔仍薄腻,以川厚朴、黄连、姜半夏化湿健脾通腑气,配合针灸治疗,诸症消失,得以痊愈。

本例患者为典型的少阳、太阳合病,由于早期治疗效果不明显,导致情绪低落,肝胆失调,情绪睡眠均受影响,故第一步以疏肝健脾利湿为主;第二步以健脾和中为主,兼顾疏肝;第三步以化湿健脾为主,同时疏肝。太阳证则主要以针灸方式祛除表邪,效果明显,不伤正气。同时,4 月中旬以后,气温升高,雷雨增加,空气闷热潮湿,天人相应,痰湿体质更甚,故增加化痰利湿的药物,对饮食睡眠均有帮助,治愈疾病。

治眩晕方(徐建新)

[组成] 天麻 10 g,杭白菊 10 g,钩藤 20 g,珍珠母 30 g,川桂枝 6 g,猪苓 12 g,茯苓 12 g,炒白术 10 g,泽泻 12 g。

[功效] 平肝潜阳,健脾化湿,息风通络。

[主治] 眩晕。症见:头晕目眩,轻者闭目则舒,重则如坐舟车之状,旋

转不停不能站立,甚至昏仆,胃纳差,心泛欲呕,胸闷,汗出,舌淡红,苔腻,脉弦细数。

[方解]　此方组合宗天麻钩藤饮、半夏天麻白术汤、五苓散化裁而成。方中天麻、钩藤平肝息风;珍珠母咸寒质重,平肝潜阳;半夏燥湿化痰;白术、茯苓健脾祛湿;猪苓、泽泻引湿从小便去;桂枝通阳化气。合共奏通络息风之效。

常用加减:若头后枕及项背筋拘加丹参、葛根、羌活、桑寄生。视物转,不能睁眼,心泛呕吐者,加石菖蒲、姜半夏、吴茱萸、淡黄芩,兼肝肾阴虚者,加甘杞子、生地、熟地、山茱萸,寐不安者加酸枣仁、首乌藤、合欢皮,兼情志失和等证者,加柴胡、白蒺藜、炒白芍,纳差者加焦山楂、焦谷芽、焦麦芽等随证加减运用。

【验案举例】

患者,男,46 岁。

初诊(1998 年 6 月 5 日)　近 7 年反复出现眩晕,近日来病情转剧,头目眩晕,视物转,心泛呕吐,不敢言动,甚则昏倒之势,纳谷不振,二便如常,苔白腻中剥,舌淡红,脉弦细。

中医诊断:眩晕。证型:肝阳上亢。治法:平肝潜阳,健脾化湿,息风通络。处方:

天麻 10 g,杭菊花 10 g,钩藤 20 g,珍珠母 30 g,川桂枝 6 g,猪苓 12 g,茯苓 12 g,炒白术 10 g,苍术 10 g,泽泻 10 g,石菖蒲 12 g,葛根 10 g,姜半夏 10 g,吴茱萸 3 g,焦谷芽、焦麦芽各 15 g,干石斛 15 g,红枣 20 g。

3 剂,水煎服。

二诊(1998 年 6 月 8 日)　服上药后诸症好转,尊意续进,去姜半夏、吴茱萸,加山茱萸 10 g,甘杞子 12 g。5 剂。

三诊(1998 年 6 月 13 日)　自感乏力,口干淡少味,尊意续进,方用:

太子参 10 g,茯苓 15 g,炒白术 10 g,生甘草 5 g,山茱萸 10 g,甘杞子 12 g,生黄芪 15 g,桑寄生 12 g,炒杜仲 12 g,葛根 10 g,杭白菊 10 g,钩藤 15 g,天麻 10 g,丹参 15 g。

7 剂。

后告知服完后诸症消除,恢复如常。

[按]　眩晕是临床常见病症,轻者闭目即止,重者如坐舟车之状,旋转不

定,不能站立或伴恶心、呕吐、汗出,甚则昏仆。对于眩晕的病因及治疗,历代医家的论述中主要有主风、主火、主痰、主虚之说。如《内经》提出"诸风掉眩,皆属于肝""髓海不足,则旋转耳鸣,胫酸眩冒""上气不足,脑为之不满,耳为之若鸣,头为之苦倾,目为之眩"。认为其病在肝,在脑,病因属风,属虚。金元刘河间认为由于风火。朱丹溪则认为"无痰不作眩"。明代张景岳按《内经》上虚作眩之说强调"无虚不作眩"。现今对眩晕的辨证论治亦从以上理论。徐建新自 2000 年至今运用天麻五苓散加减(自拟方)对近百例眩晕症临床治疗,效果满意。

滞针抽提治偏瘫方(傅云其)

[取穴]　上肢(肩髃、手三里),下肢(环跳、丰隆)。

[功效]　疏通经络,调和气血。

[主治]　中风偏瘫患者肢体处于软瘫期患者。症见:肢体偏枯不用,肢软无力,面色萎黄,舌质淡紫或有瘀斑,苔薄白,脉细涩或细软。

[穴解]　上肢取肩髃穴,手三里穴,下肢丰隆穴为手足阳明经腧穴,符合《黄帝内经·痿论》"治痿独取阳明"之理,肩髃是手阳明经的肩部腧穴,也是手阳明经、阳跷脉的交会穴,手三里位于上肢前臂,两者合用,可疏通上肢经络,通利关节;丰隆穴是足阳明经的络穴,与足太阴脾经相连,取之以利小腿经络,又能兴奋脾经,脾主四肢,可促进偏瘫肢体恢复,环跳穴为足少阳胆经腧穴,两穴合用,可疏通下肢经络。环跳又处坐骨神经总干,是下肢个神经的分叉点,可刺激神经,激发肢体肌肉的兴奋点,从而促进肢体功能恢复。

毫针选择:肩髃、手三里、丰隆三穴选用 1.5 寸毫针,环跳选用 3 寸毫针。

滞针抽提技术操作方法和要领:每个穴位针刺入需求得酸、重、胀、麻针感后(其中:环跳穴刺入后,要求有下肢触电感,后退针少许),医者采用单一顺时针方向连续捻转,形成滞针,在行针时或留针后医者指下感觉针下涩涩、捻转、提插、出针均感困难,以局部针感出现或麻,或胀,或重,或紧,或沉感为主。其间每隔约 5 min 再行单向顺时针捻紧后,医者再进行向外抽提 3～5 次,每次进针至退出针身整个过程约 30 min,出针时按逆时针捻转数圈后即可将针缓缓退出,用干棉球按压针孔稍许。

毫针滞针抽提术的要求:使针刺入既定深度后,针柄下缘与皮肤之间的距离最小。针感要求直达病所,并以麻、胀、重、紧、沉针感标准。因为浅刺时使用滞针术,容易使皮肤等浅表组织随着针身一起扭转,产生明显的组织(包括皮肤)绞牵疼痛感。进针后捻转时速度不宜过快、幅度也不宜过大。要注意的是在使用本方法时,对精神紧张者,可延长留针时间,循按针穴周围皮肤,若仍不能缓解者,可在针穴旁再进一针,也可向相反方向捻回,并用刮柄、弹柄法,使缠绕的肌纤维回释,即可解除滞针。施术前做好患者的解释工作,术中应注意严密观察病人的状态。

傅云其在其多年的临床经验过程中,发现滞针抽提技术应用于临床过程中,经观察在无针感反应时使用,可达到催气的作用,能较快或易于获得针感。在针感较小时使用,可使针感加强。在临床上用毫针的手法治疗中常常会遇到针下的针感太弱,使用滞针术,常能使针感迅速加强。滞针抽提术能获得更为持久、更为强力的刺激,使肌纤维和结缔组织紧密缠绕针身。并可加强针感通关过节的能力,促进气血通达,从而达到"气至病所"之效应。特别是在毫针滞针后再给以间隙抽提手法时,常常能提高针感的收索成功率。

针刺原理:滞针在针灸医学中属于针刺的意外,即在行针时或留针后医者感觉针下涩滞、捻转、提插、出针均感困难,而病人则痛剧的状态,在针刺行针及起针时,术者手上对在穴位内的针体有涩滞、牵拉、包裹的感觉称滞针。滞针多因患者精神紧张,当针刺入腧穴后,患者肌肉强烈收缩;或行针不当,向单一方向捻转太过,以致肌肉组织缠绕针体;或留针时间过长而中间未行针。主要表现为,针在体内捻转不动,提插、出针均感。

【验案举例】

患者,男,53岁。

初诊(2018年8月11日) 2个月前因劳累太过,突发右侧肢体活动不利,言语不清,口眼歪斜,情绪明显不高,经当地市人民医院神经内科治疗,病情稳定后转康复中心行康复治疗1月余,下肢运动有所恢复,上肢活动未见明显好转,为行针灸治疗,慕名前来就诊。目前患者右侧肢体上肢肌力2级,下肢肌力4-级,肌张力未见明显异常增高,言语不利,语音低微,口角轻度歪斜,疲倦乏力,舌淡有瘀斑,苔腻,脉沉迟。

中医诊断:中风。证型:气虚络瘀。治法:疏通经络。处方:

针灸基本治疗:选用上肢(肩髃、手三里),下肢(环跳、丰隆)行滞针抽提技术,做完手法后,加用头皮针,取顶颞前斜线,顶颞后斜线,颞前线。体针选穴:除上述四个穴位外,臂臑、肩贞、肩髎、曲池、内关、合谷、阳陵泉、足三里、上巨虚、下巨虚、悬钟、三阴交、太冲、太溪等加减取穴治疗,接电针治疗。

患者言语低微,疲倦乏力明显,针灸基本方取穴加用中脘、关元。

二诊(2017 年 8 月 21 日) 患者乏力明显改善,针灸治疗去中脘、关元,连续 3 个月,患者精神状态明显好转,肢体已逐渐恢复活动,言语稍欠利索,基本能表达清楚,生活能自理。

[按] 中风后遗症向来是针灸治疗领域中的常见病,针药结合治疗中风偏瘫,更能有效地提高中风康复的疗效。中风患者,由一个正常人,突然变得生活不能自理,在心理上是一个巨大的打击,容易郁郁寡欢,在治疗中,需要关注患者的情绪状况,并在取穴及遣方用药上有所体现,此外,中风偏瘫的康复是一个长期的过程,需要不断地与患者交流,提高诊疗的积极性。傅云其认为"治痿独取阳明"的理论基础:① 阳明者,五脏六腑之海,主润宗筋:a. 阳明胃府是后天化源的水谷之海。b. 阳明降诸经才降,是降的最关键环节。阳明下降,则化金水,金水收藏,相火下秘,而温肾水。水生木,木气滋荣,生气旺。火生土,中气旺盛,化源足。五脏升降,元气充沛。五脏六腑者,为气血津液化生之源泉、升降之动力、升降之道路。② 冲脉者,经络之海,主渗灌溪谷。经络者,为气、血、津液、清浊升降之通路。③ 冲脉与阳明合于宗筋。阴阳总宗筋之会,会于气冲,而阳明为之长,皆属于带脉,而络于督脉。阳明主降,冲脉主升。④ 宗筋功能正常的基本条件:a. 气血津液量之充足。b. 整体和局部的升降出入道路之通畅。c. 升降出入动力之充沛。

第四节 脾胃系病方

保和泻心汤(俞春生)

[组成] 焦山楂 9 g,神曲 12 g,茯苓 15 g,制半夏 9 g,莱菔子 6 g,黄芩 9 g,黄连 3 g,连翘 6 g,干姜 6 g,炒麦芽 15 g,党参 15 g,大枣 6 g,炙甘草 9 g,陈皮 6 g。

[功效] 和胃消食止泻。

[**主治**] 食后泄泻。症见：腹痛肠鸣,脘腹胀满。泻下粪便臭如败卵,泻后痛减。嗳腐吞酸,泻下伴有不消化食物。舌苔垢浊或厚腻,脉滑。

[**方解**] 症见进食后,尤其是进食生冷、酒水、奶类等及鱼肉等膏粱厚味后的 1 h 内即出现大便溏软,甚则如水样,急迫难忍,便末常有大便难尽之意,并伴肛门灼热感,无明显腹痛,可伴腹胀肠鸣,泻后则安。究其成因为长期高粱厚味过多,水谷精微运而不能尽化,反潴留于胃肠,成湿成饮,阻滞气机,日久则湿饮郁而化热,脾胃中阳受损,致寒热互结,导致胃肠运化传导失司而出现泄泻,其机犹如食积致病(此为无形之积),亦如寒热错杂之痞证,故予半夏泻心汤辛开苦降、寒热并用以解寒热错杂,纠正升降失司以调整传导失司,用保和丸健脾消食以消导过剩之水谷精微,则刀降如常,阴阳调和,泄泻可止。

【验案举例】

患者,男,55 岁。

初诊 10 余年前无明显诱因下出现反复腹泻,大便每日 3～5 次,质稀,无明显腹痛,无恶心呕吐,可自行缓解,进食膏粱厚味后明显,平素饮食不洁易致腹泻反复发作。曾行肠镜检查示慢性结肠炎。2 日前再次出现腹泻,质稀,性质较前相似,稍腹胀,无腹痛,无恶心呕吐,无发热寒战等,舌淡苔腻微黄,脉滑。

中医诊断:泄泻。证型:食滞肠胃。治法:和胃消食止泻。处方:

焦山楂 9 g,神曲 12 g,茯苓 15 g,制半夏 9 g,莱菔子 6 g,黄芩 9 g,黄连 3 g,炒麦芽 15 g,太子参 15 g,黄芪 15 g,炙甘草 9 g,陈皮 6 g,鸡内金 6 g。

5 剂,每日 1 剂,温分服。

[**按**] 此患者为长期饮食不节,暴饮暴食,导致脾胃虚弱,寒热错杂之症。胸膈痞满,满而不痛,肠鸣下利,舌苔腻而微黄,脾胃位于中焦,为阴阳升降之枢纽。《素问·痹论篇》:"饮食自倍,肠胃乃伤。"饮食不节导致食积内停,气机不畅,传化失司,故胸胁痞满;食积停滞,生湿化热,今中气虚弱,寒热互结,遂成痞证。脾胃升降失常,故见肠鸣下利。本方重用山楂酸甘微温,善消肉食油腻之积,为君药;神曲辛甘而温,消食和胃,能化酒食陈腐之积;莱菔子宽畅胸膈,消除胀满,三药合用,可消各种饮食积滞;半夏辛温,散结除痞;黄芩、黄连苦寒以邪热开痞,寒热平调,辛开苦降;陈皮理气和中、燥湿化痰;茯苓、黄芪、太子参甘温益气,补益脾胃;佐以甘草补益和中、调和诸药。

《伤寒论·辨太阳病脉证并治》:"但满而不痛者,此为痞,柴胡不中与之,以半夏泻心汤。"本方为治疗中气虚弱，寒热互结，升降失常，而致肠胃不和的基础方。俞春生常用于治疗急慢性胃肠炎、慢性结肠炎、慢性肝炎、早期肝硬化等，取得了较好的临床疗效。

补中益气汤（陆勇刚）

[组成] 党参20 g，炙黄芪30 g，佛手6 g，炙甘草3 g，柴胡6 g，炒白术10 g，升麻3 g，苏叶10 g，姜黄连3 g。

[功效] 补中益气，健脾和胃。

[主治] 气虚下陷引起的脏腑下垂、尿频、胃肠功能紊乱等。症见：大便时溏时泻，完谷不化，迁延反复。食少，食后脘闷不适，稍进油腻之物，则便次明显增多。面色萎黄，神疲倦怠。舌质淡，苔薄白，脉细弱。

[方解] 黄芪、党参、炒白术、甘草甘温之剂补益中气，少用升麻、柴胡以助举清阳之气，又能借升药之力发散于阳分。去原方中陈皮改佛手，行气除胀作用更加明显，苏叶、姜黄连和胃安中。全方合用，补而不滞，补不碍胃。

【验案举例】

患者，男，25岁。

初诊（2009年8月29日） 自述因工作不称心，逐渐出现腹胀、大便不爽等表现，近半年来症状明显加重，时而腹泻，时而便秘，腹胀欲死，便后稍减，伴恶心，脘痞，服中西药治疗3个月，效果不佳。查体：面色欠润，舌淡胖，边有齿痕，脉略弦。

中医诊断：泄泻。证型：脾胃虚弱。治法：补中益气，健脾和胃。处方：

党参20 g，炙黄芪30 g，佛手6 g，炙甘草3 g，柴胡6 g，炒白术10 g，升麻3 g，苏叶10 g，姜黄连3 g，川楝子10 g，枳壳6 g，炒白芍6 g，川石斛10 g。

7剂，上药以水煎煮，每日2次。

二诊（2009年9月5日） 症状腹胀便泄改善，前方去姜黄连，再进7剂而安。

柴胡左金汤（毛水泉）

[组成] 柴胡10 g，白芍15 g，枳壳12 g，香附10 g，川芎10 g，蒲公英20 g，

神曲 10 g,合欢花 15 g,浙贝母 10 g,海螵蛸 30 g,延胡索 12 g,生甘草 10 g,黄连 18 g,吴茱萸 3 g。

[功效] 泄肝清中,调气和胃。

[主治] 肝胃郁热之胃痛,症见:胃脘灼痛,痛势急迫,心烦易怒,反酸嘈杂,胸闷嗳气,口苦口干,愈烦恼郁怒则痛作或痛甚,舌红苔黄,脉弦数。

[方解] 方中柴胡、枳壳、香附、延胡索疏肝理气止痛;川芎气血同治,理气通络,黄连、蒲公英清泻肝火;吴茱萸既可散肝郁,又能佐制苦寒药物凉遏之弊;白芍柔肝缓急,又合甘药酸甘化阴;浙贝母、海螵蛸制酸止痛;恐睡眠欠佳,予合欢花清热安神,心胃同调;又予神曲消积和胃;甘草和中止痛、调和诸药。针对病机,辨治得当。

常用加减:若伴胃脘痞满者,加郁金、木香;痛甚者,加川楝子;嗳气频作者,加半夏、旋覆花;伴胃阴亏虚,加玉竹、石斛。

【验案举例】

患者,女,46 岁。

初诊(2018 年 4 月 22 日) 2 年来因家庭争吵后频繁发作胃脘疼痛,痛及两胁肋,烦躁易怒,善太息,伴反酸,食欲减少,睡眠不佳,大便时干时稀。小便黄。舌红,苔薄黄,脉弦数。2017 年 3 月在绍兴市中医院行胃镜检查提示:慢性浅表性胃炎伴胆汁反流。长期口服奥美拉唑胶囊、铝碳酸镁片等药物治疗,效果不甚理想。查体:上腹部轻压痛。

中医诊断:胃痛。证型:肝胃郁热证。治法:泄肝清中,调气和胃。处方:

柴胡 10 g,白芍 15 g,枳壳 12 g,香附 10 g,川芎 10 g,蒲公英 20 g,神曲 10 g,合欢花 15 g,浙贝母 10 g,海螵蛸 30 g,延胡索 12 g,生甘草 10 g,黄连 18 g,吴茱萸 3 g,郁金 12 g。

7 剂,水煎服。

二诊(2018 年 4 月 29 日) 诉服药后胃痛有所减轻,口干,饮食改善,效不更方。减白芍为 10 g,加玉竹 10 g。再投 7 剂。

后又续投 14 剂,患者症状消失,精神改善,随诊未再复发。

[按] 患者情志不畅后,肝胆疏泄失常,乘犯脾胃,气机升降失司,胃气壅滞而痛。肝失疏泄,痛及两胁,嗳气频作。肝胆互为表里,胆汁难循常道,故症见反酸。病情日久,气郁化火,肝体阴用阳,阴阳失调,母病及子,心火旺盛,则

烦躁眠差,故当清热泄肝、调气和胃。

毛水泉认为胃痛无论虚证还是实证,气机滞塞始终是最核心的病机。治疗当以"通"立法,升降合和,随法遣方,注意灵动。气得疏泄,有依赖肝正常生理功能的发挥。肝属木,主气之疏泄,木过旺,或土不足,均可导致"肝木横逆,胃土必伤"。气机郁结日久,可化热乘胃,气滞可血瘀,可胃络瘀阻。木郁达之,故治胃宜当泄肝行气。

毛水泉强调心胃同治,从生理功能上看,心藏神,司情志及主脏腑活动。《类经》中谈及:"思动于心则脾应,怒动于心则肝应。"可见神志所患与心脾胃密切相关。脾胃运化水谷,化精微濡养脏腑,滋化有源则心有所养;心又可滋元气、贯血脉、行气血,胃气得充,胃络得和则功能顺应。所以毛水泉指出在临床诊治胃痛伴有精神焦虑、失眠、烦躁患者时,单纯疏泄相火、理气和肝往往效果欠佳,适当辨证酌添合欢花等清心、宁心、安神之品,可以较好缓解情志性胃痛,起到事半功倍的效果。

常氏分消清化汤(常青)

[组成] 藿香 10 g,佩兰 10 g,青蒿 15 g,黄芩 15 g,茵陈蒿 30 g,生薏苡仁 30 g,杏仁 10,白豆蔻 6 g,炒蚕沙 15 g,滑石 15 g,丝瓜络 10 g,厚朴 9 g,栀子 9 g,淡豆豉 9 g,生甘草 5 g。

[功效] 分消湿热,芳化和中。

[主治] 新感痧湿及中暑或慢性胃炎、胃溃疡、胆石症等表现为湿热中阻并邪阻肺卫或少阳者。症见:寒热往来、口苦口腻、口干不欲饮、胃脘痞闷、恶心呕吐、身重不爽等,舌红,苔白腻,脉濡数。

[方解] 该方以绍派伤寒著名临床家胡宝书之嫡孙胡康才(曾任上海市北站医院院长)于1975年赠送常青的祖父遗方,并经常青结合临床实践创新加减而成。方中藿香、佩兰,芳香化湿浊,化湿止呕解暑。青蒿、黄芩,引蒿芩清胆汤之义,和解少阳、清胆利湿。合茵陈蒿利湿退黄。生薏苡仁利水消肿、渗湿健脾、清热除痹。杏仁宣肺利上焦,通调水道。白豆蔻化湿行气、温中止呕;炒蚕沙、滑石、丝瓜络利湿热、通湿阻;厚朴燥湿和胃、下气除满。四药合用共调中焦,并引水湿从下焦而出。栀子、豆豉清热除烦透表。生甘草调和诸药。全方共奏分清湿热、芳化和中之功。

常用加减：若热甚、咽肿，可加连翘 15 g、薄荷 6 g、射干 10 g、土牛膝 15 g，以清热解毒，透邪散结，消肿利咽；如需增理上焦肺气和中焦胃气，可加川朴花 15 g、陈皮 15 g、郁金 18 g、茯苓皮 18 g 等以强理气开郁渗湿之力；若脘痞胸闷甚，可加玳玳花 10 g、沉香曲 10 g 等。

【验案举例】

患者，男，55 岁。

初诊(2016 年 7 月 14 日) 患者冒暑劳作，突遇风雨致病，湿热蕴郁、烦热头胀、身重疼痛、口苦膈闷、干呕呃逆、肢楚胃钝。舌质黯红，苔白腻，脉濡数。

中医诊断：呕吐。证型：外邪犯胃。治法：分消湿热，芳化和中。处方：

藿香 10 g，佩兰 10 g，青蒿 15 g，黄芩 15 g，茵陈蒿 30 g，生薏苡仁 30 g，杏仁 g，白豆蔻 6 g，炒蚕沙 15 g，滑石 15 g，丝瓜络 10 g，厚朴花 15 g，生甘草 5 g。

7 剂，水煎服。

二诊(2016 年 7 月 21 日) 诉上药服后，自觉症状显减，苔转薄腻，脉尚濡，此暑热渐减而湿邪尚存，整体趋佳，欣来复诊，遂予前旨进退以清余症，3 剂后告愈。

［按］ 绍兴乃著名江南水乡湿地，湿润温和而夏季尤其氤氲潮湿，导致湿热为患甚多，故头身困重，或皮肤瘙痒，或肢体水肿，或身热起伏，或汗出而热不解，或脘腹痞满，或纳呆厌食，或恶心呕吐，或口苦口黏，舌红苔腻，脉濡数。因其总由湿、热相合为病。常青在继承前人"天人相应""三因制宜"等法则基础上，结合绍兴气候地域特点，在前贤遗方基础上，创拟"常氏分消清化汤"，该方重因证变通，重舒展气机，重宣化湿浊，故药简而力宏。夫"师古而不泥古"，在传承千年越医风范中持续创新，其规矩权变值得体味。

藿朴夏苓汤合大柴胡汤(周仕平)

［组成］ 藿香 10 g，厚朴 6 g，半夏 10 g，茯苓 12 g，柴胡 8 g，炒黄芩 8 g，白芍 12 g，枳实 10 g，大黄 6 g(后下)，生姜 8 g，大枣 6 枚，炙甘草 6 g。

［功效］ 温中散寒，利胆通下。

［主治］ 急性胰腺炎和重症胰腺炎早期。症见：胁肋胀痛或灼热疼痛，口苦口黏，胸闷纳呆，恶心呕吐，小便黄赤，大便不爽，或兼有身热恶寒，身目发

黄,舌红苔白腻或黄腻,脉弦滑数。

[方解] 方中藿朴夏苓汤温中散寒,和中降逆,大柴胡汤疏肝利胆,和解少阳,通下积滞,此《内经》"去宛陈莝"之法,六腑以通为用,利胆通下可减轻甚或去除胆汁、胰液的反流,药证合拍,疗效豁然。

【验案举例】

患者,女,67 岁。

初诊 腹胀腹痛 2 日,伴恶寒发热,恶心欲吐,默不欲食,大便不解,有"胆石症"史,查体:体温 37.6℃,面色少华,精神软弱,腹平软,压痛阳性,舌淡红,苔白腻,脉小弦缓;辅助检查:血淀粉酶 600 U/L,急性胰腺炎评分(Ranson)指标阳性 6 个。

中医诊断:腹痛。证型:寒湿中阻,少阳阳明合病。治法:温中散寒化湿,通下。处方:

藿香 10 g,厚朴 6 g,半夏 10 g,茯苓 12 g,柴胡 8 g,炒黄芩 8 g,白芍 12 g,枳实 10 g,大黄 6 g(后下),生姜 8 g,大枣 6 枚,炙甘草 6 g。

3 剂,水煎服,每日 1 剂。

二诊 1 剂后大便通,腹痛减轻,3 剂后症状基本消失,复查淀粉酶接近正常。上方去生大黄,改制大黄 8 g,再进 3 剂,诸症消失,胃纳接近正常,复查各项指标正常,痊愈出院。

[按] 患者素体弱,年老,复因饮食所伤,寒湿食阻滞于中,脾胃升降失调,故见腹胀腹痛;邪犯少阳,胆胃不和,腑气不通,故见恶寒发热,恶心欲吐;默不欲食,大便不通为少阳阳明合病,腹部按之尚软,苔白腻,脉小弦缓为寒湿中阻之象。

重症胰腺炎多发生于体弱年龄偏大患者,确诊有赖于增强 CT 或 MR,但当形态学改变明显时,病已深重,挽救极为困难,花费动则几十万甚至上百万,依然人财两空。笔者推崇 Ranson 标准来判定,其一,能预警并及早诊断;其二,便利,适合基层医院;其三,避免造影剂对胰腺微循环、肾功能的影响;其四,有相当的准确性,举例,一位 80 岁老太太,因"胆石症"腹痛入院,外科急诊手术,术中发现胰腺发黑坏死,手术叫停,紧急大会诊,其实术前抽的血术中才回报的化验单结果急性胰腺炎评分标准阳性已有 5 项,提示"坏死性胰腺炎"。虽为个例,不足以概全。

笔者体会,急性胰腺炎无论轻重,早期多为寒湿中阻,及时使用本方加减,每获良效;轻症患者亦须每一两日复查血常规、生化、血气等,一旦发现多个指标异常,需及时与家属谈话,风险告知;胰腺炎重症来势汹汹,变化迅速、多端,医者不可不察,亦不可诚惶诚恐,自虑吉凶,宜大胆、及时施以中西医结合救治,能明显提高抢救的成功概率。笔者有6例成功的经验。随着医院壮大、科室细分,病已渐行渐远,记忆模糊,适逢盛世,市局弘扬国医之壮举,推荐此医案,一为苍生计,二者展示中医中药在救治急危重症中该有作为,殷切期望后学有所继承发扬,造福一方百姓。

重症胰腺炎的治疗思路源自带教老师吴士彦,有日门诊抬进一位60多岁的妇女,说是患了胰腺炎,医院发了病危通知,自动出院问诊于师,诊患者语音低怯,面色㿠白,苔白腻,脉细弱,师曰乃寒湿中阻也,予藿朴夏苓汤加大黄等3剂,复诊时判若两人,不但能行走,而且精神大振,诸症消失殆尽,事后思忖,此例乃重症胰腺炎无误。

加减温胆汤(商炜琛)

[组成] 茯苓15 g,姜半夏10 g,枳壳10 g,淡竹茹6 g,陈皮6 g,柴胡10 g,黄芩10 g,厚朴10 g,藿香10 g,佩兰10 g,白豆蔻6 g,薏苡仁30 g,甘草6 g。

[功效] 清热燥湿,行气和胃。

[主治] 胃痞。症见:胆郁痰扰,胃脘痞满,口干口苦,呕恶呃逆,心烦不眠,大便黏滞,舌红苔黄厚,脉弦滑。

[方解] 方中以姜半夏燥湿化痰、降逆和胃,竹茹清化热痰、除烦止呕,枳壳与半夏相配则气顺痰消、气滞得畅、胆胃得和,陈皮辛苦而温,燥湿化痰;以茯苓健脾渗湿,以壮生痰之源,且有宁心安神之效。厚朴辛苦性温,不但能行气消满,且有芳香苦燥之性,行气而兼祛湿,陈皮芳香醒脾助厚朴之力;柴胡、黄芩,清肝泻火,藿香、佩兰、白豆蔻芳香化湿醒脾,使湿浊得化,气机调畅,脾气健运,胃得和降,则诸症自除。甘草,益脾和中,协调诸药。诸药合用,共奏清热燥湿、行气和胃之效。

常用加减:舌尖灼痛加川黄连,反酸再加吴茱萸,咳嗽咳痰加鱼腥草、金荞麦,舌苔厚腻加草果,头身困重加胆南星,夜寐欠安加石菖蒲、首乌藤,大便黏滞欠畅加木香,大便干结不畅加火麻仁、决明子,纳差食少加焦三仙。

【验案举例】

患者,女,54 岁。

初诊(2018 年 7 月 12 日) 上腹部胀满不适 2 年。患者胃脘痞满,纳呆食少,进食早饱,口干口苦,大便黏滞,舌红苔黄厚,脉弦细。血常规、肝肾功能未见明显异常,胃镜提示浅表性胃炎,Hp 阴性。

中医诊断:胃痞。证型:脾胃湿热证。治法:清热燥湿,行气和胃。处方:

茯苓 15 g,姜半夏 10 g,枳壳 10 g,淡竹茹 6 g,陈皮 6 g,柴胡 10 g,黄芩 10 g,厚朴 10 g,藿香 10 g,佩兰 10 g,白豆蔻 6 g,薏苡仁 30 g,甘草 6 g。

7 剂。加水 500 ml,水煎至 300 ml,每日 1 剂,每日 2 次,早晚分服。忌:油腻、辛辣等食物。

二诊(2018 年 7 月 19 日) 服用 7 日后复诊,上述症状均明显好转,继续服用上方 2 周后,症状基本好转。

[按]《医学正传》云:"致病之由,多由纵恣口腹,喜好辛酸,恣饮热酒……朝伤暮损,日积月深。"患者脾胃虚弱,恣食肥甘厚味,湿热内生,阻碍气机,胃气失和所致。予以清热燥湿、行气和胃的治疗原则。方中以姜半夏、竹茹、枳壳、陈皮、茯苓、甘草六味药为《三因极一病证方论》之温胆汤,具有理气化痰、清胆和胃之功效。另加厚朴行气消满兼祛湿;柴胡、黄芩清肝泻火,藿香、佩兰、白豆蔻芳香化湿醒脾,使湿浊得化,气机调畅,脾气健运,胃得和降,则诸症自除。诸药合用,共奏清热燥湿、行气和胃之效。

加味一贯煎(商炜琛)

[组成] 生地 15 g,北沙参 10 g,麦冬 10 g,当归 6 g,枸杞子 10 g,炒白芍 12 g,川楝子 6 g,绿萼梅 6 g,佛手干 10 g。

[功效] 滋阴养胃,疏肝和胃。

[主治] 胃痛。症见:胸脘胁痛,吞酸吐苦,咽干口燥,舌红少津,脉细弱或虚弦。

[方解] 方中重用生地为君,滋阴养血,补益肝肾。北沙参、麦冬、当归、枸杞子、炒白芍为臣,益阴养血柔肝,配合君药以补肝体,育阴而涵阳。并佐以少量川楝子、佛手、绿萼梅疏肝泄热,理气止痛。诸药合用,使肝气得以调达、

脾胃得以濡养,症状得以解除。

常用加减:胁肋疼痛加柴胡、郁金,大便溏薄加薏苡仁,大便干结不畅加火麻仁、决明子,口苦反酸加川黄连、吴茱萸,咽喉不适加木蝴蝶,纳差食少加焦三仙。

【验案举例】

患者,女,57岁。

初诊 上腹部隐隐作痛2年余,伴口干,肢酸乏力,精神倦怠,舌红,干裂舌,体偏瘦,脉细,B超提示肝胆脾胰未见异常,浅表性胃炎。

中医诊断:胃痛。证型:胃阴亏虚。治法:滋阴养胃。处方:

生地15 g,北沙参10 g,麦冬10 g,当归10 g,枸杞子10 g,炒白芍12 g,川楝子6 g,绿萼梅6 g,佛手干10 g。

7剂,水煎服。

患者服后云:腹痛好转,仍口干,守原方意7剂,守方2次。患者云诸症瘥而罢手。

[按] 肝脏体阴而用阳,其性喜条达而恶抑郁。肝肾阴亏,肝失所养,疏泄失常,气郁停滞,进而横逆犯胃,致胸脘胁痛,吞酸吐苦。阴虚液耗,津不上承,故咽干,舌红少津。肝气不舒,肝脉郁滞,时间久后则结为疝气瘕聚。治疗宜发滋养肝肾阴血为主,配伍疏达肝气之品。

一贯煎为治胃阴虚之名方,此例的治疗,让笔者最深的体会是阴虚不能骤补,确有道理,因服药时间长,要鼓励患者树立治疗信心,要有服药时间长的打算。

健脾疏肝汤(徐建新)

[组成] 党参15 g,炒白术10 g,茯苓15 g,甘草5 g,炒陈皮6 g,柴胡6 g,炒白芍15 g,浙贝母10 g,煅瓦楞子12 g,吴茱萸3 g,红枣15 g。

[功效] 疏肝和胃,健脾益气。

[主治] 脾虚不运,肝胃不和。症见:胃脘胀满而痛,或胁肋攻撑作痛、口淡、口苦或气秽,嘈杂吞酸,心泛欲呕,纳谷不振,乏力,大便干结或溏薄、苔薄或腻,脉弦细或弦滑。

[方解] 方中党参、白术、茯苓健脾益气为主药;白芍、柴胡、陈皮、吴茱萸疏肝理气;浙贝母、煅瓦楞子消痞制酸;红枣和胃;甘草调和诸药。

常用加减:胃脘胀痛者加川郁金、制香附、川楝子;嗳气频心泛欲呕或呕吐者加姜半夏、旋覆花、代赭石;纳谷不振者加焦谷芽、焦麦芽、焦鸡金,兼腹胀腹鸣,大便溏2～3次者加防风、煨木香、炒扁豆衣,大便秘结不畅加生大黄、炒枳壳,胃脘嘈杂易饥者可用玉女煎加减,口腻少味而气秽者加生薏苡仁、藿香、白豆蔻,党参改太子参,兼胸闷胁痛者加丹参、降香,若出现其他兼症可辨证加减运用。糜烂性胃炎较重者加白及,Hp阳性加黄连、蒲公英、猫人参。

【验案举例】

患者,男,62岁。

初诊 胃脘胀滞作痛2～3年,经中、西药多方治疗效果不佳,反复发作,近日来胃脘胀痛又作,嗳气,常在胃脘痛时鼻气、口气秽,伴胃脘部热辣(烧心感),纳谷欠佳,面色少华,眼睑轻微水肿,腹鸣,大便溏,每日1～2次,欠畅,小便如常,苔薄腻舌淡红,脉弦细,胃镜示:浅表糜烂性胃炎Ⅱ级,B超示:肝脾无殊,胆囊息肉。

中医诊断:胃痛。证型:肝气犯胃。治法:健脾调气,泄肝和胃。处方:

太子参12 g,茯苓15 g,炒白术10 g,生甘草5 g,川郁金12 g,柴胡6 g,炒白芍15 g,制香附10 g,川楝子12 g,浙贝母10 g,煅瓦楞子12 g,吴茱萸3 g,黄连5 g,防风10 g,炒陈皮6 g,姜半夏10 g,焦山楂30 g,制大黄10 g,地锦草20 g,藿香10 g,红枣15 g。

3剂。

二诊 服前方后诸症已瘥,大便日1次已畅,苔转薄,唯眼睑仍轻微水肿,上方去姜半夏、制大黄,加泽泻、生薏苡仁,再服3剂。

三诊 诸症已除,后再以原方续服5剂。

1年后随访未见复发。

[按] 本案例主要因脾运不健,肝胃失和则胃脘胀痛,面色少华,眼睑轻微水肿,故用四君子汤健运脾胃,川郁金、柴胡、炒白芍、制香附、川楝子、炒陈皮、防风,疏气止痛,浙贝母、煅瓦楞子、吴茱萸、黄连、姜半夏、藿香消痞胀,泄肝热,和脾胃,解秽气。制大黄、地锦草、焦山楂、红枣清利消滞。该案例笔者

认为常在胃脘痛时鼻气、口气秽乃与肝热瘀滞有关系,故初诊服中药 3 剂后胃脘胀痛除,大便畅,鼻气、口气秽亦瘥,眼睑水肿未退,故复诊时去姜半夏、制大黄,加泽泻、生薏苡仁以健脾运水湿的功效。

慢性胃炎属中医胃脘痛范畴,其病虽在胃,而与肝脾关系至为密切。肝郁气滞是慢性胃炎的主要病机,脾胃虚弱是本病的病理基础。在临床辨证中,不一定有明显的气郁病史才用疏肝理气之法,但见有气机阻滞之症即可用疏肝理气之法。古有"百病参郁"和"一有怫郁百病生焉"之说,说明情志致病很常见,百病皆生于气。故采用疏肝和胃,健脾益气,清热活血法治疗。

健脾养胃逍遥汤(裘惠占)

[组成] 当归 10 g,生白芍 12 g,柴胡 6 g,茯苓 12 g,太子参 18 g,石斛 12 g,山药 15 g,生麦芽 25 g,生谷芽 25 g,鸡内金 12 g,娑罗子 12 g,甘松 12 g,炒白术 12 g,五灵脂 10 g,生蒲黄 10 g,刺猬皮 12 g,壁虎 3 条,菝葜 50 g,水牛角 20 g,地榆 12 g。

[功效] 疏肝健脾助运,养胃阴,活血化瘀,抗肠化糜烂。

[主治] 萎缩性胃炎、肠化、糜烂。症见:胃脘胀满而痛,嘈杂吞酸,心泛欲呕,纳谷不振,乏力,苔薄,脉弦细或弦滑。

[方解] 调治脾胃最重要的是肝、脾、胃三者,肝常宜疏,脾常宜燥,胃常宜滋。故本方以逍遥散疏肝健脾,太子参、石斛、山药养胃阴,以娑罗子、甘松、谷芽、麦芽、鸡内金利气运脾,五灵脂、蒲黄活血化瘀。以刺猬皮、壁虎、菝葜等专药抗肠化、抗突变,水牛角、地榆消除糜烂。

常用加减:若便溏等脾虚明显者,去太子参、石斛,加党参、苍术、薏苡仁。如果胃阴虚,去柴胡、白术,加北沙参、玉竹。肝火上逆去柴胡加川楝子、栀子、黄连。夹湿热者去滋阴药加黄连、黄芩。

【验案举例】

患者,女,62 岁。

初诊(2018 年 2 月 20 日) 胃病 3 年,时发时止,久治不愈,2017 年胃镜提示:中度萎缩性胃炎,中度肠化、糜烂。于有肋脘中胀痛,有烧灼感,无酸水,口干舌燥,脉弦。

中医诊断：胃痛。证型：肝气犯胃。治法：疏肝健脾。处方：

当归 10 g，生白芍 12 g，柴胡 6 g，茯苓 12 g，太子参 18 g，石斛 12 g，山药 15 g，生麦芽 25 g，生谷芽 25 g，鸡内金 12 g，娑罗子 12 g，甘松 12 g，炒白术 12 g，五灵脂 10 g，生蒲黄 10 g，刺猬皮 12 g，壁虎 3 条，菝葜 50 g，水牛角 20 g，地榆 12 g。

3 剂，水煎服，日 1 剂。

以上方加减治疗 10 个月后，胃镜复查(2018 年 12 月 13 日)提示：黏膜慢性浅表性胃炎。

溃结愈肠汤(毛水泉)

[组成] 柴胡 15 g，白头翁 30 g，黄连 12 g，黄柏 10 g，黄芩 12 g，炒白术 20 g，炒薏苡仁 30 g，白及 12 g，地榆 12 g，诃子炭 12 g，枳壳 12 g，木香 10 g，炒白芍 12 g，当归 12 g，生甘草 10 g。

[功效] 清热化湿，疏肝健脾。

[主治] 湿热合并肝郁脾虚之肠风。症见：腹痛，痛后腹泻，便中带有黏液脓血，伴里急后重，肛门灼热，嗳气，餐后腹胀，口干口苦，症状多与情志不遂有关。舌质暗红，苔黄腻，脉弦滑。

[方解] 方中柴胡、炒白芍疏肝解郁；炒白术、炒薏苡仁补气健脾；白头翁、黄连、黄芩、黄柏清热燥湿，凉血止痢；诃子炭涩肠止泻；白及、地榆止血生肌；枳壳、木香畅通肠中气机；当归养血和血；甘草和中止痛、调和诸药。配伍合理，标本兼治。

常用加减：若伴泻痢不止者，加补骨脂、生山药；伴腹痛剧烈者，加延胡索、炒九香虫；伴脓血较多者，加鸡血藤、败酱草、秦皮。

【验案举例】

患者，女，58 岁。

初诊(2015 年 3 月 10 日) 3 年前饮食不节后出现腹痛、腹泻，便脓血，每日 6～7 次，于 2012 年 5 月浙江大学附属第二医院行电子结肠镜检查提示：溃疡性结肠炎，(全结肠)广泛黏膜溃疡，诊断为溃疡性结肠炎。予口服美沙拉嗪肠溶片治疗，效果不明显，遂加用地塞米松，症状有所好转。2 周前因情志不遂复发,故来我院就诊。患者现腹痛,痛后腹泻,每日 7～8 次,便中带有黏液脓血,伴里急后重,肛门灼热,嗳气,餐后腹胀,口干口苦,舌质暗红,苔黄腻,脉弦滑。

中医诊断:肠风。证型:大肠湿热兼肝郁。治法:清热化湿,疏肝健脾。处方:

柴胡 15 g,白头翁 30 g,黄连 12 g,黄柏 10 g,黄芩 12 g,炒白术 20 g,炒薏苡仁 30 g,白及 12 g,地榆 12 g,诃子炭 12 g,枳壳 12 g,木香 10 g,炒白芍 12 g,当归 12 g,补骨脂 12 g,秦皮 15 g,生甘草 10 g。

7 剂,水煎服。嘱患者服药期间注意休息,切勿过度劳累,忌辛辣、生冷、油腻食物,进食易消化食物,保持心情舒畅。

二诊(2015 年 3 月 17 日) 患者仍腹痛,口干口苦,便中脓血减少,每日 3～4 次,里急后重、肛门灼热减轻,偶有嗳气、腹胀,舌质暗红,苔黄腻,脉弦滑。于上方去补骨脂,加延胡索。7 剂,每日 2 次口服。

三诊(2015 年 3 月 24 日) 患者大便成形,无脓血,每日 1～2 次,偶有腹痛,口干口苦减轻,余症消失,舌质暗红,苔黄白腻,脉沉弦。于上方去白及、地榆,将炒白术加量至 30 g。7 剂,每日 2 次口服。

后按上方加减继续治疗 2 个月,诸症皆除,随访至今,未曾复发。

[按] 患者平素饮食不节,嗜食辛辣肥甘,致湿热内生,壅遏肠腑,气滞血瘀,伤及肠络,故见腹痛腹泻,下利脓血。病程日久,湿热伤中,使脾气不足,健运失司,复因情志不遂,肝气郁结,木郁克土,故而复发。综观舌脉,四诊合参,毛水泉辨其为大肠湿热兼肝郁证,治疗时应在疏肝健脾的基础上注重清热化湿、涩肠止泻、止血生肌以治其标。

毛水泉认为活动期溃疡性结肠炎病位在大肠,与肝、脾、肺、肾相关,多为实中夹虚之证,虽以邪实为主,然其本在脾,湿、热、痰、瘀为发病之标。脾虚是其发作及复发的关键因素,而湿热内蕴为最常见的诱因,两者常可相互影响,故治疗时应以清热化湿、健脾益气为原则。同时他又指出本病的发病、复发及加重受情志因素的影响较为明显。肝具有调节情志之功。《素问·灵兰秘典论篇》指出:"肝者,将军之官,谋虑出焉。"故情志为病应着重疏肝,治疗本病应重视从肝论治。

此外,毛水泉还强调病后调护对本病的恢复至关重要,在治疗的同时应嘱患者养成良好的生活、饮食习惯,保持心情愉悦,方可取得满意的疗效。

溃疡性结肠炎自拟方(裘惠占)

[组成]　黄芪 25 g,苍术 12 g,当归 15 g,白芍 15 g,槐花 30 g,地榆 30 g,丹参 15 g,三七 3 g,刘寄奴 20 g,山楂 15 g,炙甘草 6 g。

[功效]　健脾疏肝,凉血化瘀止血,清热燥湿,利气宽肠。

[主治]　溃疡性结肠炎。症见:便血脓血相兼,腹痛、里急后重,肛门灼热。舌红苔黄腻,脉弦滑。

[方解]　黄芪、苍术健脾燥湿,当归、白芍柔肝,槐花、地榆、丹参、三七、刘寄奴凉血化瘀止血,山楂有化瘀消积,炙甘草调和诸药。

加减法:若大便出血已止,可减地榆槐花,加黄芩、薏苡仁、白芷,若脓血已除,脾虚明显者可减去凉血化瘀,清热燥湿药,加入四君子或参苓白术散。

【验案举例】

患者,男,55 岁。

初诊(2019 年 5 月 15 日)　便脓血伴左少腹痛 6 月余,里急后重,便脓血不爽,每日 10 余次。绍兴市人民医院肠镜检查为:溃疡性结肠炎。服用中西药物 3 个月未效。诊舌苔黄白腻,脉弦滑。

中医诊断:肠风。证型:大肠湿热。治法:清热燥湿,凉血化瘀止血。处方:

葛根 15 g,竹茹 10 g,槐米 30 g,地榆 30 g,当归 15 g,白芍 15 g,炙甘草 6 g,槟榔 10 g,枳壳 15 g,白头翁 15 g,丹参 15 g,三七粉 3 g(吞服),刘寄奴 20 g,红藤 30 g,黄芪 25 g,木槿花 12 g,苍术 12 g。

服用 3 个月,2019 年 10 月 9 日肠镜复查:肠道未见异常。

清幽汤(夏晨)

[组成]　川黄连 10 g,全瓜蒌 30 g,蒲公英 25 g,焦栀子 10 g,枳壳 10 g,生白芍 30 g,炙甘草 6 g,党参 12 g,茯苓 10 g,炒白术 10 g,柴胡 10 g,姜半夏 10 g,煅瓦楞子 20 g(先煎)。

[功效]　清胃运脾,清除 Hp。

[主治]　正规四联西药,杀菌 14 日,1 个月后,检测 Hp 依旧阴性,或反升

高,或治愈后复发者。

[方解]　一言清胃。胃热症,清之适,温之不温,亦予清法,川黄连、全瓜蒌、蒲公英、焦栀子。二言降胃,浊气在胃,以降治之,枳壳、全瓜蒌。三言润胃。大剂量白芍、配伍甘草、全瓜蒌,助胃阴充盛,使生之泉不竭。四言运脾。甘草、柴胡、枳壳、白芍,四逆散,疏肝健脾;半夏,燥湿健脾;枳壳、白术,消痞健脾。五言补脾。党参、茯苓、白术、甘草,四君子,扶正益胃气。六言升清,柴胡。七言消法。生理本无大量之菌,而今妄有。蓄积蕴聚,遏而不解。坚者削之,软坚散结,煅瓦楞子。

讲究一药多用,简约风范。如:柴胡,既理气,又升清;全瓜蒌,既清胃,又润胃。而且,此方,有四逆散与小陷胸汤,也属经方的变通方。

常用加减:气机阻滞,甚者,加苏梗、陈皮、谷芽、麦芽、乌药。热毒壅盛,甚者,加浙贝母、黄芩。吐酸泛酸,甚者,加海蛤壳、刺猬皮、海螵蛸。湿浊内蕴,甚者,加藿香、佩兰。邪正之间,争斗不休,有寒化,热化用途。寒化者,去清热解毒药,改成温中祛寒,加干姜、桂枝、苍术。

【验案举例】

患者,女,49 岁。

初诊(2019 年 1 月 5 日)　查 Hp 950 dpm,四联西药杀菌后 1 个月,复查 Hp 1 235 dpm,要求杀菌。症见:胃痛口苦,腹胀,乏力,苔薄黄,舌红,脉沉。

中医诊断:胃痛。证型:胃热脾虚。治法:清胃运脾。处方:

川黄连 10 g,全瓜蒌 30 g,蒲公英 25 g,焦栀子 10 g,枳壳 10 g,生白芍 30 g,炙甘草 6 g,党参 12 g,茯苓 10 g,炒白术 10 g,柴胡 10 g,姜半夏 10 g,煅瓦楞子 20 g(先煎),黄芩 12 g,黄芪 20 g。

5 剂,水煎服,每日 1 剂。

二诊(2019 年 1 月 10 日)　仍觉口苦,加浙贝母 10 g。5 剂。

三诊(2019 年 1 月 15 日)　稍觉腹胀,加麦芽 15 g。

共 15 剂后,无不适。服药 1 个月后,复查 Hp 5 dpm,告愈。

上消化道大出血方(周仕平)

[组成]　羚羊角粉 0.6 g(吞),生大黄 6 g(后下),黄芩 10 g,黄连 5 g,生地

15 g,黄芩炭 8 g,大黄炭 8 g,生地炭 10 g。

[**功效**] 清热泻火,凉血止血。

[**主治**] 上消化道大出血。症见:吐血色红或紫黯,口苦胁痛,心烦易怒。舌红苔黄,脉弦数。

[**方解**] 《金匮要略》"心气不足,吐血、衄血,泻心汤主之",察舌红,苔黄腻而干,脉滑实而数,此肝火内盛,胃有积热,迫血妄行。肝者,体阴而用阳,压力大,不良生活习惯伤肝体,又助内热;"阳气者,烦劳则张""大怒则形气绝,而血菀于上,使人薄厥",因于恼怒,肝阳化风暴涨,血随气逆,菀于颅脑,发为昏厥;气有余便是火,肝火胃热,迫血妄行,而为呕血,便血;脉洪人滑头,乃形证俱实,急拟清肝火,泻胃热,凉血止血。方中羚羊角咸寒,长于清肝热、息肝风,大黄、黄芩、黄连清泻胃肠实火,生地凉血止血,炭类收涩止血。大黄在治疗门脉高压引起出血案例中还有降低门脉压力的作用。

【验案举例】

患者,男,53 岁。

初诊(2009 年 5 月 7 日) 患者有高血压病史。因猝然昏仆于 2009 年 5 月 7 日凌晨急救入兄弟医院,心脏骤停经胸外按压复苏,仍意识不清,急诊头颅 CT 示脑室内充满血液。急请上海华山医院脑外科专家,血管造影:脑的血管没有显影(估计因压迫而致血管闭塞)没法手术。当日下午出现高热,体温 40℃,呕血,解暗红色大便。面赤气粗,脉大滑实。

中医诊断:呕血。证型:肝火犯胃。治法:清热泻火,凉血止血。处方:

羚羊角粉 0.6 g,吞生大黄 8 g(后下),黄芩 10 g,黄连 5 g,生地 15 g,黄芩炭 8 g,大黄炭 8 g,生地炭 10 g。

3 剂,汤药鼻饲,每日 1 剂。

翌日傍晚时分探望,高热之势已挫,胃管引流出中药汁色液体;第三日热退,胃管引流出胃液,大便转黄色。

[**按**] 上消化道大出血病情凶险,止血为第一要务,宜中西医结合全力救治,争分夺秒。其中医机制多为内热迫血妄行,辨证施治加上碳类药物,上消化道为中药汤汁经过之地,中药的止血效果能得到了更好地充分地发挥,笔者有 20 多例成功的经验证明,中药的疗效优于西药。

(1) 使用中药的病例选择:① 情急之中病因一时难明者。② 病情允许服用中药,或可鼻饲。③ 西药治疗出血不止者。④ 年高或情况特殊,拒绝或不宜做检查、手术者等。

（2）出血量多,脉虚数者,为气随血脱,加别直参。

（3）血止后病情许可,应尽快做胃镜等明确病因。

（4）大血管损伤所致的急性大出血,立马休克,危在旦夕,须急诊手术;消化道恶性肿瘤引起的出血止后容易反复。

调神通气方(傅云其)

[组成]　柴胡 10 g,白芍 10 g,枳壳 10 g,炙甘草 6 g,延胡索 10 g,郁金 10 g,木香 10 g,厚朴 10 g,旋覆花 10 g(后下)。

[功效]　疏肝理脾,理气化瘀止痛。

[方解]　此方以四逆散为主方加减,疏肝理脾,理气化瘀止痛。方中取柴胡入肝胆经,升发阳气,疏肝解郁,透邪外出;白芍敛阴养血柔肝为臣,与柴胡合用,以补养肝血,条达肝气,可使柴胡升散而无耗伤阴血之弊。佐以枳壳理气解郁,泄热破结,与白芍相配,又能理气和血,使气血调和。使以炙甘草,调和诸药,益脾和中。配伍郁金、延胡索加强疏肝理气活血止痛之功,配木香、厚朴行气止痛,调中导滞。

附: 针灸方

[取穴]　天枢、关元、上巨虚、下巨虚、合谷、太冲、迎香、支沟、气海、大横。

[功效]　调神理气,通利肠胃。

[主治]　消化道术后引发肠梗阻、胃瘫等并发症,症见:术后多日无矢气,腹部胀痛,大便多日未解,小便涩滞,精神倦怠,舌质红苔薄黄,脉细涩等气血瘀滞之证。

[穴解]　天枢为足阳明胃经穴位,大肠之募穴,关元在任脉上,为小肠之募穴,两穴相配,可以通调大小肠腑之经气,促进胃肠蠕动。上巨虚、下巨虚为手阳明大肠经与手太阳小肠经之下合穴,治疗本经本腑之疾患。合谷在上,为手阳明大肠经之原穴,具有解表清热、理气通络之功效,太冲在下,为足厥阴肝经之原穴,具有疏肝理气、镇静安神之功效,两穴合称“开四关穴”,具有镇静安神、调和气血、理气通络的作用。迎香为手阳明大肠经穴,与足阳明胃经相交,

可调两经经气,此穴具有宣通鼻窍的功效,肺开窍于鼻,有"提壶揭盖"之功,为通便要穴。支沟为手少阳三焦经穴,又称"飞虎穴",通利三焦气机,达理气通便之功。气海为任脉经穴,大横为足太阴脾经穴,都在小腹上,有补气健脾、通调肠胃的功能,促进肠蠕动。

常用加减:气血亏虚加足三里;瘀血加血海;肠鸣音异常加水道。

【验案举例】

患者,男,54岁。

初诊(2012年6月17日) 阑尾炎术后肠梗阻。痛苦面容,腹部微膨隆,按之压痛,下腹部隐隐作痛,口苦舌燥,小便涩滞,大便多日未解,局部创口皮肤稍红,蜷缩状卧睡,舌质红苔薄黄,脉沉紧。

中医诊断:肠结。证型:气血瘀滞。治法:调神理气,通利肠胃。处方:

柴胡10 g,白芍10 g,枳壳10 g,炙甘草6 g,延胡索10 g,郁金10 g,木香10 g,厚朴10 g,旋覆花10 g(后下)。

针灸取穴:上巨虚、下巨虚、迎香、血海、四关穴(合谷、太冲)、支沟、腹部局部穴位天枢、大横、关元、水道、气海。G-6805电针刺激上下巨虚及迎香穴,腹部穴位交替使用,间歇动留针。

首针当晚,患者肛门排气,腹部膨隆明显减轻。按上述穴位每日1次,1周后,患者诸症消失。

[按] 此病案患者病位在肠,病机为气血瘀滞,故取四关穴、合谷为手阳明大肠经之原穴,太冲为足厥阴肝经之原穴,两穴相配,以达理气止痛为要;支沟为手少阳三焦经穴,通利三焦气机,达理气通便之功,上巨虚、下巨虚为手阳明大肠经与手太阳小肠经之下合穴,治疗本经本腑之疾患,迎香为手阳明大肠经之经穴,取之以下病上取之意,又为通便要穴;气血瘀滞,故加血海活血化瘀;天枢、关元位于腹部,为大小肠之募穴,针刺两穴能明显增进肠蠕动,大横为足太阴脾经之经穴,气海位于小腹,为任脉经之穴,水道位于小腹为胃经之穴,三穴相配,能增进激发肠蠕动功能,诸穴相合,并以电针,以臻理气血、消瘀滞、兴奋肠道、促进蠕动之目的,则气血通顺,肠道自畅。

调神通气方是傅云其在治疗消化道术后引发肠梗阻、胃瘫等并发症时的常用方,在患者术后胃肠功能紊乱,药物治疗未见明显好转时,运用针灸治疗,调神通气,有助于缓解患者紧张情绪,促进胃肠动力恢复,促进患者的康复。

　　傅云其在治疗胃肠病症时常以中焦为基、用穴贯以"原、别、交、会"之道，取穴擅将"井、荥、输(原)、经、合"之理。既论脏腑虚实，须向经寻，循经而针、循证而取，辨病与辨证合参，譬如"拯救之法，妙用者针。察岁时于天道，定形于予心……原夫起自中焦，水初下漏。太阴为始，至厥阴而方终；穴出云门，抵期门而最后……循机扪而可塞以象土，实应五行而可知"。

消萎平化汤(赵胜权)

　　[组成]　生黄芪30 g，党参20 g，丹参30 g，牡丹皮12 g，莪术15 g，麦冬15 g，三七12 g，白花蛇舌草30 g。

　　[功效]　补气健脾，化瘀通络，消萎平化。

　　[主治]　慢性萎缩性胃炎伴肠上皮化生(简称肠化)及不典型增生(或称异型增生、上皮内瘤变)。症见：胃脘隐痛，窒滞不舒，病情迁延、日久不愈，西药屡治乏效。

　　[方解]　黄芪、党参补气健脾，扶正固本；丹参、牡丹皮、三七活血化瘀，通络止痛；白花蛇舌草、莪术清热解毒，消癥散结；麦冬滋阴养胃，生津润燥。

　　常用加减：胃脘痞满、口苦、舌苔黄腻加半夏泻心汤；胃阴不足，嘈杂烧心，口干，舌红少苔，大便干燥加一贯煎；胃脘疼痛明显加生栀子、百合、乌药、炒白芍；神疲乏力，舌淡苔薄白，加四君子汤；便溏次频，肠鸣，加防风、白芷、海藻；胃寒喜暖，食生冷之物则痛甚加高良姜、香附、干姜；反酸明显，咽嗌不适加黄连、吴茱萸、浙贝母、海螵蛸；重度肠化及不典型增生加猫人参、藤梨根，加大三七、牡丹皮用量。

【验案举例】

患者，男，62岁。

初诊　胃脘部疼痛10余年，曾做胃镜检查，诊断为糜烂性胃窦炎，断断续续治疗，症状时缓时作。2017年8月胃镜复查，病理切片诊断为：慢性轻度萎缩性胃炎伴肠化，经用止酸、保护胃黏膜等西药治疗，效果不佳。2019年8月再次胃镜复查，病理切片诊断为慢性重度萎缩性胃炎伴重度肠化，部分腺体不典型增生。自觉胃脘痞满，时有隐痛，窒滞不舒，背板抽滞，嗳气，食欲不振，夜寐欠佳，口苦，舌苔黄腻，晨起口臭明显，大便溏黏，日行2次，脉细弦。

中医诊断：胃痞。证型：湿热阻胃。治法：清胃运脾，化瘀通络。处方：

黄芪30 g，党参20 g，丹参30 g，牡丹皮15 g，三七12 g，莪术20 g，白花蛇舌草30 g，麦冬15 g，黄连10 g，黄芩12 g，生甘草10 g，干姜10 g，制半夏12 g，蒲公英20 g，猫人参30 g，藤梨根30 g，生栀子12 g。

7剂，水煎服，每日1剂。

二诊 服上方后自觉症状明显改善，效不更法，继以原方续服。此后根据症状变化，加减用药和调整药物剂量。

连续服用4个月再予胃镜复查，病理切片：慢性轻度浅表性胃炎。

[按] 现代医学认为慢性萎缩性胃炎、肠化、不典型增生属于胃癌前期病变，为不可逆疾病，无特效药物治疗，但中医药对该疾病的治疗有明显的优势。根据笔者多年的临床体会和治疗实践，多数患者是可以逆转或减轻病变程度，阻止其向胃癌发展的进程。

消萎平化汤中黄芪、党参补气健脾，扶正固本，两者为补气要药。凡是正气不足之处，便是病邪盘踞之地，诚如《内经》所说"邪之所凑，其气必虚"。《本草纲目》谓黄芪有"补诸虚不足，元益气，壮脾胃，活血生血，内托阴疽，为疮家之圣药"。糜烂性胃窦炎、萎缩性胃炎、肠化虽非体表疔疮、阴疽，然体内脏腑局部充血、水肿、糜烂、腺体萎缩，迁延不愈之病理变化，亦似阴疽疮毒之类，故每方中必用之。叶天士谓"久痛入络"，笔者谓久病亦必入络，故遣方用药时加入丹参、牡丹皮、三七以活血化瘀，通络散结止痛。《神农本草经》谓丹参"心腹邪气，肠鸣幽幽如走水，寒热积聚，破癥除瘕，止烦满，益气"，现代药理学证实丹参有促进组织修复、改善微循环的作用；牡丹皮《神农本草经》称其可治"瘀血留舍肠胃，安五脏"，现代药理研究证实其具有较强的抑菌抗炎、抗肿瘤、抗溃疡、降糖、激活机体免疫系统及保护心血管等多种作用；《玉楸药解》曰三七能"和营止血，通脉行瘀"，现代药学证实三七具有抗炎镇痛、抗肿瘤、降压降糖降血脂、增强免疫力、延缓衰老等多种作用；《神农本草经》谓麦冬"主心腹邪气，伤中伤饱，胃络脉绝，羸瘦短气，久服，轻身不老"，故笔者治胃病亦为常用之药。白花蛇舌草、莪术，清热解毒、消肿散结，均有明显的抗肿瘤作用。以上八味，标本兼顾，为消萎平化汤原方。

本案患者因有胃脘痞满，嗳气，口苦口臭，舌苔黄腻，便溏而黏，此为中焦湿热阻滞，气机不畅，胃失和降，故加半夏泻心汤，此方为《伤寒论》治中焦湿热、脘腹痞满、胃失和降之经典名方。方中黄连、黄芩清热燥湿；半夏、干姜温中和胃；更妙在黄连和干姜同用，辛开苦降，可互抑寒热之偏性。尤其值得指出的是慢性胃炎症见胃脘胀满、舌苔白腻或黄腻而不燥者，干姜是常用之品，无惧辛辣伤胃，有病则病挡之，《经》曰"胃寒则胀"，此乃笔者多年之体会。党参、甘草补益脾胃无须赘言。唯甘草一药值得一提，医家多将其视为调和诸药之功，常将其置于可用可不用之位。然《神农本草经》谓其"主五脏六腑寒热邪气，坚筋骨，长肌肉，倍力，金创，解毒，久服轻身延年"，并非调和诸药之单纯也。后世以讹传讹，故读书必读经典，切不可随波逐流，人云亦云也。

治疗慢性胃炎，饮食禁忌亦十分重要，如：不要服食酸、甜之物，水果只可吃苹果、梨、香蕉等酸性成分不多之品，禁服酒类及饮料。若不遵循忌口，则必将事倍功半矣。

左金二陈汤（陆岳明）

［组成］ 苏叶 10 g，姜半夏 10 g，陈皮 5 g，吴茱萸 2 g，炒川黄连 3 g，煅牡蛎 12 g，炒黄芩 5 g，海螵蛸 12 g，佛手 6 g，炒瓜蒌皮 12 g，枳壳 5 g，郁金 10 g，石斛 10 g。

［功效］ 化痰、和胃，疏肝，行气，止痛。

［主治］ 肝郁气滞型胃痛、痰湿内阻型胃痞。症见：胃脘部胀痛，时发时止，胀痛连及两胁，嗳气泛酸，头身困重。每遇情志不舒加重。舌淡，苔薄白、脉弦细或弦滑。

［方解］ 方中二陈汤去茯苓，加吴茱萸、炒川黄连化痰和胃，吴茱萸、川黄连分别 2 比 3（因为左金丸中 1 比 6 太过苦寒）；牡蛎、海螵蛸收敛制酸止痛；炒瓜蒌皮、枳壳、佛手开胸疏肝、行气，黄芩清胃郁火，其意与保和丸有连翘相仿，石斛养阴开胃避免诸药温燥有伤阴之弊。

常用加减：反酸重加煅瓦楞子，腹胀腹痛加香橼、延胡索，大便干结加制大黄、厚朴，便溏加砂仁、木香，胃痛加刺猬皮、九香虫，乏力肢软加党参。

【验案举例】

案 1 患者，女，45 岁。

初诊(1996 年 5 月 1 日)　胃痛间断发作。1994 年经绍兴市人民医院胃镜查示为慢性浅表性胃炎。症见：胃脘部胀痛,时发时止,胀痛连及两胁,嗳气泛酸,每遇情志不舒加重,舌淡,苔薄白、脉弦细。

中医诊断：胃痛。证型：肝郁气滞。治法：疏肝和胃,行气止痛。处方：

苏叶 10 g,姜半夏 10 g,陈皮 5 g,吴茱萸 2 g,炒川黄连 3 g,煅牡蛎 12 g,炒黄芩 5 g,海螵蛸 12 g,佛手 6 g,炒瓜蒌皮 12 g,枳壳 5 g,郁金 10 g,石斛 10 g。

5 剂,水煎服,每日 1 剂。

二诊(1996 年 5 月 6 日)　复诊时自述服上药后其症状如失,嘱其再服原方 5 剂,平时注意饮食、情志调节后未见复发。

案 2　患者,女,30 岁。

初诊(1997 年 6 月 1 日)　胃脘胀闷近 5 个月,半个月来有加重迹象。症见：胃脘部胀闷、纳呆乏力、大便不爽、舌淡苔滑腻、脉弦滑。

中医诊断：胃痞。证型：痰湿内蕴。治法：化痰和胃健脾。处方：

苏叶 10 g,姜半夏 10 g,陈皮 5 g,吴茱萸 2 g,炒川黄连 3 g,煅牡蛎 12 g,炒黄芩 5 g,佛手 6 g,炒瓜蒌皮 12 g,枳壳 5 g,郁金 10 g,川贝母 9 g,党参 20 g。

5 剂,水煎服,每日 1 剂。

二诊(1997 年 6 月 6 日)　5 剂而效,再服 10 剂纳食正常。唯胃脘部隐痛犹存,嘱其隔日 1 剂,再服 5 剂,注意饮食清淡,不宜吃膏粱厚味、辛辣、酒等刺激性食物,后患者就诊他病提及药后未见复发。

第五节　肝胆系病方

柴芍五金汤(孙法元)

[组成]　柴胡 10 g,白芍 15 g,金钱草 30 g,海金沙 30 g,郁金 10 g,川楝子 10 g,鸡内金 15 g,大黄 10 g,龙胆草 6 g,木香 6 g,茵陈蒿 30 g,玄明粉 12 g(另冲)。

[功效]　疏肝利胆,清热除湿,攻坚破积,溶石排石。

[主治]　肝郁气滞、湿热壅滞之胆石症。症见：上腹,右胁胀闷疼痛,牵

引肩背,咽干,呕吐呃逆,苔白或黄舌红,脉弦或弦滑。

[方解]　方中柴胡、白芍、川楝子、木香疏肝利胆;金钱草、大黄、龙胆草、绵茵陈清热除湿;海金沙、郁金、鸡内金、玄明粉攻坚破积、溶石排石。

常用加减:结石较大者可加三棱、莪术各 15 g,威灵仙 20 g;疼痛较甚者加延胡索 15 g、香附 10 g;纳差,恶心呕吐者可加制半夏 10 g、陈皮 10 g、焦山楂 30 g。

【验案举例】

患者,女,54 岁。

初诊(2012 年 5 月 12 日)　右胁不时疼痛已数月,伴恶心、纳差、大便秘结、舌红苔黄、脉滑数。经 B 超检查,诊为胆囊多发性结石。

中医诊断:胆胀。证型:湿热壅滞。治法:清热化湿,利胆排石。处方:

柴胡 10 g,白芍 15 g,金钱草 30 g,海金沙 30 g,郁金 10 g,川楝子 10 g,鸡内金 15 g,大黄 10 g,龙胆草 6 g,木香 6 g,茵陈蒿 30 g,芒硝 12 g(另冲),威灵仙 20 g。

7 剂,水煎服,每日 1 剂。

二诊(2012 年 5 月 19 日)　大便每日 2～3 次,7 剂。

先后服药 42 剂,疼痛消失,B 超复查,胆囊内已无结石。

[按]　本患者证属肝郁气滞、湿热壅结而致的胆石症。方用柴芍五金汤加减。柴胡、白芍、川楝子、木香疏肝理气;金钱草、龙胆草、茵陈蒿清热解毒除湿;大黄泻下通腑;海金沙、郁金、鸡内金、玄明粉化石排石。合用共奏清热除湿、行气解郁、溶石排石之作用。

大柴胡汤合瓜蒌薤白汤加减(黄孝明)

[组成]　柴胡 30 g,枳实 15 g,黄芩 15 g,姜半夏 10 g,生大黄 10 g(后入),瓜蒌皮 10 g,薤白 10 g,广金钱草 30 g,炒白芍 10 g,败酱草 30 g。

[功效]　和解少阳,通腑泄浊,逐痰排毒。

[主治]　痰热瘀毒互结少阳,大便秘结、阳明腑气不通的胆结石梗阻伴胆系感染的重症胆囊炎。症见:右上腹阵发性剧痛,伴有寒热往来、恶心呕吐、目微黄、剑突下压痛拒按、大便秘结、脉弦数、舌红绛、苔黄燥微腻。

[方解] 大柴胡汤系小柴胡汤和小承气汤复合加减而成。表现右胁胀痛、寒热往来,用柴胡、黄芩、姜半夏以和解少阳、和胃止呕;剑突下痞硬满痛、大便秘结为阳明腑实,用大黄、枳实、薤白以通腑泄热,合瓜蒌皮、败酱草更有逐痰散结、通瘀败毒的功效;广金钱草入胆心经,有清热利湿排石功能,促进胆总管排出结石,还能改善冠状动脉流量、降低心肌耗氧量以保护胆道感染毒素对心肌的损害。

常用加减:腹痛剧烈、舌红绛苔焦黄起刺加芒硝 10 g,咸以软坚,急下护阴。感染严重,上腹部剧痛加生地 30 g、黄连 12 g、延胡索 30 g,巩膜明显黄疸加茵陈 30 g、炒栀子 12 g。

【验案举例】

患者,男,28 岁。

初诊(1989 年 8 月 6 日) 右上腹痛,阵发性加剧 2 日,伴发冷发热恶心呕吐。体温 37.8℃,右上腹肌紧张,压痛明显。B超报告:胆总管结石,胆管扩张,脉弦数有力,舌红苔黄厚微腻。

中医诊断:胆胀。证型:湿热壅滞。治法:清热化湿,利胆通腑。处方:

柴胡 30 g,赤芍 15 g,枳实 15 g,生大黄 15 g(后入),玄明粉 10 g(冲服),瓜蒌皮 15 g,薤头 10 g,延胡索 30 g,金钱草 30 g,姜半夏 10 g,石斛 15 g。

1 剂,水煎服。频频饮服,常规禁食。

次日凌晨突感右上腹部有落空感,继而腹痛缓解。6 点左右排除稀便 1 次,经淘洗发现大拇指大小结石 1 枚。

二诊(1989 年 8 月 7 日) 继用逍遥散合香砂六君汤调理 1 周,各项症状消失,化验指标正常,复查 B 超未发现胆总管结石而出院。

[按] 急性胆总管结石梗阻,伴胆系感染,按其临床表现,类似中医学记载的"胃心痛"。20 世纪 80 年代,笔者在嵊州市人民医院中西医结合病房曾收治多例急性胆结石梗阻伴重症胆系感染,在西药抗感染、输液纠正水电平衡的基础上,以右上腹阵发性痛,伴有恶心呕吐、发冷发热、大便秘结,辨证为少阳阳明合病,运用《伤寒论》理论,以大柴胡汤和解少阳、承气汤之大黄苦寒泻火、荡涤肠胃,再以大剂量黄芩、败酱草之清热败毒合瓜蒌薤白逐痰清热、败毒理气止痛,辅以广金钱草促进胆汁流动,排出结石,以解除胆石梗阻,取得了较好的疗效。

我们曾总结 12 例胆管结石伴重症胆系感染,均用排出结石而感染消除,全部治愈。

桂姜四二汤(沈惠善)

[组成]　川桂枝 10 g,炮姜炭 6 g,桃仁 10 g,莪术 10 g,炙鳖甲 15 g(先煎),炮山甲 12 g(先煎),牡丹皮 10 g,丹参 24 g,仙茅 10 g,淫羊藿 15 g,麸炒苍术 15 g。

[功效]　温通经络,软坚散瘀。

[主治]　瘀结水留之鼓胀。症见:脘腹坚满,青筋显露,胁下癥结,痛如针刺,面色晦暗,或见赤丝血缕,口干不欲饮,或见大便色黑,舌质紫黯或有紫斑,脉细涩。

[方解]　方中桂枝能温通经脉,散寒逐瘀,炮姜炭温经止血,桂与姜同用,更能发挥温通经络、活血祛瘀之功,能将蕴结在肝脏中胶结之邪开通,能促使肝脏的软缩,故为君;臣以莪术、桃仁更增活血祛瘀之功;佐以炙鳖甲与炮山甲活血软坚,牡丹皮、丹参清热凉血、活血散瘀;以仙茅、淫羊藿温壮肾阳,苍术健脾燥湿,诸药合用,共举活血化瘀、温化清利之功,临床上颇具疗效。

常用加减:肝肾阴虚,加生地、炒杜仲;阴液干涸,舌红干燥,加南沙参、麦冬;肝痛剧烈,加川楝子、炙延胡索;纳呆,加焦鸡内金、炒麦芽;腹水明显,加葶苈子、黑牵牛子、白牵牛子等。

注意事项:在治疗时还嘱患者戒恼怒,以防加重病情或引起复发;适寒温,预防外感;戒酒、远房事。

【验案举例】

患者,男,48 岁。

初诊(1992 年 8 月 24 日)　腹大胀满伴小便黄短 2 个多月。经 B 超和实验室检查,结合临床初步诊断为酒精性肝硬化而收住入院,因西药效果欠佳而邀沈惠善会诊。症见面色黧黑,形体消瘦,腹部胀大,按之石硬,腹筋暴露,纳呆,小便黄短,大便不成形,脉沉滑,舌质淡胖,苔白腻。肝功能检查:乙型肝炎病毒表面抗原(一);谷丙转氨酶 23.380 U/L,谷草转氨酶 19.44 U/L,血清碱性磷酸酶 13.5 μmol/L;白蛋白/球蛋白＝0.97∶1。B 超提示:肝脏回声增粗,肝包膜欠光滑,脾脏肿大,有腹水。

中医诊断:鼓胀。证型:水湿困脾。治法:温通经络,软坚散瘀。处方:

川桂枝 10 g,炮姜炭 6 g,淫羊藿 15 g,仙茅 10 g,麸炒苍术 15 g,莪术 10 g,炙鳖甲 15 g(先煎),炮山甲 12 g(先煎),牡丹皮 10 g,丹参 24 g,桃仁 10 g,葶苈子 10 g,黑牵牛子、白牵牛子各 10 g,大戟 5 g。

14 剂,每口 1 剂,水煎服。

二诊(1992 年 9 月 7 日) 尿量增加,尿色渐清,腹围明显缩小,胃纳已振。药已中病,效不更方。拟基本方炒白术 24 g 易麸炒苍术,加广木香 10 g,嘱服 2 周。

三诊(1992 年 9 月 21 日) 主症基本消失,肝功能正常,白蛋白/球蛋白=1.39:1。复查 B 超提示:肝包膜已见光滑,唯回声稍粗,脾脏明显回缩,已无腹水。

[按] 本患者证属瘀结水留之鼓胀,方用桂姜四二汤加减,川桂枝、炮姜炭温通经络、活血祛瘀为主药,加用莪术、桃仁更增活血祛瘀之功;炙鳖甲与炮山甲活血软坚,牡丹皮、丹参清热凉血、活血散瘀;淫羊藿、仙茅温肾壮阳;炒苍术健脾燥湿;腹水明显,加用葶苈子、黑牵牛子、白牵牛子、京大戟利水消肿,逐水通便。

鼓胀是指腹部胀大如鼓的一类病症,临床以腹大胀满,绷急如鼓,皮色苍黄,脉络显露为特征。病名最早见于《内经》,后《诸病源候论·水蛊候》认为本病发病与感受"水毒"有关;《丹溪心法·鼓胀》指出:"七情内伤,六淫外侵,饮食不节,房劳致虚……清浊相混,隧道壅塞,郁而为热,热留为湿,湿热相生,遂成胀满。"认为鼓胀与湿热相关。唐容川《血证论》认为"血臌"的发病与接触河水中的疫水,感染"水毒"有关。沈惠善结合中医经典理论和临床实践,认为本病起因多为酒食不节、情志刺激、虫毒感染、病后持续等所致,临床上通常分为气滞湿阻、水湿困脾、水热蕴结、瘀结水留、阳虚水盛、阴虚水停六证。本病总属肝、脾、肾受损,气滞、血瘀、水停腹中,体会气滞、血瘀、水湿三者均为本病的病理因素。根据其临床表现,类似西医学所述的肝硬化腹水,因根据其症状辨证论治。沈惠善将仲景的水气病论治理论,将气分、水分、血分病的治疗贯穿鼓胀治疗的始终,在病理上三者相互联系相互转化,所以在严重阶段,三者往往同时存在。其根据气、水、血的偏盛,及时改变理气、化水、逐瘀的药物比例。沈惠善自拟桂姜四二汤,注重虚实改变,重视调理顾护脾胃,以"温通经络,软坚散瘀"的治则兼顾气分、水分、血分,在临床运用的 40 多年里获得了明显的疗效。

健脾益肝汤(董柏祥)

[组成] 党参15 g,炒白术30 g,茯苓15 g,怀山药12 g,当归10 g,炒白芍12 g,柴胡9 g,郁金9 g,陈皮6 g,甘草10 g。

[功效] 健脾益肝。

[主治] 慢性肝炎。症见:胁肋胀痛,胸闷腹胀,神疲乏力,腹胀纳呆,大便溏薄。舌淡、苔薄白、脉弦细。

[方解] 方中党参、炒白术、茯苓、怀山药健脾益气;柴胡、郁金疏肝解郁;当归、炒白术益血柔肝,与柴胡合用,补肝体而助肝用,陈皮理气燥湿,醒脾和胃,甘草调和诸药。

常用加减:肝气郁结,两胁胀痛嗳气者,加厚朴、香附、丹参、砂仁;脾胃虚弱,神疲欲寐,气短乏力,腹胀便溏者,加炒扁豆、木香、薏苡仁、砂仁;脾虚湿困,头胀头重,身困肢倦,腹胀纳呆,大便不爽者,加苍术、猪苓、泽泻、薏苡仁;脾肾阳虚,胃畏寒怯冷,腰腿酸软,腹胀肢肿,小便清长,大便溏薄者,加附子、淫羊藿、补骨脂、肉桂。

【验案举例】

患者,男,17岁。

初诊(1999年8月12日) 患慢性肝炎1年半,长期服用中西药物,效果不显。近半年来,神疲乏力,右胁下隐痛不适,腹胀纳呆,大便溏薄。3日前查肝功能,谷丙转氨酶239 U/L,谷草转氨酶145 U/L。诊见面色萎黄,舌淡、苔薄白、脉沉细无力。

中医诊断:胁痛。证型:肝郁脾虚。治法:健脾疏肝,佐以利湿。处方:

党参15 g,炒白术30 g,茯苓15 g,怀山药10 g,柴胡10 g,郁金10 g,炒白芍12 g,丹参15 g,当归12 g,茵陈蒿20 g,垂盆草30 g,制大黄10 g,六月雪15 g,甘草10 g。

5剂,水煎2次,上下午分服。

二诊(1999年8月17日) 药后诸症渐瘥,原方继服10剂。

三诊(1999年8月27日) 药后复查肝功能:谷丙转氨酶75 U/L,谷草转氨酶51 U/L。上方去茵陈蒿、垂盆草、制大黄,加黄芪30 g、太子参15 g、生薏苡仁 30 g、甘杞子 30 g。加减治疗 3 个月余,诸症若失。

[按] 慢性肝炎是指肝脏慢性炎症持续超过半年,病情无明显好转,或肝内有活动性炎症变化者。该病病因复杂,临床表现多样,但多见肝脾二脏症状。张仲景在《金匮要略》中指出:"见肝之病,知肝传脾,当先实脾。"临证中往往在治脾的基础上或疏肝,或化湿,或活血,或补肾,使脾气健旺,肝气条达,常能取得较好疗效。

健脾运中汤(钟建平)

[组成] 黄芪 30 g,炒白术 30 g,陈皮 15 g,升麻 12 g,党参 30 g,炙甘草 15 g,当归 20 g,猪茯苓 20 g,生薏苡仁 30 g,大腹皮 20 g,怀山药 30 g,山茱萸 20 g。

自拟健脾饮:白扁豆、薏苡仁、莲子肉、大红枣各 50 g,烧烂,上下午各半代点心。

[功效] 补中益气,健脾运中,利尿退肿。

[主治] 肝硬化顽固性腹水,阴虚水停型。症见:腹大胀满,或见青筋暴露,面色晦滞,唇紫,口干而燥,心烦失眠,时或鼻衄,牙龈出血,小便短少,舌质红绛少津,苔光剥,脉弦细数。

[方解] 方中黄芪为君补益中气,健脾运中以升清降浊。党参、炒白术健脾益气,怀山药、山茱萸补益肝肾,乙癸同源,肾肝同治是为臣。陈皮、升麻利气而升降气机,猪苓、茯苓、生薏苡仁、大腹皮利尿退肿是为佐。甘草调和诸药为使。甘草用炙缓和药性并防长时间应用反引水钠潴留。主方用补中益气汤去柴胡是防其有劫肝阴之虞。

常用加减:出血倾向加仙鹤草 20 g、白茅根 20 g;遗精加煅龙骨 30 g、牡蛎 30 g;失眠多梦加酸枣仁 30 g、枸杞子 20 g;低热加青蒿 15 g、鳖甲 20 g、地骨皮 20 g;腹胀甚者加莱菔子 30 g。

【验案举例】

患者,男,67 岁。

初诊 腹胀尿少,口干,下肢水肿 5 日入院。患者 5 年前患肝炎,经住院治疗肝功能正常出院休养。1 个月前,因感冒而出现胸闷、腹大胀满、朝轻暮重,继则小便减少,近 5 日更少,腹大胀满难忍、下肢水肿明显、胃纳不振、口干燥、舌红少津,晚上尤甚,五心烦热,脉弦细。查腹水征(+),无压痛反跳痛。
两下肢水肿,肝肋下未及,脾肋下 2 cm、质中,肝功能白蛋白 27 g/L,球蛋白
3.5 g/L。腹水常规检查李凡他试验阴性。B超检查:肝硬化腹水、脾肿大、门
脉高压。

中医诊断:鼓胀。证型:阴虚水停。治法:健脾运中。处方:

生黄芪 15 g,生白术 10 g,陈皮、升麻各 6 g,太子参 12 g,生甘草 6 g,怀山
药、山茱萸、猪苓茯苓各 15 g,大腹皮 30 g,生薏苡仁 15 g。

5 剂,每日 1 剂,水煎服。

二诊　药后胃纳稍增,精神好转,小便增多,24 h 约 1 500 ml,腹胀稍减,病
有转机,原法续进。并给予健脾饮加赤小豆 50 g 烧烂上下午代点心。

三诊　半个月后,腹水明显减少,下肢水肿亦减。原方加黄精 30 g。

再服 2 个月。经 B 超复查腹水消失,但至傍晚下肢仍有轻度水肿,效不更
法,续守原方月余。嘱以健脾饮作点心,巩固疗效。

[**按**]　肝病腹水属中医"鼓胀"范畴。可由许多疾病转变而致肝、脾、肾三
脏功能受损,使气、血、水等瘀积于腹内,日久而成鼓胀。本病病程较长,多先
实后虚,继则虚实相兼。病初症实之时运用攻下逐水之法多能奏效。至虚实
相挟之时,治疗就较为棘手,尤其到阴虚水积之后期,治疗就更为艰难。此时
滋阴则留邪,攻邪则伤阴。当采用健脾运中之法治疗此型阴虚肝病腹水,才能
收到较为满意的效果。慢性肝病患者出现腹水,多属虚实兼夹之证。尤其是
表现为阴虚患者之腹水,治疗颇为棘手,因专事利水则更伤其阴,专事养阴则
又碍去邪,虚虚实实之戒,常有掣肘之虞。笔者以为,对此类患者宜采用健脾
运中之法方能获效。因水肿之形成与肺脾肾之脏最为相关。而肝病之引起腹
水,尤当责之于脾。《金匮》所谓"见肝之病,知肝传脾,当先实脾",此训乃是未
雨绸缪之计。今肝病已出现腹水,是肝病及脾,脾失健运之候。治法方药自当
以健脾运中为要。盖脾属土居中宫,掌升清降浊之机,若升降之气失度,清浊
之邪不分,水湿泛溢肌表则水肿,壅滞脘腹则肿满。诚如《素问·至真要大论
篇》指出:"诸湿肿满,皆属于脾。"故健脾助运以疗腹水,乃是治病求本之道。

笔者浅见,阴虚型肝病腹水之阴虚与热病伤阴之阴虚,其机制迥然不同,
故治疗有别。热病伤阴之证,是热邪直接灼伤阴液,阴不胜阳所致。治疗上必
须清热与养阴并进。而阴虚型肝病腹水,是肝病及脾,木不疏土、土壅失运,以
致脾不能散精于肺。所谓气不上升,津不上乘,故出现口干、舌红少津之阴虚

见症。此阴虚者乃气不化津、代谢障碍所致,不可与阴不胜阳之症相提并论。又由于脾病不能散精于肺,肺失脾精之敷布,故不能通调水道,下输膀胱而致下焦开合失司,关门闭则小便不利,水湿内停以成腹水。于是,笔者运用健脾运中之法,以补中益气汤为基本方,随症稍事化裁。重在补益中气而扶脾建中以复运化之权,使砥柱中立,升降有序,气津能布,水湿得化,此正是不用养阴生津之品,而收水消阴复之效。再则,健脾运中之法,最大的特点是患者纳食开启,纳增则精神振。久病之人,一旦胃纳开启,则病愈有望。其三,应用健脾运中之法而治愈之肝病腹水,不易复发,因为脾胃功能健全,则运化水湿功能正常,能达到巩固疗效之目的。

降酶退黄汤(董柏祥)

[组成] 茵陈蒿20～40 g,焦栀子6～9 g,生大黄6～10 g(后下),垂盆草、金钱草、白花蛇舌草、田基黄、土茯苓各20～30 g,虎杖、丹参各10～20 g,板蓝根10～15 g,车前草15～20 g。

[功效] 清热解毒,降酶退黄。

[主治] 急性黄疸肝炎。症见:身目俱黄,黄色鲜明,发热口渴,或见心中懊侬,腹部胀闷,口干而苦,恶心呕吐,小便短少黄赤,大便秘结,舌苔黄腻,脉象弦数。

[方解] 方中茵陈蒿清热解毒,利湿退黄;生大黄、焦栀子清热散结,荡涤热毒;金钱草、虎杖清热利胆;板蓝根、白花蛇舌草清热解毒;丹参凉血活血;车前草淡渗利尿以退黄。现代研究表明,垂盆草、田基黄、土茯苓均有较好降低谷丙转氨酶的作用。

常用加减:黄疸重者茵陈蒿加量至60 g,加赤芍15～30 g;湿重者,加猪苓、茯苓、泽泻、生薏苡仁;肝气郁结者,加柴胡、郁金、绿萼梅;脾虚便溏者去生大黄、焦栀子,加苍术、炒白术、怀山药;胃纳不振者,加焦山楂、炒谷麦芽、陈皮;皮肤瘙痒明显者,加苦参、地肤子、蛇床子。

【验案举例】

患者,男,35岁。

初诊(2002年3月22日) 半个月来神疲乏力,身目发黄。肝功能检查:

总胆红素 85.7 mmol/L,直接胆红素 34.3 mmol/L,间接胆红素 51.4 mmol/L,谷丙转氨酶 735 U/L,谷草转氨酶 205 U/L。肝炎系列检查为甲型肝炎。B 超提示肝脏肿大,胆囊炎。刻下发热(体温 38.3℃),恶心,纳减,厌油腻,尿黄进行性加重,大便 3 日未解。舌黯红,苔薄黄腻脉弦滑。

中医诊断:黄疸。证型:阳黄(热重于湿)。治法:清热解毒,降酶退黄。处方:

茵陈蒿 40 g,焦栀子 9 g,生大黄 10 g(后下),金钱草、垂盆草、蒲公英各 30 g,白花蛇舌草、田基黄各 20 g,丹参、板蓝根各 15 g,柴胡、郁金各 10 g。

上方加减服用 21 口,查肝功能、B 超基本恢复正常,自觉无明显不适。

[按]　本例西医诊断为急性病毒性黄疸肝炎(甲型)。中医辨证为湿热中阻,瘀热发黄,证属阳黄。予降酶退黄汤清热解毒、利湿退黄,使邪有出路,疾病很快好转。

清肝消积方(杜洪乔)

[组成]　茵陈蒿 30 g,制大黄 10 g,焦栀子 10 g,虎杖 30 g,白花蛇舌草 30 g,半枝莲 15 g,蒲公英 30 g,茯苓 15 g,生薏苡仁 30 g,姜半夏 10 g,炒白术 30 g,柴胡 10 g,猫人参 30 g,干蟾皮 10 g,生甘草 10 g,生黄芪 30 g。

[功效]　清肝解毒,消癥散积,扶正健脾。

[主治]　肝硬化、肝癌、胰腺癌、胆囊癌。症见:症见:上腹部胀闷不适,进食后加重,胃纳差。大便时有溏薄。舌暗红边有齿痕,苔厚腻,脉沉弦。

[方解]　方中茵陈蒿、焦栀子、制大黄清热化湿、疏肝利胆退黄;虎杖化瘀退黄活血散积;白花蛇舌草、半枝莲、蒲公英、干蟾皮、猫人参清热解毒、化湿抗癌散积;柴胡疏肝解郁;黄芪、白术益气扶正托毒;姜半夏和胃降逆;全方共奏清热化湿解毒、疏肝利胆、消癥散积、扶正祛邪之功。

常用加减:瘀块明显加三棱、莪术、王不留行;脾虚明显加白茯苓、山药、苍术;黄疸明显加赤芍、郁金、三七等。

【验案举例】

患者,男,70 岁。

初诊(2015 年 5 月 20 日)　上腹部饱胀不适、纳差、乏力 1 月余。在绍兴市人民医院检查,经胃镜、CT、血生化等检查,提示原发性肝癌,建议介入治疗。后又去杭州、上海等多家知名医院,专家均建议介入治疗。因多种原因,放弃介入治疗,来我处中医治疗。患者中等身材,形体消瘦,精神较差,面色黧黑晦暗。诉上腹部饱胀不适,进食后明显,纳差,近 2 个月来乏力、肢酸明显,大便时有溏薄,但无明显腹痛泄泻,无恶心呕吐,舌暗红边有齿痕,苔厚腻,脉沉弦。绍兴市人民医院检查示血生化:谷丙转氨酶 113 U/L,γ-谷氨酰转移酶 126.9 U/L,血清碱性磷酸酶 178 U/L;肿瘤指标:甲胎蛋白 83.9 ng/ml,糖类抗原 1 992.86 U/ml。肝脏 CT 提示:肝占位,肿块大小约 9.4 cm×7.4 cm,肝硬化。

中医诊断:积聚。证型:正虚瘀结,兼见湿热。治法:清热化瘀解毒,健脾和胃。处方:

茵陈蒿 30 g,制大黄 10 g,焦栀子 10 g,虎杖 30 g,白花蛇舌草 30 g,半枝莲 15 g,蒲公英 30 g,茯苓 15 g,生薏苡仁 30 g,姜半夏 10 g,炒白术 30 g,柴胡 10 g,猫人参 30 g,干蟾皮 10 g,生甘草 10 g,生黄芪 30 g。

7 剂,分两次温服。

二诊(2015 年 5 月 27 日) 服药后,腹胀不适减轻,精神好转,仍有纳差、乏力、便溏,苔仍厚腻,舌暗红,脉弦细。脾虚湿阻尤甚。

前方去甘草,加白豆蔻 10 g(后下)、六神曲 20 g(包煎)。14 剂。

三诊(2015 年 6 月 10 日) 腹胀明显减轻,饮食增加,大便时溏,乏力肢酸减轻,舌红苔薄,脉弦细。前方去白豆蔻、生薏苡仁,加炒薏苡仁 30 g,加重黄芪用量至 60 g。14 剂。

八诊(2015 年 9 月 7 日) 患者精神明显好转,基本上如常人。面色转红润,腹胀、纳差、乏力、肢酸消失。大便成形,每日 1 次,舌红苔薄白,脉弦。在二院检查:血生化:谷草转氨酶 14 U/L,谷丙转氨酶 25 U/L,γ-谷氨酰转移酶 6 U/L。肿瘤指标:甲胎蛋白 6.86 ng/ml,癌胚抗原 2.95 ng/ml,糖类抗原 1 994.87 U/ml。肝脏 CT 提示右肝低密度灶,大小约 3.9 cm×4.1 cm。

以上方法随诊施治再 3 个月。

软坚化癥护肝汤(季明昌)

[组成] 柴胡 10 g,醋炙鳖甲 30 g,丹参 15 g,炒白芍 15 g,石见穿 20 g,京

三棱 20 g,炒冬术 20 g,制香附 10 g,䗪虫 5～8 g,炙黄芪 20 g,水蛭 3～5 g。

[功效] 疏肝解郁,破血逐瘀,消癥护肝。

[主治] 肝脾肿大、肝硬化。症见:腹内结块,或痛或胀,乏力倦怠,纳差。苔薄白,舌质偏暗,脉沉。

[方解] 柴胡、制香附疏肝理气解郁;䗪虫、水蛭、三棱破血逐瘀而消癥块,鳖甲软坚散结而益肝脾;丹参、石见穿活血祛瘀;黄芪、冬术益气补虚护肝;炒白芍养血柔肝。

常用加减:如系血吸虫病性肝脾肿大、肝硬化者可酌选桃仁、当归、川芎;腹胀、腹水者可选用虫笋、葫芦壳、车前子、茯苓、大腹皮等;如系病毒性迁延性肝炎肝硬化者,可加白花蛇舌草、鸡骨草、垂盆草、虎杖等。

【验案举例】

案 1 患者,男,41 岁。

初诊(1963 年 10 月 6 日) 患者嗜好吸烟,少量饮酒,患肝硬化已 2 年余。患者长期生活在血吸虫病流行地区,患血吸虫病已多年,曾由县血防队给予"锑剂疗法"。现自觉常感腹胀满,嗳气不舒,食欲一般,有时心泛,大便不实,乏力倦怠,体型偏瘦,苔薄白,舌质偏暗,脉沉。右上腹肝区隐痛,睡眠不佳,白细胞计数偏低(3.1×10^9/L),某医院做肝功能检查,除絮状试验阳性(轻度异常)外,余尚属正常范围,因当时 B 超还未普及,医师(西医)靠触诊,触及肝肋下二横指、质偏硬,经市区某医院诊断为"血吸虫病性早期肝硬化"(未见腹水)。

中医诊断:积聚。证型:气滞血瘀兼脾虚。治法:健脾运气,化湿活血。处方:

柴胡 10 g,醋炙鳖甲 30 g,石见穿 20 g,炒白芍 15 g,京三棱 10 g,焦冬术20 g,制香附 10 g,䗪虫 6 g,清炙黄芪 20 g,水蛭 5 g,丹参 15 g,炒枳壳 10 g,茯苓 15 g,炒酸枣仁 20 g(打碎)。

7 剂,分两次温服。

经上方适当加减服用两月余(间有去水蛭加当归),自觉症状明显好转,肝区胀满隐痛消除,乏力、大便不实均有好转,纳增。因干部工作较忙,故改为间息服用的方法,续服一段时间以巩固疗效。后经原医院复查,未见肝硬化迹象,肝肿已基本消退。

案2　患者,男,32岁。

初诊(1989年10月6日)　患者经商,嗜好饮酒,少量抽烟。患病毒性肝炎已4年余,因未能正规治疗,又不注意生活,工作疲劳,经常熬夜,且常饮酒应酬等,导致成慢性迁延性肝炎。经市区某医院B超等检查,诊为肝肿大已有肝硬化趋势,肝功能检查时好时坏,伴疲倦乏力,纳差,食欲无味,胸腹胀满,肝区时有隐痛,面色灰暗,大便欠实、每日1～2次,消化不良,口苦黏腻,尿短而偏黄,睡眠不良,常伴头晕。苔薄腻微黄,舌质偏暗,脉弦细。

中医诊断:积聚。证型:气滞血瘀兼湿热。治法:活血化瘀,清热除湿。处方:

柴胡10 g,醋炙鳖甲30 g,石见穿20 g,炒白芍10 g,京三棱10 g,炒冬术20 g,制香附10 g,䗪虫6 g,丹参15 g,平地木30 g,白花蛇舌草30 g,垂盆草20 g,虎杖15 g。

7剂,水煎服。并嘱切记注意休息,不能过于疲劳,不能饮酒、抽烟、熬夜等不良生活习惯。

经加减治疗3个月后,自觉症状有明显好转,肝区隐痛消失,腹胀满、乏力、大便等均有明显改善,肝功能已趋稳定(正常),加减续服2个月,经随访基本痊愈,肝功能定期连续复查3次,均为正常范围,B超检查肝脾肿大基本恢复,并未见明显肝硬化迹象,嘱间歇再服一段时间以巩固疗效。后经3次随访,自述恢复正常。

[按]　① 软坚化癥护肝汤为笔者之经验方,经临床运用,对肝硬化、肝脾肿大有一定疗效。② 肝硬化属中医癥瘕、积聚等范围。临床所见,往往表现为"本虚标实""虚实夹杂",软坚化癥护肝汤针对临床这一特点而设,具有活血化瘀而消癥,益气养血而护肝,属攻补兼施之剂,攻邪而不伤正,扶正而不碍邪,不论是病毒性肝硬化,还是血吸虫病性肝硬变,均可应用。早年兰亭镇(现绍兴柯桥区兰亭街道)是属血吸虫病严重流行地区,20世纪60年代初大搞血吸虫病防治工作时,发现肝脾肿大、肝硬化的病例不属少数,为此季明昌经反复研究、试用、修改,拟订了"软坚消癥护肝汤"一方,并认为对肝硬化(尤其是早期)、肝脾肿大有一定效果。③ 在运用时,可辨证与辨病相结合,有利于提高疗效,如案2。④ 治疗中一定要注意休息,禁烟、酒以及熬夜等不良的生活习惯。⑤ 有些属一般的早期肝硬化,没有什么严重的自觉症状者,可根据体质照方服用,经临床应用未发现不良反应,但因水蛭之破血逐瘀通经作用,水

蛭中含有水蛭素等抗凝血功能,故对体虚血弱,或正在出血的患者,或患有溃疡者以及妇女月经期间、怀孕等均需忌用。

宣肺消鼓汤(章关根)

[组成] 桑白皮15 g,杏仁12 g,葶苈子15 g,黄芪20 g,炒枳实12 g,柴胡10 g,泽泻15 g,丹参15 g,五灵脂10 g,莪术12 g,车前子20 g,大腹皮15 g,水蛭6 g,炒白术15 g,炙甘草6 g。

[功效] 疏肝开肺,利水消胀。

[主治] 肝郁血瘀,水湿壅阻的肝硬化腹水。症见:腹大如鼓,肢肿尿少,面萎消瘦,小便短赤,舌紫暗,苔浊腻,脉细涩。

[方解] 方中桑白皮、杏仁、葶苈子宣利肺气,以开水之上源,起到提壶揭盖的作用,黄芪、炒白术健脾益气,柴胡、炒枳实疏肝解郁,车前子、泽泻利湿退肿,五灵脂、莪术、水蛭活血化瘀等。

常用加减:脾肾阳虚可加附片6 g、巴戟天15 g;肝肾阴虚可加女贞子15 g、山茱萸15 g、生地20 g;大便溏烂可加煨木香12 g、芡实15 g等。

【验案举例】

患者,女,67岁。

初诊(2005年8月7日) 有慢性肝炎、肝硬化史9年,反复出现脘腹胀大如鼓,肢肿尿少,面色苍黄,腹部青筋显露,消瘦乏力,小便短赤,大便溏烂。舌边尖红,苔黄腻或兼灰黑,脉象弦数。

中医诊断:鼓胀。证型:水热蕴结兼见瘀滞。治法:疏肝开肺,活血祛瘀,利水消胀。处方:

桑白皮30 g,桔梗、杏仁、柴胡、五灵脂、蒲黄、甘草各10 g,紫菀、泽泻、川芎、莪术、大腹皮各12 g,水蛭6 g,环留行15 g。

10剂,分两次温服。

后患者顿觉腹胀骤减,尿量增多,纳增,随证加减,连续服药2个月后,随访病情稳定,诸症减轻。

[按] 鼓胀主要为肝、脾、肾三脏功能失调,形成气滞血瘀,水挺腹中。一般临床注重治肝,而忽略治肺,实则与肺有关,因肺主治节,通调水道,使水湿

从二便而出。故方中用杏仁、桔梗、紫菀、桑白皮宣肺理气消胀,川芎、莪术、环留行、五灵脂、蒲黄、水蛭活血化瘀、消癥散积,泽泻、大腹皮行水消浊,柴胡疏肝理气,甘草调和诸药,诸药合用,使治节有权,肃降令行,升降协调,气化通畅,鼓胀得消。笔者在临床上治疗久治难消的鼓胀时,在治肝治血的基础上,加入开利肺气之品,使三焦通利,气畅滞消,鼓胀自除。

茵陈术附汤加减(钱海青)

[组成] 淡附片 90 g(先煎 2～3 h),干姜 60 g,肉桂粉(冲)、淡吴茱萸各 15 g,北细辛 10 g,茵陈蒿、薏苡仁各 30 g,伏苓 50 g,苍术、泽泻、红枣各 20 g,猪苓 12 g。

[功效] 温阳利湿退黄。

[主治] 阴黄。症见:身目俱黄,黄色晦暗,或如烟熏,身冷,脉沉细,小便自利。舌淡苔腻,脉濡缓或沉迟。

[方解] 方中茵陈蒿为治黄之专药,与温中回阳之四逆汤并用,则可温化寒温退黄;肉桂暖肝温肾祛寒,白术益气温中燥湿。诸药合用,奏温中健脾,利湿退黄之功。

常用加减:兼恶心加吴茱萸,寒甚加北细辛,脾虚湿盛加薏苡仁、茯苓、苍术、泽泻、猪苓。

【验案举例】

患者,男,36 岁。

初诊(1997 年 8 月 11 日) 全身发黄已 5 年余,曾几次住院治疗,疗效均不显著,而来我处就治。诊见巩膜深度黄染而鲜明,周身皮肤呈深黯黄色,体形消瘦,精神倦怠,声低息短,少气懒言,不思饮食,口不渴,小便短少,色如浓茶,两胁胀痛。舌苔厚腻色黄少津,脉紧沉。肝脏活体检查,证实为胆汁性肝硬化。血胆红素为 187 μmol/L。细阅前医所用之中药,多为清热解毒、活血化瘀之品,如茵陈蒿、焦栀子、大黄、丹参、赤芍、虎杖、垂盆草、白花蛇舌草、田基黄、石楠叶等,均未能取效。

中医诊断:黄疸。证型:阴黄(寒湿阻遏)。治法:温阳散寒,健脾化湿。

处方:

淡附片 90 g(先煎 2～3 h),干姜 60 g,肉桂粉(冲)、淡吴茱萸各 15 g,北细辛 10 g,茵陈蒿、薏苡仁各 30 g,茯苓 50 g,苍术、泽泻、红枣各 20 g,猪苓 12 g。

15 剂,分两次温服。

二诊(1997 年 8 月 26 日)　精神转佳,黄疸已十之八九,小便色转清,食欲增加,大便正常,血胆红素降至 62 μmol/L。患者肝肾虚寒,脾气尚弱,寒湿之邪未清,故仍宜温阳化湿。

上方去细辛、苍术、猪苓,加白术、丹参。10 剂。

三诊(1997 年 9 月 5 日)　诸症均除,肝功能检查已恢复正常,继以上方加减调理 1 个月。

随访 1 年,病情稳定。

[按]　本例虽然巩膜黄染鲜明、苔黄厚腻而少津,似为热象,但患黄疸已 5 年,周身皮肤深黯黄色,精神倦怠,少气懒言,不思饮食,口不渴当为脾胃虚弱,中阳不振,寒湿留滞于中焦,肝胆气机不畅,胆液外溢所致,且前医多用清热之品而不效,故治当温阳散寒、健脾化湿。方中用大剂量之附片、肉桂、淡吴茱萸、北细辛温化寒湿,干姜、红枣健脾温中,茵陈蒿疏肝退黄,苍术、茯苓、薏苡仁、泽泻、猪苓燥湿利湿。笔者参考名中医吴佩衡的经验,超剂量使用附、桂、姜、辛,果获良效,但临床必须辨证准确,煎服合法,才能避免不良反应。

硬七味汤(郑黎明)

[组成]　京三棱、蓬莪术、车前子、腹水草、水牛角各 20 g,猫人参 40 g。

[功效]　活血破血,利水消肿。

[主治]　肝郁脾虚,气滞血瘀,水湿泛滥之肝硬化腹水。症见神疲乏力,纳差,脘腹胀闷,鼓胀,或下肢水肿,舌质暗淡或有瘀斑,苔薄白,脉弦涩。

[方解]　硬七味汤中,京三棱、蓬莪术、猫人参行气活血,以通瘀滞;车前子、车前草、水牛角降气消肿利水;腹水草行水消瘀,解毒消肿。诸药相伍,使瘀血得祛,水湿得消,顽疾得治。在临床中还应根据患者的不同情况,灵活加减,方能收到佳效。

常用加减:气滞湿阻加柴胡、炒白术、桂枝各 10 g,陈皮、茯苓各 15 g,制大黄 3～10 g(后下);气阴两虚加麦冬、党参各 10 g;右胁胀痛加川楝子、生白芍各 10 g,延胡索 20 g,广郁金 6 g;总胆红素和直接胆红素升高加绵茵陈、田基黄各 15 g,生栀子 5 g;谷丙转氨酶升高加垂盆草、败酱草各 20 g,五味子 5 g;腹胀加神曲 15 g,生麦芽、山楂各 20 g,陈皮 5 g;恶心呕吐加半夏 6 g,高良姜 3 g;肝脾肿大加制鳖甲、炮穿山甲各 10 g,生黄芪 20 g。

【验案举例】

患者,男,46 岁。

初诊(1998 年 5 月 24 日) 乙型病毒性肝炎 10 余年,症状反复发作,近来因全身乏力、四肢酸软而来就诊,见面色晦暗,伴有盗汗,时有齿衄,舌质暗淡有瘀斑,苔薄白,脉弦涩。肝掌明显,胸前区、额面部可见多个蜘蛛痣,腹部膨隆,移动性浊音阳性,双下肢凹陷性水肿。B 超显示肝硬化腹水,量多,脾肿大。肝功能检查:谷丙转氨酶 100 U/L,总胆红素 32 μmol/L,血浆白蛋白:球蛋白为 0.6。

中医诊断:鼓胀。证型:瘀结水留。治法:活血破血,利水消肿。处方:

京三棱、蓬莪术、车前子、腹水草、水牛角各 20 g,猫人参 40 g,绵茵陈、垂盆草各 20 g,五味子 5 g,制大黄 10 g(后下)。

7 剂,分两次温服。

连服 2 个疗程,症状和体征明显减轻,B 超复查腹水已消失,肝功能检查均已正常,原方续服 1 个疗程,诸症均除,B 超复查示慢性肝病变。随访至今,病情稳定。

[按] 肝硬化腹水属"鼓胀"范畴,治疗较为棘手。其病机多系肝脾俱病,脾胃运化失职,清阳不升,水谷之精微不能输布以奉养其他脏腑,浊阴不降,水湿不能转输以排泄于体外,于是清浊相混。同时,肝气郁滞,血气凝聚,隧道因而壅塞。故而活血破血、利水消肿当为其治则,自拟硬七味汤中,京三棱、蓬莪术、猫人参行气活血,以通瘀滞;车前子、车前草、水牛角降气消肿利水;腹水草行水消瘀,解毒消肿。诸药相伍,使瘀血得被祛,水湿得消,顽疾得治。在临床中还应根据患者的不同情况,灵活加减,方能收到佳效。笔者从本组观察中发现,硬七味汤可使早期肝硬化逆转,对晚期肝硬化亦有明显的改善。

郑氏解毒饮(郑黎明)

[组成] 平地木 30 g,赤芍 10 g,甘草 10 g,垂盆草 20 g,五灵脂 10 g,虎杖

根 30 g,蒲公英 20 g,丹参 20 g,玄参 20 g,野菊花 10 g。

[功效]　清热解毒,保肝降酶。

[主治]　湿热毒蕴之顽固性谷丙转氨酶不降。症见身目发黄,精神困倦,恶心呕吐,口干口苦,小便赤涩,大便或溏或结。舌质红,苔黄腻,脉弦或数。

[方解]　郑氏解毒饮中平地木、垂盆草、虎杖根、野菊花、蒲公英等清热解毒,保肝降酶;丹参可促进肝细胞生长,改善免疫功能,从而提高降酶效果;赤芍为气血郁滞血备,可防止肝病慢性化,阻断乙型病毒性肝炎的发展。诸药合用,共奏清热解毒、保肝降酶、凉血解毒之功,药机相合,故获佳效。

常用加减:兼阴虚加麦冬、白芍、玉竹,兼气虚加白术、生黄芪,湿热黄疸加棉茵陈、生栀子、田基黄、石见穿、苦参,肝区疼痛加延胡索、川楝子。

【验案举例】

患者,男,46 岁。

初诊　上腹及右胁胀痛,乏力,脚酸,乙型病毒性肝炎系列检查示大三阳,曾住院予抗乙型病毒性肝炎药物治疗(联苯双酯、甘草酸二铵注射液),肝功能一直不稳定。复诊上症仍在,谷丙转氨酶为 174 U/L,γ-谷氨酰转移酶为 74 U/L,苔黄腻,脉滑数。

中医诊断:黄疸。证型:阳黄(湿重于热)。治法:清热解毒,保肝降酶。处方:

平地木 30 g,赤芍 10 g,甘草 10 g,垂盆草 20 g,五灵脂 10 g,虎杖根 30 g,蒲公英 20 g,丹参 20 g,玄参 20 g,野菊花 10 g。

15 剂,分两次温服。

二诊　诸症已缓,查肝功能谷丙转氨酶为 67 U/L,又投郑氏解毒饮 15 剂。

三诊　复查肝功能正常。再服 1 个月以巩固疗效。

随访 2 年未见复发。

[按]　谷丙转氨酶持续不降原因很多,根据临床观察,大致有肝炎病毒持续复制、抗体免疫调节功能失常、反复肝损伤造成肝纤维化、长期使用过多过量的肝炎类药物造成抗药性等几个方面。中医认为,留瘀挟湿、蕴毒是病情持续发展的本质所在。郑氏解毒饮中平地木、垂盆草、虎杖根、野菊花、蒲公英等清热解毒,保肝降酶;丹参可促进肝细胞生长,改善免疫功能,从而提高降酶效

果;赤芍为气血郁滞而备,可防止肝病慢性化,阻断乙型病毒性肝炎的发展。诸药合用,共奏清热解毒、保肝降酶、凉血解毒之功,药机相合,故获佳效。

第六节 肾系病方

代激素方(严仲庆)

[组成] 黄芪 15～30 g,山药 10～15 g,何首乌 10～15 g,丹参 10～30 g,白花蛇舌草 10～30 g,紫河车 1～3 g(吞),鹿茸 1～3 g,炙甘草 6～9 g。

[功效] 温阳补肾,扶正祛邪。

[主治] 慢性肾病未使用激素类药物者,在其他中药控制病情不佳或在激素减量撤退时,减轻因激素撤退时的副作用,并预防病情反复,以肾阳不足伴肾精亏虚为主,或兼有湿浊、血瘀。症见:神倦乏力、全身水肿。舌淡红或暗紫,苔薄白腻或薄黄腻,脉沉细。

[方解] 方中黄芪为君,补脾益气、利尿消肿,山药、何首乌、紫河车、鹿茸共为臣药。其中山药、何首乌健脾益肺、滋肾益精,紫河车、鹿茸补肾填精培本;丹参、白花蛇舌草为佐药,养血活血、解毒祛邪。

常用加减:乏力畏寒加生晒参、淡附片,大便干结加制大黄、麻子仁,脘腹胀闷加厚朴、枳壳,纳食不振加焦三仙、鸡内金,新感咳嗽加连翘、荆芥、防风、蝉衣,鼻塞流涕加苍耳子、白芷、鹅不食草、藿香等。

【验案举例】

患者,男,7 岁。

初诊(2013 年 4 月 18 日) 慢性肾病(NS)微小病变 4 年,泼尼松规范治疗,逐步减量后病情反复,尿蛋白持续(＋＋～＋＋＋),隐血(＋＋),近半月起泼尼松片改每日 15 mg,他克莫司胶囊为每日 100 mg,尿检蛋白(＋＋),24 h 尿蛋白定量 2.04 g,血清白蛋白每日 31.2 g/L。诊见患者较正常发育儿童矮小,面色萎黄,大便两日一行,舌红多紫点,苔白腻泛黄,脉弦滑数。

中医诊断:虚劳。证型:肾虚瘀阻,兼外感风邪。治法:温阳补肾,扶正

祛邪。处方:

太子参 15 g,何首乌 10 g,穿山龙 15 g,山药 10 g,炙甘草 6 g,紫河车 2 g(冲),鹿茸 1 g(冲),白花蛇舌草 15 g,丹参 15 g,炒山楂 10 g,连翘 9 g,僵蚕 9 g,蝉衣 6 g。

7 剂,分两次温服。

二诊(2013 年 4 月 25 日)　复查尿常规示尿蛋白(＋＋),隐血(＋),舌红多紫点,苔白稍腻,脉沉弦。继以前方去炒山楂、连翘,加芡实 12 g、伏苓 12 g,紫河车加量为 3 g。14 剂。

三诊(2013 年 5 月 9 日)　尿蛋白转阴,撤停他克莫司胶囊,续服泼尼松,中药以代激素方出入。

又 28 剂后尿检蛋白持续阴性,缓撤泼尼松,于 2013 年 9 月 9 日停服泼尼松,单服代激素方,至今病情稳定。

[按]　患者初诊中严仲庆把黄芪改为太子参,因患儿年幼久病,内有郁热,且近期伴咳嗽,用黄芪补气,有"气有余便是火"之嫌,故以太子参养阴补气,更适用于年幼患者。穿山龙是严仲庆在治疗慢性肾病时常用的药物,有活血祛瘀、通络利尿的作用,其中紫河车、鹿茸两药物均研成粉末冲服,一则减少剂量,减低药物成本;二则易于人体吸收;丹参、白花蛇舌草活血解毒;连翘、僵蚕、蝉衣祛风化痰。紫河车、鹿茸两药均为血肉有情之品,温阳补肾之效奇好,对消除蛋白尿有很好的疗效。慢性肾病蛋白尿反复常因外感引发,在加用疏风解表药时能起到意想不到的效果。因此在蛋白尿加重时首先要排除外感的原因。

严仲庆临床体会,慢性肾病在治疗中用代激素方时,西药激素类要按照患者病情逐步减量至停药,重视病证结合,提出慢性肾病以肾阳不足之虚证为根本,兼有湿、瘀等因虚致实之兼证,临床因患者体质有别,故有湿有热化、寒化。在病情反复过程中,注重诱因,尤其是外感时,运用疏风解表之法常能药简方轻而收效迅捷。

加味独活寄生汤(方春阳)

[组成]　独活 10 g,桑寄生 15 g,秦艽 10 g,防风 10 g,北细辛 3 g(后下),川芎 10 g,炒当归 10 g,大熟地 30 g,炒白芍 12 g,川桂枝 10 g,白茯苓 15 g,炒

杜仲 24 g,怀牛膝 12 g,炒党参 24 g,炙甘草 3 g,姜半夏 12 g,陈皮 6 g。

[功效] 益气补肾,强筋健骨。

[主治] 腰痛,肝肾亏虚。症见:腰脊酸痛、神疲乏力、畏寒肢冷。舌质淡,苔薄白,脉细弱。

[方解] 方以独活、桑寄生、秦艽、防风、细辛祛风除湿,川芎、当归、熟地、白芍补心养神,党参、茯苓、桂枝、牛膝、杜仲益气健脾,半夏、陈皮、炙甘草和胃健中,秦艽滋润太过。

常用加减:大便溏者不宜用,故改用续断。

【验案举例】

患者,男,46 岁。

初诊 素以腰酸疼痛为病,虽经多方治疗,仍然痛未断根,不时举发。腰际酸疼,无日或息,或轻或重,面色少华。脉象细弱,舌淡苔薄。

中医诊断:腰痛。证型:肝肾亏虚。治法:益气补肾,强筋健骨。处方:

独活 10 g,桑寄生 15 g,秦艽 10 g,防风 10 g,北细辛 3 g(后下),川芎 10 g,炒当归 10 g,大熟地 30 g,炒白芍 12 g,川桂枝 10 g,白茯苓 15 g,炒杜仲 24 g,怀牛膝 12 g,炒党参 24 g,炙甘草 3 g,姜半夏 12 g,陈皮 6 g。

7 剂,分两次温服。

二诊 半个月后复诊,腰痛已去,面色滋润,遂发与半个月药。

后因他事来谒,腰痛不再复发,一切正常。

[按] 此系年壮性欲旺盛,服药复不得法,遂致斯疾,告其当节欲望,并用药填精补髓,遂得奏功。

加味肾气汤(沈元良)

[组成] 附子 9～15 g,肉桂 6～10 g,熟地 15 g,山茱萸 10 g,炒山药 15 g,牡丹皮 10 g,茯苓 15 g,猪苓 15 g,泽泻 10 g,车前子 10～15 g,川牛膝 10 g。

[功效] 温补肾阳,利水消肿。

[主治] 肾阳不足,水湿内停证。症见:水肿,小便不利。腰酸冷,四肢厥冷,怯寒神疲,面色㿠白。舌质淡胖,苔脉沉细或沉迟无力。

[方解] 肾气汤为肾阳不足,水湿内停之证而设,故以温肾助阳,利水消

肿为法。加味肾气汤宗肾气丸,方中以附子温肾助阳;肉桂辛热纯阳,温肾补火,善"治沉寒痼冷",并助膀胱之气化,与附子同用则温阳补肾之功相得益彰;泽泻、车前子功擅利水渗湿,为治水肿、小便不利之良药,合附、桂可温阳利水,标本兼治;茯苓、山药益气健脾,益脾制水;熟地为滋肾填精要药,既可协附、桂而奏"阴中求阳"之功,又能借其柔润而制附、桂温燥之偏;山茱萸酸温质润,功擅补精助阳,为益肾之上品,合熟地可增其滋润之功,伍附、桂可助其温肾之力;牛膝益肝肾而滑利下行,配合泽泻、车前子、茯苓,增猪苓利水消肿之效丛佳;牡丹皮寒凉清泄,亦制附、桂之过于温燥,俱为佐药。诸药配伍,补而不滞,利而不峻,使肾阳复而水湿化,肿胀消则诸症瘥。

常用加减:阳气虚弱,畏寒肢冷较甚者,去牡丹皮,加胡芦巴、巴戟天、肉苁蓉以助温阳之力;腹水、腹胀喘满者,加大腹皮、厚朴以行气除满,气行祛湿;肾不纳气,动则气喘,加五味子、补骨脂以助纳气归肾;纳差便溏者,加党参、白术、肉豆蔻等以补脾益肾。

【验案举例】

案1 患者,男,67岁。

初诊(2018年9月16日) 半个月前出现两下肢及足肿胀,尿量偏少,初起未注意,后逐渐加重。刻诊:面脸无水肿,夜尿2~3次,量一般,大便偏稀。两下肢肿,尤以髁关节足背处为甚,按之呈凹陷。生化及尿检常规无殊,心电图检查无殊,B超提示:前列腺增生。舌苔薄白,脉沉细。

中医诊断:水肿(跗肿)。证型:脾肾阳虚。治法:温补脾肾,佐以利水。处方:

附子15g(先煎),肉桂9g,炒党参15g,炒白术12g,茯苓12g,猪苓12g,当归12g,熟地15g,山茱萸10g,怀山药15g,牡丹皮10g,泽泻10g,车前子12g(包煎),川牛膝10g。

7剂,每日1剂,水煎服。

二诊(2018年9月23日) 尿量增多,跗肿渐退,夜尿、大便偏稀有所改善。方拟温补脾肾,化气渗水。处方:

附子15g(先煎),肉桂9g,炒党参15g,炒白术12g,茯苓12g,猪苓12g,当归15g,熟地15g,山茱萸10g,怀山药15g,牡丹皮10g,泽泻10g,车前子12g(包煎),补骨脂15g,紫丹参15g,川牛膝10g。

7剂,每日1剂,水煎服。

三诊(2018年9月30日) 药后诸症改善,尿量如常,跗肿消退,临床治愈。嘱归脾丸合肾气丸,交替善食1个月,以资巩固。

[按] 跗,足背,跗肿是指足背水肿。肾阳不足,水湿内停。以八味肾气丸出入,名曰加味肾气汤治之。八味肾气丸为肾阳不足,水湿内停之证而设,故本案以温肾助阳、利水消肿为法。张景岳谓:"水肿乃脾、肺、肾三脏之病。盖水为至阴,故其本在肾;水化于气,故其标在肺;水唯畏土,故其制在脾。肺虚则气不化精而化水,脾虚则土不制水而水泛,肾虚则水无所主而妄行,以致肌肉水肿,气息喘急。病标上及脾、肺,病本皆归于肾。"《素问·逆调论篇》谓:"肾者水脏,主津液。"其主管水液代谢功能的正常发挥全赖肾中阳气的作用。若肾阳不足,温化推动无力,每致水液潴留;若外溢肌肤,则周身水肿,腰以下尤甚;肾与膀胱相表里,肾阳虚弱,则膀胱气化无权,水湿停蓄,以致小便不利而肿。《素问·气交变大论篇》谓:"岁水不及,湿乃大行……民病腹满身重……脚下痛,甚则跗肿。"本案脾的阳气不足,健运无权,气血生化无源,或为水湿内生,损及肾阳,而致脾肾阳虚;肾阳不足即是命门火衰,阳虚则阴寒内生。汪绂在《医林纂要探源》卷十说:"治湿者固当治脾,而治湿之源,尤必当先治肾命也。熟地黄滋肾水以安命火为君,茯苓用乳拌欲其滋润,淡以渗湿行水为臣,此以治湿,故特重其分两。山药实土以防水,牡丹皮靖君火于水中,使不生妄热,则水亦不妄沸腾矣。泽泻泻水中之秽浊,使无所壅滞,则水得安流就下。山茱萸敛肾气,使聚而安流,泻肝火使勿为妄散。怀牛膝敛水以就道,而导之下行;车前子行水于膀胱,使得所归泄。肉桂之辛,亦能行湿,而君以熟地黄帅之使下,则能引火以归原也;附子本命门主药,而熟则能守于下,此臣佐分两轻重,皆与前有不同,以主于治湿故也。"加味肾气汤之猪苓,增强利尿化湿之力。

案2 患者,男,73岁。

初诊(2006年5月19日) 腰膝酸软,神疲气弱,面色㿠白,畏寒,四肢不温,小腹稍胀。B超提示:前列腺增生。小便淋沥不畅,时有排出困难,大便溏。舌苔白,脉沉细。

中医诊断:癃闭。证型:肾阳虚衰。治法:温补肾元,佐助化气行水。

处方:

熟地20g,山茱萸10g,淡附子15g(先煎),肉桂9g,怀山药15g,茯苓12g,猪苓15g,泽泻10g,车前子10g(包煎),牡丹皮9g,川牛膝15g,补骨脂

15 g,胡芦巴 24 g,台乌药 6 g。

7 剂,每日 1 剂,水煎服。

二诊(2006 年 5 月 26 日) 上药服后,诸羔已瘥,大便转实。唯尿后尚有余沥。处方:

熟地 20 g,山茱萸 10 g,淡附子 15 g(先煎),肉桂 9 g,怀山药 15 g,茯苓 12 g,泽泻 10 g,车前子 10 g(包煎),川牛膝 15 g,补骨脂 15 g,菟丝子 15 g,胡芦巴 24 g,小茴香 6 g,台乌药 6 g。

7 剂,每日 1 剂,水煎服。

［按］ 《素问·逆调论篇》:"肾者水脏,主津液。"其主管水液代谢功能的正常发挥全赖肾中阳气的作用。若肾阳不足,温化推动无力,每致水液潴留;若外溢肌肤,则周身水肿,腰以下尤甚;肾与膀胱相表里,肾阳虚弱,则膀胱气化无权,水湿停蓄,以致小便不利,甚者发为癃闭。癃闭一证,有小便淋沥、点滴而出,亦有小便不通,闭而不出者。故《类证治裁·闭癃遗溺》云:"闭者,小便不通;癃者,小便不利……闭为暴病,癃为久病。闭则点滴难通……癃为滴沥不爽。"在治则上《灵枢·本输》亦云:"三焦者……实则闭癃,虚则遗溺,遗溺则补之,闭癃则泻之。"王子接在《绛雪园古方选注》卷中所述:"肾气丸者,纳气归肾也。地黄、萸肉、山药补足三阴经,泽泻、丹皮、茯苓补足三阳经。脏者,藏精气而不泄,以填塞浊阴为补;腑者,如府库之出入,以通利清阳为补。复以肉桂从少阳纳气归肝,复以附子从太阳纳气归肾。《济生》再复以牛膝导引入肝,车前导引入肾,分头导纳,丝丝不乱。独取名肾气者,虽曰乙癸同源,意尤重于肾也。"故以加味肾气汤治癃闭,收效甚著。

参芪地黄汤加减(黄孝明)

［组成］ 太子参 15 g,炙黄芪 12 g,生地 12 g,茯苓 12 g,山茱萸 12 g,山药 12 g,枸杞子 10 g,当归 12 g,益母草 30 g,丹参 15 g。

［功效］ 益气养阴,温补脾肾,活血利水。

［主治］ 气阴两虚、脾肾两亏的慢性肾炎。症见:乏力腰酸、口干、夜尿多,伴有轻度肾功能不全,下肢轻微水肿。舌红少苔,脉细。

［方解］ 本方为参芪地黄汤结合大补元煎加减。慢性肾炎因病程日久,多有气阴两虚、脾肾两亏。太子参、黄芪以益气固元、补益脾肾之气虚不足、脾

肾之阴不足、不能布津濡润肌肤与口唇,故口感唇燥,或手足心热、大便干结,故以六味地黄、大补元煎之药以补益脾肾之阴。由于肾阴虚、津血不足故有血瘀,故用当归、益母草以活血利水、改善肾脏微循环。

常用加减:兼有肺阴不足、肺不存津、咽部充血加玄参、天冬、桔梗、甘草;咽痛加金银花;夜尿多加益智仁、覆盆子;心烦失眠加远志、酸枣仁、龙骨等。

【验案举例】

患者,男,85 岁。

初诊(2018 年 8 月 5 日) 慢性肾炎 20 多年,发现肾功能不全 10 多年。现觉乏力、腰酸、口十、手心热、夜尿多、大便干结、尿蛋白(++),血压 150/90 mmHg,舌淡红苔稀,脉细。

中医诊断:虚劳。证型:肾阴亏虚。治法:益气养阴。处方:

太子参 15 g,炙黄芪 15 g,熟地 12 g,山茱萸 12 g,山药 12 g,茯苓 12 g,枸杞子 15 g,当归 12 g,知母 10 g,益母草 30 g,益智仁 12 g,覆盆子 15 g。

其后基本以上方为基础作少数调整、连续用药 3 个月后,自觉症状好转,腰酸缓解,大便软化。复查肾功能各项指标均有下降。目前仍以上方为基础方、隔日 1 剂,继续调理中。

[按] 本案例为慢性肾炎、肾性高血压、慢性肾功能不全。现代医学认为是由于免疫反应紊乱所致的肾小球内免疫复合物的沉积导致肾小球病理改变。中医认为"邪之所凑,其气必虚""正气内存,邪不可干"。由于病情的迁延不愈导致气阴两虚及脾肾两脏虚损。六味地黄合大补元煎为补肾阴之要药。肾为先天之本,肾阴恢复,使其化源充足,则脾肾功能可逐渐恢复。中医还认为慢性肾炎因虚致瘀,"瘀血化水,亦发水肿",与西医认为本病过程中,机体内存在"高凝"状态一致,故以丹参、当归、益母草以活血利水,改善肾脏微循环,以恢复脾肾功能。

肾综经验方(严仲庆)

[组成] 黄芪 15~60 g,党参 15~30 g,白术 10~30 g,山药 15~30 g,当归 10~20 g,丹参 10~30 g,升麻 3~10 g,柴胡 6~15 g,淫羊藿 15~30 g,仙茅 15~30 g,炒山楂 12~30 g,凤尾草 15~30 g,炙甘草 6~12 g,芡实 15~30 g。

[功效]　补脾益肾,活血化瘀,行气利水。

[主治]　肾病综合征脾肾不足兼有湿浊、血瘀证。症见:面色晦暗,全身水肿较甚,大便溏软,一日数行,舌暗紫,舌下脉络暗紫瘀迂曲,苔黄厚或腻,脉沉细涩或沉弦滑。

[方解]　方中黄芪、党参补中益气,白术、当归健脾渗湿、养血活血,柴胡、升麻疏肝解毒、升清降浊,山药、芡实健脾益肺、补肾固涩,仙茅、淫羊藿温肾补阳,丹参、山楂养血活血、祛瘀止痛,凤尾草清热利湿、解毒凉血,炙甘草益气和中、调和诸药。

常用加减:水肿严重者加防己、茯苓、车前子,失眠多梦、喉中有痰加胆南星、半夏,神疲怕冷加桂枝、淡附片,下肢酸软无力加山茱萸、枸杞子,高血脂者加土茯苓、葛根,湿浊较重者加泽泻、薏苡仁。

【验案举例】

患者,女,53岁。

初诊(2012年4月8日)　4年前因全身水肿,尿检蛋白(+++),诊断为肾病综合征,经泼尼松每日50 mg治疗,2月余尿蛋白转阴。在撤减泼尼松至每日15 mg时,尿蛋白反跳,加雷公藤多苷每日60 mg口服,2周后尿蛋白转阴。继续服用雷公藤,同时逐渐撤减泼尼松直至停服,1个月后感乏力,频繁感冒,检查提示白细胞明显减少,伴轻微肝功能损害,停服雷公藤,予泼尼松每日20 mg治疗,尿蛋白一直在(±)至(++)之间,后擅自停药。3年多来,反复下肢水肿,时有头胀、畏风,或喷嚏等感冒样症状。近3个月来下肢水肿进行性加重,尿检尿蛋白在(++)至(+++)之间,刻下面色萎黄,下肢水肿,乏力肢重,腹胀纳钝,大便稍溏,尿量偏少,舌暗红稍胖大,有淡齿印,苔薄白而尚润,脉沉涩无力。尿蛋白(+++),24 h蛋白定量3.3 g,白蛋白29.8 g/L,伴血胆固醇与三酰甘油增高和高密度脂蛋白降低,低密度脂蛋白增高。

中医诊断:水肿。证型:肾阳衰微。治法:补脾益肾,行气利水。处方:

黄芪30 g,党参15 g,白术15 g,山药15 g,当归12 g,丹参20 g,桂枝9 g,淫羊藿30 g,仙茅15 g,柴胡10 g,升麻6 g,炒山楂15 g,防己30 g,茯苓30 g,车前子30 g,炙甘草6 g。

7剂,分两次温服。

二诊(2012年4月15日)　用药1周疗效不显,尿蛋白(+++)。予原方加淡附片 6 g,加黄芪为 60 g,车前子 60 g。

服药 35 剂下肢水肿基本消退。加黄芪为 90 g,服药 1 个半月,下肢水肿尽退,尿蛋白(±)。以上方为主加减,至 2012 年 10 月 17 日,尿蛋白稳定在(±～—),检 24 h 蛋白定量 0.25 g,白蛋白恢复至 39.5 g/L。逐渐停药,观察 2 年余,病情未反复。

[按] 该例肾病综合征确诊为膜性肾病,患者激素耐药并抵抗;雷公藤治疗效果理想,却引起患者抵抗力下降而停用。本案为脾肾阳虚之证。病程日久失治,血水不利成瘀血、水湿,宜活血化瘀、行气利水之品,如当归、丹参、防己、茯苓、车前子。病重故加强益气利水之药,黄芪量至 90 g,其后随着水肿减退,适时减少利水之力,而加入补肾固涩之品,以固本培元。

严仲庆用此方时黄芪剂量较大,仿防己黄芪汤之意。此方中黄芪用量为150 g,其他各药分别为防己 120 g、白术 90 g、甘草 30 g、大枣 12 枚、生姜 90 g,黄芪剂量为全方之最大,须大剂量黄芪始起疗效。

石韦二金银龙汤(徐建新)

[组成] 石韦 15 g,广金钱草 30 g,海金沙 15 g,干地龙 10 g,金银花 10 g,元滑石 30 g,木通 10 g,瞿麦 12 g,泽泻 12 g,淡竹叶 12 g,白茅根 30 g,冬葵子12 g,炒白芍 15 g,甘草梢 5 g,茯苓 15 g。

[功效] 利窍通淋,排石解痉。

[主治] 淋证,砂淋、石淋。症见:腰腹胀痛、尿频、尿急、尿痛、尿后滴沥不净、赤尿,小腹满,口干咽燥,舌苔薄腻,脉弦细滑。

[方解] 本方仿石韦散之意。方中石韦、木通、车前子、瞿麦、元滑石、茯苓为主药,有较强的清利通淋、排除结石之功效,配金银花增强清热之作用,合冬葵子滑利通窍道,有利于排除结石,配以长于治结石的广金钱草、海金沙,再配伍行血的怀牛膝以引气下行,而用缓急解痉的干地龙、炒白芍、生甘草,解痉缓急止痛,在现代药理学上有松弛泌尿管道的功能,从各方面促进结石的排除。

常用加减:腰、腹部胀滞疼痛者加延胡索、川楝子、台乌药,纳谷不振、心泛呕吐者加焦鸡内金、姜半夏,小便频急、涩痛者加川黄柏、蒲公英、淡竹叶,兼血尿者加生地、白茅根,大便秘结或欲解不畅者加生大黄,兼有气血瘀滞者加丹参、当归、炒枳壳,若气虚血亏兼乏力、腰酸膝软、头晕者加生黄芪、山茱萸、熟地、杭菊、枸杞子等益气养血类药物。

【验案举例】

患者,男,64 岁。

初诊(1999 年 7 月 26 日)　腰部胀痛,尿频,尿急,尿痛,尿后滴沥不净,时有赤尿反复月余。昨日解小便急涩,溲为全血,故来本院泌尿外科就诊,查 B 超提示:膀胱中度充盈,腔内可见 2 个强回声光团,后方体声影,大小为 19 mm×15 mm,提示膀胱结石,嘱住院手术取石,因患者不能承受住院费用,故来我科中医治疗。刻诊:腰及少腹部胀滞难忍,尿道窘迫痛,放射至会阴部,小便淋沥不畅,伴尿血,纳谷不振,大便不爽,面色晦暗,苔薄腻舌淡红,脉弦细稍滑。

中医诊断:淋证。证型:石淋。治法:清热通淋,排石活血。处方:

石韦 15 g,广金钱草 30 g,海金沙 15 g,干地龙 10 g,金银花 10 g,滑石 30 g,木通 10 g,瞿麦 12 g,泽泻 12 g,淡竹叶 12 g,白茅根 30 g,制大黄 10 g,炒枳壳 10 g,丹参 30 g,怀牛膝 12 g,茯苓 15 g,焦鸡内金 10 g,生甘草 5 g。

5 剂,每剂取汁 400 ml,分两次温服。

5 剂后症状消失,排除结石 1 枚,23 mm×11 mm 左右。再进前方 5 剂,复查 B 超,泌尿系统无异常块影,判定为痊愈。

[按]　笔者认为本病病因病机主要是外感湿热之邪,或饮食不节、湿热内生,或情志抑郁、肝气郁滞则瘀凝、脾失健运则湿滞,或肾虚气化功能失常而水湿不利,导致湿热蕴结,日积月累,尿液受湿热煎熬而成砂石。后而阻滞气机,尿路、血道受损,故腰部疼痛,少腹胀滞,或绞痛,小便淋沥而涩,甚则出现闭塞不通、尿血等症状。中医学认为:"不通则痛,通则不痛。"治疗本病常选用自拟"石韦二金银龙汤"为基本方。方解见前述。

四金排石汤(孙法元)

[组成]　广金钱草 60 g,郁金 10 g,海金沙 30 g,鸡内金 20 g,石韦 30 g,萹蓄 12 g,瞿麦 12 g,冬葵子 20 g,滑石 30 g,路路通 15 g,车前子 30 g,川黄柏 10 g,栀子 10 g,三棱 12 g,莪术 12 g。

[功效]　清利湿热,排石止痛。

[主治]　湿热下注所致的"石淋"。症见:尿中夹砂石,排尿涩痛,或排尿时突然中断,尿道窘迫疼痛,少腹拘急,往往突发,一侧腰腹绞痛难忍,甚则牵及外阴,尿中带血,舌红,苔薄黄,脉弦或滑。

[方解]　广金钱草、郁金、海金沙、鸡内金清热利湿、通淋排石;石韦、萹蓄、瞿麦、冬葵子、滑石、路路通利尿通淋、溶石排石,可通过尿量的增加推动结石下移,促进结石排出;车前子、川黄柏、栀子清热利湿;三棱、莪术既可入血分破瘀通血脉,又可入气分行散调气机。诸药合用,共奏清利湿热、排石止痛之功效。

常用加减:腰痛者加杜仲 15 g、牛膝 12 g;肾有积水者加猪苓 12 g、茯苓 20 g、泽泻 10 g;血尿明显者加白茅根 30 g、藕节炭 30 g、小蓟草 12 g。

【验案举例】

患者,男,55 岁。

初诊(2012 年 4 月 15 日)　就诊 2 个月前肾绞痛、血尿。到当地医院诊治,B 超检查诊为左肾结石、左侧输尿管上段结石,即住院治疗,症状缓解。后转我院治疗,诊时 B 超示左肾多发性结石伴积水,肾内见多个强光团,直径最大 8 mm,左输尿管上段扩张,内见直径约 7 mm 强光团。刻下腰痛,小便短赤,少腹拘急,纳可,舌质偏黯,舌苔黄中厚,脉滑。

中医诊断:淋证。证型:石淋。治法:清利湿热,排石止痛。处方:

广金钱草 60 g,海金沙 30 g,郁金 10 g,路路通 15 g,滑石 30 g,车前子 30 g,莪术 12 g,茯苓 20 g,泽泻 10 g,小蓟 15 g,白茅根 30 g,藕节炭 30 g。

7 剂,每剂取汁 400 ml,分两次温服。

二诊(2012 年 4 月 22 日)　服上药第四日有左侧腰部剧烈疼痛向少腹部放射,痛后小便排出黄豆大小结石一枚,嘱原方 14 日后复查。

三诊(2013 年 5 月 6 日)　诸症消失,B 超复查,左肾尚有二处 3～4 mm 大强光团,无积水,左输尿管无扩张。

续服上方 20 剂,B 超复查双肾输尿管未见异常。

[按]　肾结石属中医学"淋证"范畴,尤其与石淋、砂淋、血淋关系密切,多是嗜食肥甘酒热或情志抑郁、气滞不畅或肾虚而膀胱气化不利,导致湿热蕴结下焦,灼炼津液,与尿中浊物互结,日久则结聚成块,多为本虚标实证。本虚为

肾阳虚,标实为湿热、瘀血阻滞。腰痛之发多为湿热之邪或结石蕴结下焦,闭阻气机,气血运行不利,不通则痛。因结石所发之腰痛,症状急迫,疼痛呈间歇性或持续性。甚至阵发性加剧,极为痛苦。"急则治其标",故治以清热利湿,通淋排石止痛为主。重用金钱草、鸡内金、海金沙清利湿热,通淋排石;石韦、萹蓄、瞿麦、滑石、路路通利尿通淋、溶石排石;黄精、栀子、车前子清热利湿;三棱、莪术破瘀通络、调畅气机。诸药合用,既能清热利湿又能排石止痛。本案用通利之法驱逐结石,并配合饮水、蹦跳、叩肾区等方法促使结石从肾脏向下排出体外。

天合保肾合剂(严仲庆)

[组成]　黄芪 15～30 g,淡附片 6～15 g,黄连 6～10 g,黄芩 6～10 g,半枝莲 15～30 g,土茯苓 15～30 g,海藻 10～15 g,水蛭 3～10 g,䗪虫 6～10 g,柴胡 6～10 g,半夏 10～15 g,制大黄 6～15 g。

[功效]　益气温阳,清热解毒,活血通络。

[主治]　此方多用于糖尿病肾病伴肾阳不足、血瘀络阻证。症见:面色萎黄或㿠白,颜面、下肢水肿,肢体肿痛,大便溏结不调,舌暗紫,舌下脉络暗紫瘀迂曲,苔薄腻或厚腻,脉沉涩。

[方解]　方中黄芪益气扶正,淡附片温阳补肾,黄芩、黄连清泄上中焦湿热,半枝莲、土茯苓既清下焦湿热,又解毒散结,海藻、水蛭、䗪虫逐瘀散结、活血通络,柴胡、半夏、大黄为大柴胡汤之意,清热逐瘀、泻火和胃。全方在益气温阳之基础上,清泄三焦、活血解毒、逐瘀通络。

常用加减:畏寒肢冷加仙茅、淫羊藿,腰膝酸痛、筋骨萎软加杜仲、牛膝,小便清长、余沥不尽加芡实、覆盆子,颜面、四肢水肿加防己、泽泻,形体虚胖或羸瘦加生晒参、熟地,大便溏软、五更泄泻加补骨脂、肉豆蔻,面色黧黑、下肢暗紫加桃仁、虻虫,大便秘结、腹胀腹痛加枳实、厚朴,甚则芒硝。

【验案举例】

患者,女,48 岁。

初诊(2011 年 9 月 12 日)　多饮、多尿伴消瘦 1 年余,伴视物模糊,下肢麻木时有疼痛。确诊为糖尿病肾病,糖尿病周围神经病变,糖尿病足。近期经生物合成人胰岛素注射液、厄贝沙坦片、硝苯地平控释片等西药治疗 1 月余,效不佳,伴下肢轻度水肿。刻诊形体消瘦,面色萎黄稍有肿胀,大便欠畅,尿蛋白(＋＋＋),24 h 尿蛋白定量 3.1 g,血浆白蛋白 33 g/L。舌淡偏暗,苔薄黄偏腻,舌底静脉紫暗,脉沉弦细涩。

中医诊断:消渴,水肿。证型:瘀水互结。治法:益气温阳,活血通络。处方:

黄芪 30 g,淡附片 6 g,黄芩 10 g,黄连 6 g,半枝莲 30 g,土茯苓 30 g,海藻 15 g,水蛭 3 g,蟅虫 6 g,柴胡 10,制半夏 10 g,制大黄 12 g,淫羊藿 30 g。

7 剂,分两次温服。

服药 28 剂复查尿蛋白(＋＋),24 h 尿蛋白定量 0.73 g。服药 3 个月后,尿蛋白(＋),24 h 尿蛋白定量 0.49 g,血浆白蛋白恢复至 41 g/L。连续服药半年复查尿蛋白转阴,24 h 尿蛋白定量 0.19 g,此后患者断续服药 1 年余,病情稳定。

[按] 本案为糖尿病肾病,系继发性肾病,结合其舌脉证象,考虑为肾阳不足,兼水湿瘀滞,久病夹瘀,亦有血瘀之证,湿瘀胶滞,内毒蕴结,故以天合保肾合剂治之,方中黄芪具益卫固表、补气升阳、利水消肿之功、淡附片补水中之火、温肾中之阳,两者配伍,补肾气、振元阳,使精得藏,水有主,使三焦津液代谢得司,为方中之主药。黄连、黄芩清热燥湿解毒,土茯苓除湿解毒、通利关节,半枝莲清热利湿解毒,海藻消痰散结、利水消肿,蟅虫、水蛭破血逐瘀、消肿散结,大黄活血解毒、去瘀生新,与柴胡、半夏相合取意大柴胡汤,有清泄肝胃郁热之功。案中标本同治,主次兼顾。

严仲庆常以天合保肾合剂为基础方治疗糖尿病肾病,因此病兼有肾病之阳虚和糖尿病之血瘀为其根本证候,并据阴阳气血虚损及痰湿浊毒轻重临证加减。糖尿病肾病相当于糖尿病的慢性并发症阶段的后期,因久病入络,络瘀脉损而成。严仲庆在治疗此期患者时常以瘀血论治,常以"瘀血为患"的思维,活血化瘀法用于糖尿病,可以有效地延缓糖尿病的病情发展。疾病发展至此多虚实夹杂,可夹热、夹痰、夹湿等。这些热、痰、湿、瘀既是糖尿病的病理产物,也是促使糖尿病进一步发展的重要因素,故疾病后期可伴有虚、瘀、浊之证,尤其是到达尿毒症期,以经方大黄附子汤化裁的"温肾解毒汤"保留灌肠治疗,除了能改善临床症状外,对降低血肌酐和尿素氮有明显的作用。

益肾活血汤(章关根)

[组成] 黄芪30 g,怀山药30 g,茯苓30 g,丹参15 g,杜仲15 g,山茱萸15 g,石见穿30 g,䗪虫10 g,僵蚕10 g,蜈蚣1条,蒲黄10 g,益母草15 g,桃仁12 g,六月雪30 g,制半夏10 g。

[功效] 益肾补气,活血降浊。

[主治] 脾肾两虚,瘀血阻滞,湿浊内停,虚实并存的慢性肾炎,肾功能不全。症见:头晕肢肿,脘闷泛恶,腰酸心悸,神倦乏力,苔浊腻,舌淡暗,脉沉细。

[方解] 方中黄芪、茯苓、山药、䗪虫、蒲黄、桃仁益肾健脾,活血祛瘀为君药;杜仲、山茱萸、丹参、益母草、补肾活血为臣药;僵蚕、蜈蚣虫类药消蛋白尿,石见穿、六月雪、制半夏利水降浊,全则益气补肾,生清降浊。

常用加减:阴虚可加生地15 g,墨旱莲15 g,太子参20 g;阳虚可加益智仁12 g、巴戟天15 g;水肿尿少加车前子20 g、泽泻15 g;恶心随证可加陈皮6 g、制厚朴12 g等。

【验案举例】

患者,男,56岁。

初诊(2002年5月16日) 反复水肿头晕,腰痛心悸,蛋白尿10余年,血压升高,近1个月来外感症状加重,出现面暗唇绀,胸闷气急,腹胀尿少,大便溏烂,纳少,舌嫩,苔白腻,脉沉细。血肌酐194 mmol/L,尿素氮18.5 mmol/L;尿常规检查:尿蛋白(＋＋＋),隐血(＋＋＋),红细胞(＋＋),白细胞(＋);B超示:双肾弥漫性病变,少量腹水。测血压180/100 mmHg。

中医诊断:水肿。证型:瘀水互结。治法:温脾益肾,活血化瘀,化浊消肿。处方:

生黄芪、丹参、石见穿、益母草各30 g,泽兰、川芎各15 g,桂枝、炒白术、制半夏各10 g,六月雪30 g,桃仁、白僵蚕、露蜂房各12 g,蜈蚣2 g。

7剂,分两次温服。

连续服药1月半后,症状减轻,尿检蛋白(＋＋),隐血(＋)。嘱其原方加减,服药4个月后,复查尿蛋白阴性,血肌酐、尿素氮均正常,症状消退。再嘱服六味地黄丸合丹参片,随访症状好转。

[按] 本病病久失治,导致脾肾两虚,瘀血阻滞,湿浊内停,虚实并存。治疗关键是消除肾脏肿胀,改善肾功能。方中黄芪、怀山药、茯苓、炒白芍、桂枝、制半夏益气补肾、生清降浊;丹参、川芎、泽兰、益母草、蒲黄活血化瘀;僵蚕、露蜂房、蜈蚣等虫类药消蛋白尿。现代医药学研究认为活血化瘀药具有改善肾脏微循环、抗凝、抗变态反应,消除抗原及炎症等作用,故治疗慢性肾炎、肾功能不全有效。

祖传四金排石汤(傅金汉)

[组成] 金钱草 50 g,郁金 30 g,海金沙 15 g(包煎),鸡内金 10 g,萹蓄 10 g,瞿麦 10 g,车前子 15 g(包煎),石韦 10 g,冬葵子 10 g,滑石 20 g(包煎),绵萆薢 30 g。

[功效] 清热利湿,通淋排石。

[主治] 淋证(石淋)。症见:症见小便频急,尿道涩痛,或小腹拘急,腰腹绞痛;或伴有发热,小便灼热;或小便中混杂砂石,排尿时尿流中断,甚则排尿困难;或尿中带血或夹有血块,舌质红,苔薄或苔腻,脉象滑数等证属湿热蕴结之象。

[方解] 以利水通淋、清热消肿之金钱草为君,辅以化坚消石之鸡内金,活血行气之郁金,通淋止痛之海金沙,因四药中均含有"金"字,故曰"四金排石汤"。萹蓄、车前子清利湿热同为臣药,滑石、绵萆薢、冬葵子均能利尿通淋,分清化浊,为佐药。瞿麦活血而通经,石韦凉血以止血,二药相伍,活血不动血,止血不留瘀,同为使药。共奏清热利湿、活血行气、利尿排石之功。

常用加减:肾虚腰痛者加牛膝、杜仲、桑寄生;血尿者加仙鹤草、白茅根、大小蓟;腹痛者加延胡索、香附、枳壳;瘀血明显者加丹参、赤芍、牛膝。每日 1 剂,水煎 2 次,每次 40 min,2 次滤液 400 ml,分 2 次服。30 日为 1 个疗程,治疗 1 个疗程后判定疗效。嘱患者多饮水,并根据年龄、体质及耐受力等情况,于服药后 20 min,原地做跳跃运动。

【验案举例】

患者,男,33 岁。

初诊(2009 年 8 月 22 日) 近 1 个月曾发作 2 次腰及腹部疼痛,1 日前因上山干农活,回家后突然出现左侧腰部及骶部绞痛,连及腰背、会阴,伴有腹胀、恶心、呕吐、坐立不安、持续 2 h 余,痛后出现血尿,来我院急诊。体检:左肾区及腹部叩击痛明显,左下腹压痛。尿检:红细胞(＋＋＋＋)。B 超示:左输尿管第二狭窄部结石 11 mm,伴中度肾积水。舌质淡红,舌苔薄黄,脉沉细。

中医诊断:淋证。证型:石淋。治法:利水通淋,清热排石。处方:

金钱草 50 g,郁金 30 g,海金沙 15 g(包煎),鸡内金 10 g,萹蓄 10 g,瞿麦 10 g,车前子 15 g(包煎),石韦 10 g,冬葵子 10 g,滑石 20 g(包煎),绵萆薢 30 g。

7 剂,每剂取汁 400 ml,分两次温服。

服用 20 剂后,诸症消失。经 B 超复查示:双肾、输尿管、膀胱、尿道均未见异常。随访半年未见复发。

[按]　本病属中医"石淋"范畴。多因湿热蕴结下焦,膀胱气化失司,尿液煎熬,日积月累,尿中杂质结为沙石;结石久居不去,必致气滞血瘀、耗伤正气,正气既损,更无以推石下行,以致尿路阻滞,引发诸症。故《诸病源候论》曰:"石淋者,淋而出石也,肾主水,水结则化为石,故肾客沙石。肾虚为热所乘,热则成淋,其病之状,小便茎里痛,尿不能卒出,痛引少腹,膀胱里急,沙石从小便道出,甚者塞通令闷绝。"病机关键在于膀胱湿热,故治宜清热利湿,排石通淋。针对该病机特点,四金排石汤中,金钱草、海金沙、萹蓄、瞿麦、车前子、石韦、滑石、冬葵子均能清热利尿,通淋排石,而重用金钱草为君;海金沙、萹蓄、车前子为臣,鸡内金化坚消石,郁金活血行气止痛亦为臣,绵萆薢利湿分清化浊为佐,而滑石、冬葵子又有滑利通窍之功,能够滑利输尿管和尿道,利于结石的排出,共为佐药;瞿麦还有活血通经之功,能增强郁金活血行气止痛之力,为使;石韦入血分,又能凉血止血,对尿石症导致的出血有良好的止血作用,亦为使药。据现代药理研究证实,金钱草、海金沙、鸡内金、滑石、车前子能化石溶石,金钱草、瞿麦、绵萆薢通过利尿作用间接地增强输尿管蠕动,促进结石排出。综观全方,具有清热利湿、活血行气、利尿通淋排石之功。服药期间,多饮水、多跳跃可促进结石的下移排出。本方还具有增加尿量,消除肾积水,增强输尿管蠕动,抗炎止痛,改善局部微循环的作用,从而加快结石的排出。

················· 第七节 内 分 泌 病 方 ·················

补阳动眼方（张祝华）

[组成] 黄芪 40 g,陈皮 10 g,鸡血藤 15 g,当归 6 g,川芎 12 g,川牛膝 12 g,赤芍 15 g,桃仁 6 g,红花 6 g,地龙 6 g,丹参 20 g,桑枝 30 g,桑椹子 20 g,蜈蚣 2 支,僵蚕 10 g。

[功效] 补气活血,祛风通络。

[主治] 气滞血瘀、风邪阻络之糖尿病眼肌麻痹症,症见:眼睑下垂,睁眼无力,体倦乏力,头昏头晕,舌淡,苔腻,舌下络脉迂曲,脉沉细;也可用于中风、面瘫等。

[方解] 方中重用黄芪补中益气,气行则血行,配当归活血补血通络行气,辅以川芎、赤芍、丹参活血和营,少佐桃仁、红花化瘀通络,加桑枝、桑椹子补肾通络,引药上行,蜈蚣、僵蚕、地龙三种虫类药之运用,祛风通络,力达病所,具直捣黄龙之势。

常用加减:合并中风,痰瘀蒙窍较重者可酌情加用白芷、石菖蒲、刘寄奴、鬼箭羽以加化痰通络开窍之力。

【验案举例】

患者,女,71 岁。

初诊(2016 年 2 月 18 日) 左眼睑下垂,睁眼无力 20 日。患者有糖尿病病史 20 余年,平素 1 日 4 次基础加餐时胰岛素降糖治疗,血糖空腹波动在 7.2 mmol/L,餐后 2 h 血糖波动在 10.8 mmol/L,糖化血红蛋白(HbA1c) 7.5%,尿蛋白(++)。2 月 1 日早晨患者买菜回来,发现作眼睑睁不开,用手撑开看物有重影。至当地西医院就诊,诊断"糖尿病动眼神经、外展神经麻痹",予住院治疗。入院后完善检查,头颅 CT 示:大脑基底节有腔隙梗死灶,肌电图检查提示周围神经病变,予应用甲钴胺注射液营养神经治疗 18 日,效果不佳出院。2 月 18 日来我院内分泌门诊中医治疗,症见:左眼睑下垂,行动迟缓,自诉乏力纳差,夜寐欠佳,舌红,苔薄腻,舌下络脉迂曲,脉沉弦。

中医诊断:消渴、睑废。证型:气血亏虚,风邪入中。治法:补气活血,祛风通络。处方:

黄芪 40 g,陈皮 10 g,鸡血藤 15 g,当归 6 g,川芎 12 g,川牛膝 12 g,赤芍 15 g,桃仁 6,红花 6 g,地龙 6 g,丹参 20 g,桑枝 30 g,桑椹子 20 g,蜈蚣 2 支,僵蚕 10 g,决明子 20 g。

7 剂,水煎服。

二诊(2016 年 2 月 25 日)　患者诉乏力较前好转,血压 150/90 mmHg,舌红,苔薄腻,舌下络脉迂曲,脉沉弦。前方继进,加钩藤 30 g。

三诊(2016 年 3 月 3 日)　患者较前稍能睁眼,但行止不稳,感视物模糊,重影仍有,舌红,苔薄腻,舌下络脉迂曲,脉沉弦。

前方继进,加青葙子 20 g、千里光 10 g、木贼 10 g、夏枯草 20 g。

四诊(2016 年 3 月 10 日)　患者已能睁眼,视物重影消失,但晨轻暮重,傍晚或劳累后睁眼仍费力,休息后好转,拟效不更方,继服半个月后诸症好转。

随访 3 个月,未见复发。

[按]　本患者糖尿病日久,气血亏虚,血脉失养,久病入络,眼、脑诸络受阻,而发为眼肌麻痹,见眼睑下垂、复视诸症。现代医学认为大脑及眼动脉侧支循环不丰富,分支管腔狭窄,糖尿病日久,引起血流障碍,营养失调,发生局部缺血缺氧而加重受损,故发生动眼神经眼肌麻痹较多。本方以补阳还五汤为基础方,加鸡血藤、丹参、川牛膝加强活血之功,桑枝、桑椹子同源而生,枝以引经通络,子以补肾固本,蜈蚣、僵蚕虫类之品,化痰通络,灵动有情。青葙子、千里光、木贼为治视物模糊、复视之常用药物,张祝华常常配合四物汤、补阳还五汤等使用,对糖尿病伴视网膜病变等眼部并发症均有较好疗效。

芪夏消瘿合剂(张祝华)

[组成]　黄芪 30 g,炒白术 15 g,夏枯草 30 g,玄参 15 g,桔梗 6 g,生甘草 6 g。

[功效]　益气养阴,清热解毒。

[主治]　气阴两虚,热毒壅盛之瘿病。症见:气短乏力,胸闷心悸,口干

多汗,烦躁不安,舌红,苔白,脉弦数。

[方解] 方中黄芪、炒白术益气扶正,取玉屏风散之意,夏枯草、玄参二药合用,共奏清热散结、养阴柔肝之功效,桔梗引药上行,直达病所,生甘草甘缓和中,调和诸药。

常用加减:热毒重者可酌加仙鹤草15g、白花蛇舌草20g、地锦草20g,其中仙鹤草一味,《伪药条辨》谓"治瘰疬",能入血分,散毒邪;烦躁不安,睡眠不佳者可酌加酸枣仁、柏子仁、首乌藤等。

【验案举例】

患者,女,65岁。

初诊(2015年5月10日) 全身乏力9月余。现症见畏寒怕冷,胃纳差,寐不安,舌红,苔白,脉弦数。当地卫生院B超检查提示甲状腺多发小结节,甲状腺功能检查异常(报告患者未提供),其他检查无殊。当地医院予氨基酸注射液静滴治疗,疗效不佳。来本院就诊后,与复查甲状腺功能异常:甲状腺球蛋白抗体53.54 IU/ml,甲状腺过氧化物酶抗体390.90 IU/ml。

中医诊断:瘿病。证型:气阴两虚,兼见热毒。治法:益气养阴,清热解毒。处方:

黄芪30g,炒白术15g,夏枯草30g,仙鹤草15g,白花蛇舌草20g,地锦草20g,玄参15g,桔梗6g,生甘草6g。

7剂,水煎服。

二诊(2015年5月17日) 服药后诸症较前改善,效不更方,前方继进,视热毒之减轻,酌减清热解毒之品,加益气扶正之剂,徐徐收功。

服药约1月余,复查甲状腺功能,提示甲状腺球蛋白抗体3.71 IU/ml,甲状腺过氧化物酶抗体41.81 IU/ml。甲状腺指标较前明显好转,症状消失。随访1年未见复发。

[按] 本患者中老年女性,年老气血亏虚,正气不固,热毒邪气扰乱甲状腺之正常功能,诸症渐显,此属气阴两虚、热毒壅盛之瘿病。方用芪夏消瘿合剂加减。黄芪、炒白术益气扶正,取玉屏风散之意;夏枯草、玄参二药合用,共奏清热散结、养阴柔肝之功效;桔梗引药上行,直达病所;生甘草甘缓和中,调和诸药。初期加用仙鹤草15g、白花蛇舌草20g、地锦草20g以强清热解毒之力,后期逐渐减量,直至不用。后期酌加黄芪、白术等益气扶正之品,以求邪去

正安,无复发之虑。

扶正祛邪,急则治标,缓则治本,是张祝华诊治甲状腺疾病时的一贯观点。认为甲状腺急性期以热毒炽盛之表现为主,最宜急则治标,运用清热解毒之剂缓解急性症状,必要时可中西医结合以求速效。后期通过健运脾胃,扶助正气,以求复原。瘥后调理,尤需重视,切不可过度劳累,昼夜颠倒,烟酒不忌,过食海鲜,不遵医嘱,极易复发。

···················· 第八节 风 湿 病 方 ····················

清化益肾蠲痹汤(裘昊)

[组成] 生地、熟地各 20 g,玄参 20 g,知母 10 g,黄柏 10 g,全当归 10 g,乌梢蛇 10 g,水牛角 30 g,秦艽 15 g,萆草 30 g,威灵仙 30 g,地龙 10 g,䗪虫 10 g,生白芍 20 g,生甘草 6 g。

[功效] 清热化湿,益肾养阴,蠲痹通络。

[主治] 痹证(类风湿关节炎)。症见:痹证日久不愈,关节屈伸不利,肌肉瘦削,腰膝酸软,心烦口干。舌质淡红,舌苔薄白或少津,脉沉细弱或细数。

[方解] 生地、熟地补益肝肾、滋阴清热,为共为君药;玄参、知母、黄柏滋阴清热,全当归、生白芍补血养肝,水牛角清热凉血共为臣药;乌梢蛇、䗪虫、秦艽、萆草、威灵仙、地龙通络止痛,共为佐药;生甘草调和诸药,为使药。诸药共用具有清热化湿、益肾养阴、蠲痹通络之功效。

【验案举例】

患者,女,58 岁。

初诊 患类风湿关节炎近 2 年,曾用地塞米松等药物治疗,关节疼痛有所缓解。现在两手指、腕、肘、肩、踝、膝关节肿胀、灼热疼痛,手指、腕关节变形,晨僵,握拳不固。查:红细胞沉降率 78 mm/h,抗链球菌溶血素"O"625 IU/ml,类风湿因子 286 IU/ml,口干欲饮,纳一般,便干尿浊。舌质红苔光剥,脉弦数。

中医诊断：痹证。证型：肝肾两虚，兼见湿热。治法：清热化湿，益肾养阴，蠲痹通络。处方：

生地、熟地各 20 g，玄参 20 g，知母 10 g，黄柏 10 g，全当归 10 g，乌梢蛇 10 g，水牛角 30 g，秦艽 15 g，萆草 30 g，威灵仙 30 g，地龙 10 g，䗪虫 10 g，生白芍 20 g，生甘草 6 g。

7 剂，每日 1 剂，分次煎服。

连服 18 日。嘱其关节痛转轻后逐渐撤减激素，以本方增损调治 3 个半月，全身关节灼热疼痛明显好转，红细胞沉降率降至 22 mm/h，地塞米松亦减至每日 1/2 片，再予原法治疗 1 个月后停服汤剂，继服益肾蠲痹丸以善其后，此时地塞米松已撤除。患者生活亦能自理，并可从事家务劳动。

［按］ 类风湿关节炎类似于《金匮要略》之历节病、宋代《太平圣惠方》之顽痹，以其症情顽缠、久治难愈而命名，故绝非一般祛风、燥湿、散寒、通络之品所能奏效。除选草木之品以补肾强本之外，更藉虫类血肉有情之品搜风剔邪，散瘀涤痰，标本兼顾，方能攻克此症。本例患者系顽痹中郁久化热伤阴型，又由于长期使用激素，阴阳失衡，功能紊乱，肾督亏虚，出现肾阴不足、湿热流注、经隧不利之症状。故治疗关键在于调整机体阴阳平衡，清化湿热，益肾养阴，蠲痹通络，而奏诸效。

养阴清肝汤(王根荣)

［组成］ 麦门冬 30 g，枸杞子 12 g，菊花 12 g，熟地 15 g，山茱萸 12 g，山药 12 g，牡丹皮 12 g，茯苓 12 g，泽泻 12 g，生甘草 5 g，黄芩 12 g。

［功效］ 养阴生津，清肝明目。

［主治］ 肝阴不足，胃热津伤之燥痹。症见：口眼干燥，羞明畏光，喜饮凉水，或毛发枯槁不荣，或心烦失眠，大便干结，苔干燥少津，脉细或细数。

［方解］ 本方以熟地、枸杞子滋补肝肾，麦冬养阴生津为君药，菊花、黄芩、山茱萸、山药补养肝脾，清肝明目为臣药，佐以牡丹皮、茯苓、泽泻、生甘草等利湿泄浊，清泄虚火。诸药合用既能补益肝肾，养胃生津；又能清肝明目。

常用加减：眼干严重者加密蒙花 12 g、千里光 15 g；口干严重者加制玉竹

12 g、北沙参 15 g;口腔溃疡者加土茯苓 12 g、蒲公英 15 g;关节疼痛加秦艽
10 g、防风 10 g;乏力明显加太子参 15 g、生黄芪 12 g。

【验案举例】

患者,女,50 岁。

初诊　患者自 45 岁开始出现较明显的口干,病初未引起重视,饮点开
水能自行缓解。发病约半年后口干加重,每日需要饮较多的开水,并且喜
欢饮凉开水。同时经常伴有双手指关节疼痛。去当地医院检查,诊断为
干燥综合征。西医用泼尼松和白芍总苷片给予治疗,关节疼痛缓解,但口
干变化不大。第二年又出现眼睛干燥,特别看手机或电脑有畏光现象。
患者很焦虑到处就医问药,走遍绍兴、杭州各大医院。但检查结果基本一
致,所用药物也无甚变化。后慕名前来我院风湿专科就诊,要求用中药治
疗。患者就诊时口干眼燥比较突出,并且畏光羞明,口干欲饮凉水,苔少
舌质红,脉弦细数。

中医诊断:燥痹。证型:肝阴亏虚。治法:养阴清肝。处方:

黄芩 12 g,杭菊花 15 g,生地 15 g,山茱萸 12 g,怀山药 12 g,枸杞子 15 g,
牡丹皮 12 g,泽泻 12 g,茯苓 12 g,生甘草 5 g,麦冬 30 g,北沙参 15 g,制玉竹
12 g,密蒙花 15 g。

30 剂,水煎服。

连续服用 1 个月后,口眼干燥明显减轻,喝凉水的次数明显减少,已能不
带开水瓶外出活动。虽仍然有畏光现象,但已能较长时间看手机电脑。患者
诸症改善,效不更方,继续加减治疗。

[**按**]　本例患者系肝阴不足,阴虚内热,胃热津伤之故,用养阴清肝汤治
疗,取得了比较好的效果。

燥痹相当于现代医学的干燥综合征,主要表现为口眼干燥,口干喜饮凉
水,眼睛干燥喜用人工泪液。到目前为止干燥综合征还没有特效的治疗方法,
临床需要中医中药的治疗。养阴清肝汤是在杞菊地黄汤和麦门冬汤的基础上
变化而来。杞菊地黄汤是治疗肝肾阴亏,眩晕耳鸣,视物昏花之良方;麦门冬
汤专治燥病,具有清养肺胃的作用。干燥综合征经常表现出内热症状,在具体
用药时必须加清热的药物,同时对那些兼症必须随症加减。

第九节 肿 瘤 病 方

鼻咽肿瘤方（骆学新）

[组成] 南沙参 15 g，北沙参 15 g，天冬 15 g，麦冬 15 g，牡丹皮 10 g，壁虎 3 g，露蜂房 10 g，夏枯草 15 g，生牡蛎 30 g，八月札 15 g，山药 30 g，辛夷花 10 g，薏苡仁 30 g。

[功效] 养阴生津，清热解毒。

[主治] 用于治疗鼻咽癌放疗后阴虚有热。症见：口干舌燥，乏力，大便干燥，舌红，苔少，脉细数。

[方解] 南沙参、北沙参、天冬、麦冬养阴润肺、益胃生津共为君药，牡丹皮、八月札凉血祛瘀，壁虎、露蜂房、夏枯草、生牡蛎清热软坚散结，山药、白扁豆、薏苡仁健脾补气，辛夷宣通鼻窍。

常用加减：伴有气虚者加黄芪；纳差加焦山楂、六神曲、鸡内金，口干严重者加乌梅、炙甘草酸甘化阴；鼻塞流黄涕加黄芩、辛夷清肺宣窍。

【验案举例】

患者，男，55 岁。

初诊（2016 年 8 月 15 日） 患者 2016 年 3 月 14 日因"颈部肿物"至绍兴第二医院住院治疗，鼻咽部穿刺病理提示："非角化性未分化型癌"，查鼻咽部 MRI 示"鼻咽顶后壁软组织增厚"。2016 年 3 月 18 日至 2016 年 8 月 10 于该院行同步放化疗治疗。放疗、化疗后，患者感鼻咽干涩，口干明显。刻下：鼻咽干涩，口干，乏力，纳差，黄鼻涕，夜眠差，大便干燥，舌红，苔少，脉细数。

中医诊断：石上疽。证型：阴虚内热。治法：养阴生津，清热解毒。处方：

南沙参 15 g，北沙参 15 g，天冬 15 g，麦冬 15 g，牡丹皮 10 g，黄芪 30 g，壁虎 3 条，露蜂房 10 g，夏枯草 15 g，生牡蛎 30 g，八月札 15 g，山药 30 g，白扁豆 30 g，薏苡仁 30 g，焦山楂 20 g，六神曲 20 g，黄芩 10 g，辛夷 10 g，苍耳子 10 g，

生地 30 g,玄参 30 g。

7 剂,水煎服。

二诊(2016 年 8 月 22 日)　服药后胃纳、夜眠改善,舌红,苔少,脉细。

上方去鸡内金、焦山楂,加火麻仁、瓜蒌仁,水煎服,每日 1 剂,水煎服,连服 14 日。

三诊(2016 年 9 月 6 日)　口干缓解,大便通畅,胃纳、夜眠可,舌脉如前。

患者随后坚持门诊就诊,至今行中医药治疗已近 4 年。现一般情况良好,隔半年复查病情稳定,放疗后口干逐渐消失。

[按]　该患者为鼻咽癌放化疗后,气阴耗伤,骆学新坚持"存得一分津液,便有一分生机"原则,运用清热养阴中药贯穿始终。初诊时,患者放疗后 5 日,证属阴虚有热、虚火上炎,兼有气虚,以致鼻咽干涩、口干、夜眠差、乏力、纳差,方选鼻咽癌经验方,加黄芪、焦山楂、六神曲、鸡内金健脾消食,便秘加用生地、玄参增液润肠。二诊时,患者胃纳、夜眠改善,但咽干不适、便秘,上方去炒鸡内金、焦山楂,加瓜蒌仁、火麻仁清热通便。肿瘤之病,病情复杂,在辩证基础上根据病情变化,随证治之,经过一阶段治疗后,阴虚之象改善,热毒渐祛,正气大复,体质良好,终达带瘤生存之效。

扶正解毒汤(董柏祥)

[组成]　黄芪、炒白术、藤梨根、半枝莲各 30 g,猪苓、茯苓各 20 g,党参、灵芝、北沙参、蚤休各 15 g,当归 12 g,五味子 10 g,绿萼梅 8 g。

[功效]　补气益血,解毒祛邪。

[主治]　晚期肿瘤。症见:乏力,纳差,神疲肢软,舌淡红,苔薄白或薄腻,脉细弱或弦数。

[方解]　方中黄芪、党参、炒白术、猪苓、茯苓、灵芝健脾益气,增强机体免疫力;当归养血;北沙参、五味子养阴生津、补肾宁心;藤梨根、半枝莲、蚤休清热解毒、消肿止痛,现代药理研究表明有很强的抑制肿瘤生长作用;绿萼梅理气而不伤阴。诸药合用,既能提高机体免疫力,又有很强的抗癌作用。

常用加减:肺癌酌加黄芩、浙贝母、炙百部;肝癌酌加柴胡、郁金、炙鳖甲;胃癌酌加蒲公英、绞股蓝、甘松;乳腺癌酌加山慈菇、制香附、炮穿山甲;结肠癌酌加白花蛇舌草、炒黄柏、薏苡仁;前列腺癌酌加土茯苓、萹蓄、制水蛭。疼痛明显者加延胡索、全蝎;纳呆者,加炒鸡内金、焦谷麦芽、焦山楂;舌红苔少阴虚者加石斛、西洋参、麦冬。

【验案举例】

患者,女,62岁。

初诊(2007年10月12日) 患者因干咳、右胸痛4个月、气急1个月,经CT、纤维支气管镜及病理活检,确诊为右上肺癌伴右侧胸腔积液,被告知已失去手术机会,而要求服用中药治疗。刻诊:神疲肢软,胸闷气急,右侧胸痛,偶有咳嗽,痰少,胃纳欠佳,睡眠多梦易醒,大便干结,舌红少津,苔薄,脉细弦数。

中医诊断:悬饮。证型:阴虚内热。治法:滋阴清热,泻肺化饮,佐以理气化痰。处方:

炙麻黄8g,黄芩、炒地龙、炒葶苈子(包煎)、五味子、生甘草各10g,蚤休、全瓜蒌、浙贝母、玄参、炙百部、沙参各15g,生黄芪、炒白术、藤梨根各30g。

7剂,水煎服,日1剂。

二诊(2007年10月19日) 胸闷气急稍减轻,纳食增加,余症未愈。舌淡红,苔薄腻、脉细滑。

前方去炙麻黄、炒葶苈子、桑白皮,加党参、灵芝各15g,猪苓、茯苓各20g,再服14剂。

诸症明显好转。此后一直以本方为主,加减服用。患者病情稳定,能从事一般家务劳动。

[按] 扶正与祛邪是中医治疗疾病的基本法则。何时扶正,何时祛邪,时机十分重要。晚期肿瘤患者往往正虚邪盛,常需扶正祛邪并施。扶正解毒汤健脾益气,养血滋阴,而不忘解毒祛邪。既提高机体免疫力,又抑制肿瘤生长,常使患者提高生活质量,带瘤延年。

扶正消癌汤(常青)

[组成] 生晒参9g,干石斛10g,绞股蓝30g,生薏苡仁30g,半枝莲60g,猫爪草30g,藤梨根60g,白花蛇舌草60g,壁虎2条,莪术30g,赤芍15g,八月札30g,鸡内金15g,炒白术30g,生甘草15g。

[功效] 疏肝扶正,益气养阴,活血化瘀,扶正消瘤。

[主治] 中晚期各类癌肿及某些早期肿瘤的特需患者,亦可配合放化疗以减毒增效,若配合手术前后之治疗,则具增强体质、促进康复、预防复发之功。

[方解] 生晒参、白术,健脾益气、扶正培本,伍绞股蓝提高免疫以扶正抗癌;干石斛滋阴生津;薏苡仁化浊抗癌;藤梨根、半枝莲、白花蛇舌草、莪术、赤芍,清热解毒、消瘤散结、活血化瘀;八月札、猫爪草、壁虎疏肝解毒散结;鸡内金运脾健胃消积;生甘草清热解毒、调和诸药。全方共奏健脾益气、滋阴生津、清热化瘀、疏肝消瘤之功,扶正抗癌而一箭双雕,可见常氏治癌特色之一斑。

常用加减:口干咽燥加沙参,麦冬;恶心呕吐加清半夏、淡竹茹;疼痛加延胡索、蜈蚣、鸡矢藤;吞咽困难加威灵仙、蜣螂虫、急性子;肿块坚硬者加山慈菇、黄药子、穿山甲;火毒盛加羚羊角、赤芍、生大黄、野葡萄根等。癌患部位不同,则酌加引经药,以促药力直达病所。

【验案举例】

患者,男,68 岁。

初诊(1986 年 5 月 12 日) 患者经胃镜、病理切片确诊为胃贲门部腺癌,形瘦,纳钝,脘胀呕恶,精神萎软,脉沉细,舌淡黯,苔薄腻,血红蛋白 85 g/L,呈恶病质状态。

中医诊断:积聚。证型:正虚瘀结。治法:益气养阴,活血化瘀,扶正消瘤。处方:

生晒参 9 g,干石斛 10 g,半枝莲 60 g,藤梨根 90 g,白花蛇舌草 60 g,壁虎 2 条,刺猬皮 15 g,海螵蛸 15 g,焦六曲 30 g,厚朴花 30 g,玳玳花 10 g,鸡内金 30 g,炒白术 30 g,生甘草 10 g。

7 剂,分两次温服(另饭后送服自拟医院制剂复方扶正消瘤丸每日 3 次、每次 6 丸)。

半个月后,食欲体重显增,上脘痞胀感逐渐消失,3 个月后,血象白细胞计数 8.2×10⁹/L,血红蛋白 125 g/L,纳便恢复正常,生活已能自理。以后,续进原方加扶正消瘤丸,5 年随访,患者生存质量良好,复查各项理化指标正常范围。

[按] 全方宗"结者散之,客者除之,留者行之,苦以泄之,坚以软之,辛以开之和扶正消瘤"之旨,共奏理气化痰、消瘤散结之效。次以自拟丸药补益正气,消瘤抗癌以达病所,攻补兼施,渐磨渐消。俾气振血畅,则破残之邪遂去矣。

化疗辅助方（骆学新）

[组成]　姜半夏 10 g，陈皮 10 g，茯苓 30 g，枳壳 10 g，炒黄芩 10 g，柴胡 10 g，姜竹茹 10 g 车前子 30 g（包煎），泽泻 30 g，薏苡仁 30 g，焦山楂 20 g，六神曲 20 g，浙贝母 15 g。

[功效]　清化痰湿，调理气机，平胆和胃。

[主治]　化疗后痰浊内扰，胃失和降。症见：乏力、纳差、恶心欲吐，不思饮食。苔薄白或薄黄，脉沉细或滑。

[方解]　方中半夏燥湿化痰，清热和胃止呕，半夏经姜制后减半夏毒性，增降逆止呕之功；陈皮理气行滞、燥湿化痰，二者合用，体现治痰先理气，气顺则痰消之意。枳壳宽中下气、破气消积，性较枳实缓和，与陈皮合用，增强行气运脾之功。脾喜燥恶湿，湿盛加重脾虚，加入茯苓淡渗利湿。竹茹、浙贝母清热除烦，化痰止呕。黄芩、柴胡既可调畅肝胆之气机，又可清泄内蕴之湿热，黄芩性寒，炒后减其寒性，以免苦寒伐胃。多数患者舌苔厚腻，单凭茯苓除湿力道不足，加入车前子、泽泻、薏苡仁增强渗利湿热痰浊之功，提胃气，导水势，焦山楂、六神曲为常用的消食开胃药。

常用加减：痰浊化火可加黄连、蒲公英；苔腻不化可加用平胃散等。便秘可加用生白术、枳实、火麻仁等。血象下降者加用黄芪、仙鹤草、鸡血藤、枸杞子、红枣、甘草等补益气血，严重者可加生晒参等。

【验案举例】

患者，女，54 岁。

初诊（2016 年 9 月 14 日）　卵巢癌术后 4 月余，化疗后 26 日。患者 2016 年 5 月 13 日在某医院行卵巢癌手术，术后病理：①（左、右）卵巢浆液性乳头状囊腺癌，转移至（盆腔）5 只淋巴结。②（右）输卵管浆液性乳头状腺癌，局限于黏膜层。③（左）输卵管黏膜上皮异型增生。④ 增生期子宫内膜。病理诊断为 $PT_3N_1M_0$，分期Ⅲc 期。术后已行 5 次化疗，末次为 2016 年 8 月 20 日。2016 年 9 月 13 日血常规：白细胞计数 $1.9×10^9/L$，血红蛋白 84 g/L，血小板计数 $49×10^9/L$。刻下：乏力明显，行走需人搀扶，不思饮食，恶心欲吐，难以入睡，大便尚正常，无腹泻便溏，苔黄厚润，脉沉细无力。

中医诊断：积聚。证型：痰浊内蕴，正气虚衰。治法：清化痰湿，补气养血。处方：

姜竹茹 10 g，姜半夏 10 g，陈皮 10 g，茯苓 30 g，枳壳 10 g，炒黄芩 10 g，柴胡 10 g，车前子 30 g（包煎），薏苡仁 30 g，焦山楂 20 g，六神曲 20 g，鸡内金 10 g，浙贝母 15 g，仙鹤草 30 g，鸡血藤 30 g，大枣 15 g，黄芪 30 g，枸杞子 30 g，木香 15 g（后下），生晒参 9 g。

7 剂，水煎温服，每日 2 次。

二诊（2016 年 9 月 21 日）　患者精神状态较前好转，胃纳好转，仍有恶心感，但无呕吐，大便不成形，一日 2～3 次，舌苔厚腻较前好转，脉稍有力。自诉白细胞上升，在上方基础上加砂仁 6 g，14 剂。

三诊（2016 年 10 月 5 日）　患者已独立行走，可正常饮食，大便已成形，恶心感较前明显减轻，但仍有，舌苔、脉象与二诊时无明显区别。血常规提示白细胞计数 4.3×10⁹/L，血红蛋白 105 g/L，血小板计数 97×10⁹/L。患者仍有恶心感，且舌苔仍有厚腻，故在二诊基础上加入苍术 10 g，取其辛香苦温之性，燥湿健脾。

后患者继续接受化疗，未再出现明显的恶心呕吐、胃纳不佳等化疗后胃肠道反应，长期门诊治疗中。

［按］　患者卵巢癌术后、化疗后，正气严重受损，复由情志不遂，胆失疏泄，气郁生痰，痰浊内扰，胆胃不和，胃失和降，出现恶心呕吐、不思饮食。胆为邪扰，扰其宁谧，则心烦不眠、夜多异梦。此病案根据病情用化疗辅助方清化痰湿，调理气机，平胆和胃基础上加以仙鹤草、鸡血藤、大枣、黄芪、枸杞子、木香、生晒参补益气血。骆学新在临床中运用此方加减针对化疗治疗导致消化道和造血系统的副作用，运用中医中药治疗既能减轻放、化疗的副作用，又能加强放、化疗的效果，取得了非常满意的疗效。

化癥丹（潘国贤）

［组成］　制马钱子 25 g，五灵脂 30 g，干漆 12 g，火硝 36 g，枳壳 60 g，仙鹤草 9 g，公丁香 50 g，䗪虫 50 g，明矾 30 g，莪术 30 g，广郁金 30 g，蜘蛛 80 g。上药各为细末和匀，贮于瓶中密封，勿泄气。每日 2 次，每服 3 g，温水送下。

［功效］　消瘀散结，消肿止痛，祛毒强心。

[**主治**]　气滞血瘀痰阻之肝癌、肝硬化。症见：腹痛腹胀、头晕乏力、纳呆、便溏、口苦口干。舌红苔薄白或白腻厚、脉细或弦或滑。

[**方解**]　方中马钱子(有大毒，长期服用可能引起强直性惊厥，喝浓茶可解之，慎用)擅长入络搜邪、祛毒散结、消肿止痛。五灵脂、莪术活血化瘀、消癥抗癌、通脉止痛。硝石具有破积散坚、解毒消胀的功效。干漆能消积祛瘀。蜘蛛能祛风消胀解毒。蟅虫具有破血逐瘀、续筋接骨的功效。公丁香具有温中降逆、补肾助阳的作用。明矾具有收敛、杀虫、止血、燥湿、消痰等作用。仙鹤草能收敛止血、止痢杀虫。枳壳理气宽中，郁金行气解郁。上药合用既能解气血之瘀又可祛痰食诸积，是治疗寒凝血瘀、络脉闭阻为病机的癌痛肿瘤的佳配。

常用加减，可以兼服汤剂，丹参、三棱、莪术、蚤休、一枝黄花、八月札、郁金、平地木、茵陈蒿、娑罗子、半枝莲、老鸦柿根、四季青、黄连、十蟾皮等加减。出现黄疸选用茵陈蒿、丹参、秦艽、半枝莲。出现肝区胀痛选用白花蛇舌草、枳壳、石见穿、延胡索、八月札。纳呆口苦时选加鸡内金、柴胡、枳壳、山楂。脚肿腹水时选加干蟾皮、薏苡仁、大腹皮、车前子。

【验案举例】

患者，男，49岁。

初诊(1978年4月9日)　腹痛，右腹鼓胀，面色略黄，头晕乏力，纳呆，便溏，失眠，口苦口干。检查发现舌苔黄厚、脉细滑数。

中医诊断：积聚。证型：气滞血瘀，痰浊内蕴。治法：活血止痛，利水化湿。处方：

化癥丹加炒苍术15 g、车前子30 g、炒白术20 g、茯苓30 g、干蟾皮9 g、炒党参20 g、桂枝12 g、甘草6 g。

7剂，分两次温服。

二诊(1978年5月6日)　腹胀减轻，腹水减少，胃口好转。还有口苦口干、面色略黄、乏力神疲现象。处方：

化癥丹加桂枝9 g、茯苓30 g、炒白术20 g、党参20 g、麦冬12 g、甘草6 g、茵陈蒿15 g、垂盆草30 g、黄芩12 g、柴胡12 g。

14剂。

服药30日后各项症状减轻。此后一直中药调理2年。1980年6月随访一切平稳。

健脾肺方(骆学新)

[组成]　太子参30 g,茯苓30 g,炒白术10 g,桔梗30 g,山药30 g,白扁豆30 g,陈皮10 g,黄芪30,焦山楂20 g,六神曲20 g,仙鹤草30 g,壁虎3条,露蜂房10 g,浙贝母15 g,生牡蛎30 g,薏苡仁30 g。

[功效]　健脾补肺,化痰祛瘀。

[主治]　肺恶性肿瘤,肺脾气虚证。症见:咳嗽、乏力、纳差、腹胀、便溏等。舌淡苔薄白,脉细弱。

[方解]　方中以太子参、白术、茯苓、白扁豆、山药、薏苡仁、黄芪等益气健脾祛湿;焦山楂、六神曲、砂仁、陈皮芳香醒胃、理气化浊,既防补涩壅滞气机,又助健脾复运之效;浙贝母、壁虎、露蜂房化痰散结解毒;仙鹤草解毒补虚;以桔梗开宣肺气,通调水道,以利渗湿;又作舟楫之用,载药上行,以收"培土生金"之效,诸药合用,温而不燥,补而不滞,行而不泄,补脾益肺。

常用加减:① 肺癌合并胸腔积液者加用葶苈子、车前子、白芥子、瓜蒌仁等泻肺逐饮。② 肺癌脑转移者加用天麻、蜈蚣、全蝎、僵蚕等祛风行气通络。③ 放化疗后血象下降者重用黄芪、仙鹤草、鸡血藤、枸杞子、红枣、甘草等补益气血。④ 大便不通者加用大剂量生白术、枳实等润肠通便。

【验案举例】

患者,男,78岁。

初诊(2014年5月19日)　患者3月余前因咳嗽咳痰,痰中带血伴有腰痛在某市级医院经CT、肺部穿刺等确诊为右肺腺癌。考虑体质及年龄等相关因素,要求门诊中医药保守治疗。症见:咳嗽频作,胸脘闷胀疼痛,痰中带有血丝,神疲乏力,少气懒言,纳差食少,腹胀便溏,夜寐欠佳,舌质淡红,苔白腻,脉濡细。

中医诊断:肺癌。证型:脾肺气虚,痰毒瘀互结。治法:益气健脾,化痰祛瘀。处方:

太子参30 g,茯苓30 g,炒白术15 g,桔梗10 g,山药30 g,白扁豆30 g,陈皮10 g,焦山楂20 g,六神曲20 g,陈皮10 g,砂仁6 g,浙贝母15 g,壁虎3条,露蜂房10 g,生牡蛎30 g,薏苡仁30 g,仙鹤草30 g,大枣15 g,甘草6 g。

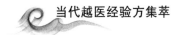
7剂,水煎服。

二诊(2014年5月26日) 诉咳嗽、乏力、腹胀明显好转,胃纳可,大便成形。自觉情志舒畅,睡眠改善。继予上方去砂仁,嘱其坚持服药,不适随诊。

1年后复诊,偶有咳嗽,活动后感乏力。复查胸部CT示肿块未见增大,继续上方治疗。服用中药5年后,诸症改善,病情稳定,与常人无异。

[**按**] 根据患者症状,辨证属肺脾气虚、痰瘀毒阻之肺癌,方用太子参、茯苓、炒白术、桔梗、山药、白扁豆、黄芪为主,焦山楂、六神曲、陈皮、砂仁为埋气醒胃,浙贝母、壁虎、炒露蜂房、生牡蛎化痰散结解毒,薏苡仁、仙鹤草、甘草、大枣扶正补虚。二诊咳嗽、乏力、腹胀明显改善,去砂仁继续服用,后运用此方加减应用,从中药治疗中获益明显。

猫人参汤(郑黎明)

[**组成**] 猫人参50 g,白花蛇舌草30 g,半枝莲30 g,石见穿30 g,麦冬10 g,枸杞子12 g,溪黄草12 g,炒白芍10 g,黄精15 g,鳖甲9 g。

[**功效**] 养阴柔肝,软坚散结。

[**主治**] 肝阴不足、瘀血痹阻证之原发性肝癌。症见:右胁肋胀满疼痛,胀痛或刺痛,右胁下痞块疼痛拒按,情志抑郁或易躁怒,女子经行腹痛,经水有块或经期延迟。舌质暗红或有瘀斑,舌底静脉增粗,舌苔薄,脉弦或沉涩。

[**方解**] 方中猫人参、白芍、鳖甲养阴柔肝、软坚散结,以通瘀滞;白花蛇舌草、半枝莲、石见穿清热解毒,抗癌消肿,枸杞子、黄精、溪黄草健脾益气,滋补肝肾,提高机体免疫功能。全方组合,共奏扶正祛邪之功。在临床中,应根据不同情况灵活加减,方能收到佳效。

常用加减:低热不退加三叶青、柴胡,甲胎蛋白高加用白毛藤、蚤休,恶心呕吐加用六神曲、竹茹、焦山楂,胆红素增高加用棉茵陈、生栀子,谷丙转氨酶高加女贞子、垂盆草、五灵脂,右胁胀痛加用延胡索、川楝子。每日1剂,分两次煎服,饭后20 min服用。

【验案举例】

患者,男,45岁。

初诊(1997年8月13日) 自1997年5月起自感食欲减退、肝区肿块坚硬,剧痛数月。经某省中医院及某医科大学附属医院 CT 扫描,甲胎蛋白检查确诊为肝癌,肿块 5 cm×4 cm。因体差消瘦,痞块渐增无法手术和化疗。到我科就医,右胁肋胀满疼痛,右胁下痞块疼痛拒按,情志抑郁。舌质暗红有瘀斑,舌底静脉增粗,舌苔薄,脉沉涩。

中医诊断:积聚。证型:痰瘀互结。治法:养阴柔肝,软坚散结。处方:

猫人参 50 g,白花蛇舌草 30 g,半枝莲 30 g,石见穿 30 g,麦冬 10 g,枸杞子 12 g,溪黄草 12 g,炒白芍 10 g,黄精 15 g,鳖甲 9 g。

7 剂,每剂取汁 400 ml,分两次温服。

经服用 1 个月后痞块明显缩小,病情显著好转,体重增加 2 kg。继服 4 个月。经某中医院 CT 扫描,肿块消失、生化检查正常,恢复正常劳动能力,CT 扫描显示,肝脏未见占位性病灶,随访至今仍健在。

[按] 中医认为,肝癌属痞块、肝积、癥瘕范畴,治疗较为棘手。其病机为"诸有形者,或以饮食之滞,或以脓血为留,凡汗沫凝聚、旋成瘕块者,皆积之类"。方中猫人参、白芍、鳖甲养阴柔肝、软坚散结,以通瘀滞;白花蛇舌草、半枝莲、石见穿清热解毒,抗癌消肿,枸杞子、黄精、溪黄草健脾益气,滋补肝肾,提高机体免疫功能。全方组合,共奏扶正祛邪之功。在临床中,应根据不同情况灵活加减,方能收到佳效。

参苓六草解毒汤(沈惠善)

[组成] 太子参 15 g,茯苓 18 g,炒白术 24 g,炒白芍 10 g,当归 10 g,白花蛇舌草 30 g,半枝莲 50 g,地耳草 24 g,蒲公英 24 g,徐长卿 30 g,叶下珠 30 g,蜜甘草 6 g,大枣 12 g。

[功效] 扶正健脾,清利湿热。

[主治] 脾气虚弱兼湿热蕴结之肝癌病术后恢复期。症见:右胁不舒,腹胀满,面色萎黄,乏力,口干口苦,食少厌油,舌质红或淡红,苔白腻,脉弦滑或弦细。

[方解] 本方总以"扶正"与"祛邪"两面为治疗原则,以四君子汤为底,益气健脾,顾护正气以建中州;当归、芍药柔肝阴补肝血;半枝莲、白花蛇舌草、地耳草三药,半枝莲入肝经有破血通经之效;白花蛇舌草消痈散结,地耳草止血消肿,三药相须为用防肝内热毒蕴蒸,达到抗肿瘤之功;徐长卿、蒲公英、叶下

珠三药合用利水消肿止痛,清热解毒,共奏抗炎抗病毒之效;再加蜜甘草、红枣调和诸药。

常用加减:患者胃脘不舒,胃中胀气者可用炒鸡内金 30 g、甘松 10 g 健脾消食;纳呆食少者,加用炒稻芽、炒谷芽各 30 g;肝胆气郁,横逆犯胃,木郁土位,治气疏泄为先。用酸味药敛阴柔肝以制木,如用炒白芍 15 g,木瓜 15 g,乌梅 12 g;平肝之法又可认为降肝、泻肝之意,运用郁金 12 g,焦栀子 10 g 清肝降气;牡丹皮 12 g、桑叶 15 g 清泄少阳之热等。

【验案举例】

患者,男,58 岁。

初诊 2010 年外院检查示:肝脏右叶占位。于某三甲医院在腹腔镜下肝右叶部分切除术,大小 3.9 cm×3.6 cm×4.2 cm。病理检查示:原发性肝癌,肝细胞癌。2013 年 9 月患者因时有胁痛、乏力来门诊就诊。实验室检查:肝功能检查无殊;肿瘤指标无殊。CT 提示:肝癌术后。既往有慢性乙型病毒性肝炎病史 15 年,口服恩替卡韦抗病毒治疗。刻下自觉胁肋部偶有隐痛、神疲乏力,口干口苦,大便小便可,入睡困难,多梦易醒,舌淡红,苔薄白,脉细弦。

中医诊断:积聚。证型:正气亏虚,兼见湿热。治法:扶正健脾,清利湿热。处方:

太子参 15 g,茯苓 18 g,炒白术 24 g,炒白芍 10 g,当归 10 g,生地 18 g,百合 24 g,酸枣仁 15 g,八月札 30 g,茵陈蒿 24 g,白花蛇舌草 40 g,土茯苓 24 g,地耳草 24 g,蒲公英 24 g,徐长卿 30 g,半枝莲 50 g,叶下珠 30 g,蜜甘草 6 g,大枣 12 g。

7 剂,每日 1 剂,水煎服,早晚分服。

二诊 溪黄草 30 改蚤休 10 g,加半边莲 45 g。

三诊 改炒白芍为赤芍 30 g。

患者病情控制,故一直予上方加减化裁,随访。另一直口服抗病毒药:恩替卡韦每次 0.5 mg,每日 1 次。嘱多休息,饮食清淡,忌辛辣刺激发物。该患者 2010 年手术至今已有 10 年余,生存质量较高,未见复发,临床疗效显著。

[按] 本方用四君子汤为底方,益气健脾,顾护正气,当归、芍药柔肝阴补肝血,半枝莲、白花蛇舌草、地耳草清热解毒,消痈散结皆有抗炎抗肿瘤之功;徐长卿、蒲公英、叶下珠利水消肿止痛,共奏抗炎抗病毒之效。加用茵陈蒿更

添清利湿热之力,同时抗肝脏纤维化;患者入睡困难,易醒,故用生地、百合、酸枣仁、八月札养阴清热安神。蜜甘草、红枣调和诸药。

肝癌在中医上并无明确的病名,属于"肝积""积聚""癥瘕""胁痛"等范畴。沈惠善认为肝癌是由于气血亏虚、脏腑受损、阴阳失调等原因导致气血津液运行失调,蕴结于肝脏,相互搏结,日久积聚而成。患者肝癌术后,有形之邪虽去,但损耗正气,病机多为正虚邪恋、本虚标实。沈惠善认为正气不足是肝癌术后调理的关键,用药上注重辨病和辨证相结合,确立相应治疗原则。针对"正虚、气滞、血瘀、痰结、湿聚及热毒"的基本病机,治疗原则强调扶正祛邪,攻补兼施。治疗方法方面强调益气健脾以扶正,清利湿热以祛邪。现代药理学研究也显示:各类中草药在治疗肝癌中从而可用抑制肿瘤、抗复发转移,延长了患者生存期、提高生存质量的作用,值得推广和进一步研究。

四虫通络汤(潘国贤)

[组成] 全蝎4.5g,蜈蚣6条,丹参20g,川芎4.5g,僵蚕9g,地龙9g,半夏9g,钩藤15g,白术9g,天麻9g,天葵子12g,夏枯草15g,浙贝母12g,女贞子12g,枸杞子15g,松萝15g,分心木12g。

[功效] 活血祛瘀,化痰散结,息风止痉,通络止痛。

[主治] 颅内肿瘤。症见:头晕头痛,项强,目眩,视物不清,呕吐,失眠健忘,肢体麻木,面唇暗红或紫暗,舌质紫暗或瘀点或有瘀斑,脉涩。

[方解] 本方以全蝎、蜈蚣、丹参、川芎、僵蚕、地龙为首选药,因其具有活血祛瘀、化痰散结、息风止痉、通络止痛等作用,对消散瘤块、解除抽掣样的头痛、肢麻抽搐、癫痫等症有奇功。《脾胃论》曰:"足太阴痰厥头痛,非半夏不能治。""眼黑头旋,虚风内作,非天麻不能除。"此二药加白术可绝生痰之源。浙贝母、天葵子清火化痰散结,夏枯草可增强软坚散结作用,女贞子、枸杞子滋肝肾,生精填髓以明目。松萝、分心木为民间治疗肿瘤有较单验方,常选用。

常用加减:头痛甚者选加藁本、蔓荆子、白芷、菊花,呕吐者加姜竹茹、姜半夏,视力障碍者选加蕤仁、青葙子、密蒙花、石决明、石斛夜光丸等,颅内压增高者选加石楠叶、葶苈子、通草、葛根、桑白皮、车前草、川牛膝、怀牛膝,便秘者加大黄䗪虫丸或番泻叶,多饥多尿者选加生地、花粉、石斛、桑螵蛸、龟甲、远志等,多汗者选加糯稻根、浮小麦、碧桃干、稽豆衣等。对于手术、放疗后或术后复发者基本上仍以息风清热、化痰散结、祛瘀通络之法。对于手术、放疗引起气血津液亏损(白细胞、血小板减低症),酌加太子参、炙黄芪、生地、熟地、黄精、玉竹、枸杞子、虎杖根、薏苡仁、赤豆等药物,以益气增液。

【验案举例】

患者,男,52 岁。

初诊(1979 年 2 月 3 日) 头部、手足进行性增粗(大)已 1 年多。近 3 个月来,头痛脑胀,伴紧箍感,乏力、嗜睡日趋加重,行走不稳,需人搀扶。1979 年 3 月 10 日经上海某医院检查,诊断为脑垂体嗜酸性细胞腺瘤伴肢端肥大症。住入该院。记录:神志清,视力减退,右眼 0.4,左眼 0.6,无颞向偏盲。生化检查:嗜酸性细胞直接计数 350/m³;糖耐量试验:0.5 h 后 196 mg/dl;X 线摄片报告:头颅侧位片显示蝶鞍扩大,鞍背变薄,颅骨内外板及板障均增厚,以额内板为著,两手及两足粗大,指趾骨远端增大,呈丛状改变,两端均增粗,骨干亦见增粗,骨皮质见有小棘状突起。脑电图报告轻度异常。建议手术并加放射治疗。患者因畏惧手术及放疗而来求治。就诊时,情绪紧张,口唇外翻,舌体胖,苔厚腻,舌边紫黯,脉弦滑偏大。

中医诊断:癌病。证型:痰瘀阻窍。治法:活血通络,化痰散结。处方:

丹参 20 g,桃仁 12 g,红花 9 g,白术 9 g,半夏 9 g,天麻 9 g,僵蚕 9 g,白芷 9 g,当归 15 g,钩藤 15 g,云茯苓 15 g,松萝 15 g。

14 剂,分两次温服。

二诊(1979 年 2 月 17 日) 改拟:蜈蚣 6 条,白僵蚕 9 g,钩藤 9 g,姜半夏 9 g,藁本 9 g,地龙 9 g,蕤仁 9 g,青葙子 9 g,枸杞子 15 g,松萝 15 g,川芎 4.5 g,全蝎 4.5 g。

三诊(1979 年 2 月 28 日) 头痛减轻,肢端肥大消退,流泪减少,仍有盗汗烦躁。以上方合滁菊花、糯稻根、石决明、天麻、蔓荆子、黄精、玉竹、石斛夜光丸等加减。

服药 13 个月,精神佳,行走轻松,头眩目胀等症状消失。1983 年 4 月 12 日复查:视力恢复至左 1.2,右 1.5;摄片报告:蝶鞍像稳定。于同年 10 月 11 日骑自行车来我院欣告病愈。

胃肿瘤方(骆学新)

[组成]　太子参 30 g,炒白术 15 g,茯苓 30 g,制半夏 10 g,陈皮 10 g,炙甘草 5 g,山药 30 g,壁虎 3 条,露蜂房 10 g,生牡蛎 30 g,薏苡仁 30 g,八月札 15 g,沉香曲 10 g,莪术 10 g,菝葜 30 g。

[功效]　健脾补气,化痰祛瘀。

[主治]　胃恶性肿瘤脾胃气虚、痰瘀互阻证。症见:脘腹胀满,乏力纳差,恶心呕吐,大便溏薄,舌苔白腻,脉弦滑。

[方解]　方用六君子汤为基本方,健脾益气,降逆止呕,健脾化痰湿,配以薏苡仁、白扁豆、山药、沉香曲理气健脾醒胃,壁虎、露蜂房、生牡蛎、八月札、菝葜、莪术行气散结、解毒祛瘀。

常用加减:伴便干改用大剂量生白术,加火麻仁、郁李仁,甚者可加入生大黄等;伴便溏或大便次数多者改用煅牡蛎,甚者可加石榴皮、赤石脂、煨木香等;伴恶心呕吐加生姜、姜竹茹、旋覆花;伴口干加沙参、麦冬、石斛;伴腹胀者加枳壳、厚朴;乏力明显者加黄芪、仙鹤草。

【验案举例】

患者,女,51 岁。

初诊(2016 年 3 月 9 日)　患者 2015 年 7 月 20 日因"上腹疼痛不适 1 月余"就诊绍兴人民医院,查全腹增强 CT 示:① 胃壁未见明显增厚,肝门部淋巴结稍肿大,请结合胃镜。② 子宫前壁结节考虑子宫平滑肌瘤可能大,但不能排除外转移。③ 胆囊术后,盆腔少量积液,病理胃癌病变,考虑低分化腺癌(印戒细胞癌)。于 2015 年 7 月 28 日行胃癌根治术,毕Ⅱ式切除术,术后病理:胃体后壁溃疡型低分化腺癌(印戒细胞为主,大小 1.2 cm×0.7 cm),浸润至浆膜纤维组织(肿块距上切缘 3.5 cm,下切缘 8.5 cm),胃小弯 8 只,胃大弯 4 只,幽门下 6 只淋巴结慢性炎。术后化疗 6 次,末次时间 2016 年 1 月 15 日。刻下症:进食后胃脘部胀满伴隐痛,乏力纳差,睡眠一般,大便每日 2～3 次,质溏稀,小便可。舌淡红,苔薄黄,脉沉细。

中医诊断:积聚。证型:脾胃气虚,痰瘀互阻。治法:健脾补气,化痰祛瘀。处方:

太子参 30 g,炒白术 15 g,茯苓 30 g,制半夏 10 g,陈皮 10 g,炙甘草 5 g,壁虎 3 条,露蜂房 10 g,煅牡蛎 30 g,薏苡仁 30 g,焦山楂 20 g,沉香曲 10 g,八月札 10 g,山药 30 g,沉香曲 10 g,莪术 10 g,菝葜 30 g,黄芪 30 g,仙鹤草 30 g。

7 剂,每日 1 剂,煎服,早晚温服。

二诊(2016 年 3 月 16 日) 患者胃脘部隐痛消失,胀满减轻,纳食改善,大便每日 1 次,仍溏,再予上方 14 剂。

其后上述症状逐渐改善,定期复查病情稳定,体重增加,至今未出现复发转移之象,生活如常人。

[**按**] 骆学新在治疗中晚期胃癌或胃癌术后化疗后的患者,通过辨证论治,首先分清虚实关系,此案以脾胃气虚为主,患者手术固然能切除癌肿,但也有残漏,或区域淋巴结转移,或血管中癌栓存在等,化疗后,正气更加受损,脾虚生痰,痰瘀互结,协同为患,术后也会带来脾胃功能障碍,不能发挥其"后天之本"之功能,故运用本方健脾补气,化痰祛瘀,因肿瘤患者病情复杂,根据病情变化,坚持本方基础上,随证治之,临床取得了满意效果。

益气健脾补肾消积汤(吴国水)

[**组成**] 炙黄芪 30 g,炒党参 24 g,炒白术 24 g,茯苓 24 g,制半夏 12 g,化橘红 12 g,炙桑白皮 24 g,葶苈子 30 g(包煎),瓜蒌皮 18 g,炙紫菀 12 g,炙款冬花 12 g,生薏苡仁 30 g,金荞麦 30 g,羊乳 30 g,肺形草 30 g,蛇六谷 30 g,炙甘草 12 g,五味子 12 g,山茱萸 15 g。

[**功效**] 益气健脾,补肺益肾,化痰蠲饮,消积散结。

[**主治**] 中晚期肺癌术后、化疗、放疗后的肺、脾、肾俱虚,痰毒蕴肺未清证的中医药维持治疗。症见:神疲无力,动则汗出,胃纳不振,大便溏薄,咳嗽咯痰,胸闷气急,舌淡暗或淡白,苔润或白腻,脉双尺沉弱,右寸浮滑。

[**方解**] 咳嗽、咯痰,痰多质黏,加浮海石 24 g(先煎)、黛蛤散 30 g(包煎);对于有发热,可加用千金苇茎汤,药用芦根 30 g、生薏苡仁 30 g、杏仁 9 g、冬瓜仁 30 g、黄芩 12 g;若痰毒内蕴,灼伤肺络,痰中带血,可酌加白及 12 g、白茅根 30 g、侧柏叶 15 g、仙鹤草 30 g、三七粉 6 g(分吞)、阿胶珠 9 g(另烊);若伴胸痛、背痛,宜加活血通络止痛之品,如延胡索 18 g、穿山甲 3 g(研粉,分吞)、蜈蚣 3 条、白芥子 12 g、九香虫 9 g;若伴脑转移,头痛头晕,恶心呕吐宜加化痰

散结通络止痛药,如全蝎 6 g、蜈蚣 3 条、僵蚕 15 g、露蜂房 12 g、天麻 9 g、半夏 12 g、天南星 12 g。

【验案举例】

患者,男,77 岁。

初诊(2012 年 6 月 8 日)　20 余年来反复出现咳嗽咯痰气促,曾多次住院治疗,诊为"慢性支气管炎伴感染,阻塞性肺疾病"。6 个月前经胸部 CT 及纤维支气管镜检查诊断为"左上肺鳞癌",因患者肿瘤已属中晚期,年龄偏大且肺功能较差,无手术指征,于 2011 年 12 月 29 日、2012 年 1 月 30 日予 GP 方案(先用吉西他滨,后用顺铂)化疗 2 次,2012 年 3 月 7 日开始根治性放疗,2012 年 5 月 18 日行 TP 方案(先用紫杉醇,后用顺铂)化疗 1 次,后因体质弱,未继续化疗,门诊定期复查,病情尚属基本稳定。患者有高血压病史 10 余年,口服硝苯地平缓释片及厄贝沙坦片,自述血压控制可。10 余日前出现咳嗽咳痰,少量黄白痰,不易咳出,稍感胸闷气急,活动后可加重,无畏寒发热,无痰中带血,无头痛头晕。2012 年 6 月 5 日肺部 CT 示:"左肺癌伴阻塞性炎症、左下肺节段性不张。左侧胸腔少量积液"。经朋友介绍来我处求诊。刻诊:神疲无力,胃纳不振,动则气急,咳嗽咯痰,面浮肢肿,舌淡暗,苔白腻,脉双尺沉弱,右寸浮滑。

中医诊断:肺癌。证型:肺脾亏虚,痰毒夹滞。治法:健脾益气补肾,化痰蠲饮,消积散结。处方:

炙黄芪 30 g,炒党参 24 g,炒白术 24 g,茯苓 24 g,制半夏 12 g,化橘红 12 g,炙桑皮 24 g,葶苈子 30 g(包煎),瓜蒌皮 18 g,炙紫菀 12 g,炙款冬花 12 g,生薏苡仁 30 g,金荞麦 30 g,羊乳 30 g,肺形草 30 g,蛇六谷 30 g,炙甘草 12 g,制玉竹 20 g,浙贝母 30 g,川贝母 2 g(研粉,吞服),五味子 15 g,山茱萸 15 g。

14 剂,分两次温服。

二诊(2012 年 6 月 22 日)　患者自觉胃纳增进,咳嗽咯痰减少,胸闷气急改善,体力较前好转,面浮肢肿亦消退。继续以此方为主加减。

共服药 3 年。目前病情稳定,随访 8 年,患者健在。

[按]　原发性支气管肺癌简称肺癌,分为非小细胞肺癌(NSCLC)和小细胞肺癌(SCLC)两大类,其中 NSCLC 占 80%～85%,是肿瘤中发病率和死亡率最高的疾病。在治疗上,除手术、化疗、放疗、分子靶向、免疫等综合治疗外,

中医药已成为肺癌治疗的重要组成部分。中医药在稳定瘤灶、延长带瘤生存时间、增加机体免疫功能、改善临床症状、提高生活质量、减轻放化疗毒副作用等诸多方面，均显示出一定的疗效和优势。肺癌属中医"肺积""息贲"等范畴，病位在肺，其主要病机为正气不足，邪毒外侵，痰浊内聚，气滞血瘀，阻结于肺，肺失宣发肃降而致咳、喘、胸痛、咯血等症发生。病理上有虚（气虚、阴虚、肾虚）、痰、热、瘀、毒等数端，在治疗上采取扶正祛邪，攻补兼施。肺主呼吸之气与一身之气，肺癌由于癌肿阻塞气道，加之手术、放疗、化疗等损伤，导致肺气亏虚，从而一身之气虚弱，表现神疲无力，动则气急、自汗、体虚易感，宜选用补益肺气之品，各种人参均可选用。若气阴不足者，宜用生晒参、白参、西洋参；若气弱阳虚者，宜用红参；若阳虚较重及有虚脱之象者，宜用别直参。肺癌患者多有脾胃虚弱、痰浊蕴肺之证，表现为神疲无力，胃纳不振，大便溏薄，咳嗽咯痰。脾为土，肺属金，土生金，培土生金法在肺癌治疗中亦为常用。通过健脾益气法有以下作用：一是脾为生痰之源，通过健脾益气，可以减少生痰之源，改善咳嗽、咯痰症状，增强肺气功能；二是脾为后天之本，健脾开胃后，胃纳增进，气血生化有源，从而改善全身体质。脾气不振，宜选用黄芪、党参、白术、茯苓、红枣、谷芽、黄精等健脾益气之品。肾为先天之本，肾主纳气。肺癌病久可致肾不纳气，表现为呼吸急促，气急不续，腰酸膝软，畏寒肢冷，宜加用补肾纳气之品，可选用冬虫夏草、补骨脂、淫羊藿、紫河车、胡桃肉、蛤蚧、五味子、山茱萸等。肺癌患者大都烟毒熏肺或痰热内蕴，或放疗后，耗伤肺阴，多有干咳无痰，质黏不易咯出，舌红少苔，口干欲饮，饮不解渴，大便干结，可酌加养阴生津润肺之品，如南沙参、北沙参、天冬、麦冬、玄参、生地、知母、天花粉。另外根据痰、瘀、毒等病理因素，选用软坚散结消癥之品，如炙鳖甲、浙贝母、半夏、夏枯草、生牡蛎、山慈菇、壁虎、蜈蚣、海藻、昆布、猫爪草；化瘀消癥抗癌之品，如三棱、莪术、乳香、没药、穿山甲、延胡索、水红花子等；清热解毒抗癌之品，如鱼腥草、山海螺、蚤休、蛇六谷、白英、龙葵、白花蛇舌草、土茯苓、金荞麦、石见穿。本病例中，患者化疗、放疗后，一派肺气不足，脾胃虚弱，肾不纳气，痰毒蕴肺未清之象，方中用黄芪、党参、白术、玉竹、炙甘草益气补肺、健脾开胃，五味子、山茱萸敛肺止咳、补肾纳气，炙桑白皮、葶苈子、瓜蒌皮、半夏、化橘红、茯苓、浙贝母、川贝母、炙紫菀、炙款冬花泻肺蠲饮、化痰止咳，金荞麦、羊乳、肺形草、蛇六谷、生薏苡仁清热解毒，消积散结，全方共奏健脾益气补肾，化痰蠲饮，消积散结之功。

自拟扶正祛邪活血解毒汤(钱海青)

[组成]　六月雪30 g,丹参30 g,赤芍30 g,川芎15 g,桃仁10 g,太子参30 g,炒白术30 g,茯苓30 g,薏苡仁30 g,制黄精30 g,蚤休15 g,猫人参30 g,猫爪草30 g,半边莲30 g,白花蛇舌草30 g,山豆根9 g,虎杖30 g,岩柏草15 g,砂仁5 g(后入),藤梨根30 g,白毛藤30 g,蛇莓15 g,佛手柑12 g,红枣30 g。

[功效]　扶正祛邪,活血化瘀,解毒散结。

[主治]　恶性肿瘤术后,正虚邪留。症见:久病体弱,积块坚硬,隐痛或剧痛,饮食大减,肌肉瘦削,神倦乏力,面色萎黄或黧黑,甚则面肢水肿,舌质淡紫,或光剥无苔,脉细数或弦细。

[方解]　太子参、白术、茯苓、薏苡仁、制黄精健脾益气养阴以扶正,六月雪、丹参、赤芍、川芎、虎杖、桃仁活血化瘀,蚤休、猫人参、猫爪草、半边莲、白花蛇舌草、山豆根、岩柏草、藤梨根、白毛藤、蛇莓清热解毒之祛邪,佛手柑、红枣健脾和胃。

常用加减:肿瘤标志物上升加全蝎、蜈蚣、壁虎以毒攻毒。

【验案举例】

患者,女,61岁。

初诊(2015年12月29日)　2014年7月3日我院肝科门诊复查,肝功能谷草转氨酶55 U/L,血清碱性磷酸酶165 U/L,余项正常。乙肝三系小三阳,HBV-DNA未查,甲胎蛋白14 402.69 ng/ml,CT提示肝脏左叶90 mm×83 mm,中心低密度坏死区,方叶占位性病变,肝癌伴子灶? 患者急忙赶往上海东方肝胆外科医院,于7月10日手术切除,介入化疗。然后11月29日来我院配恩替卡韦分散片0.5 mg,每日1次,空腹。现来我院要求中药治疗。症见:久病体弱,积块坚硬剧痛,纳差,肌肉瘦削,神倦乏力,面色萎黄,面肢水肿,舌质淡紫,脉弦细。

中医诊断:积聚。证型:正虚瘀结。治法:扶正祛邪,活血化瘀,解毒散结。处方:

六月雪30 g,丹参30 g,赤芍30 g,川芎15 g,桃仁10 g,太子参30 g,炒白术30 g,茯苓30 g,薏苡仁30 g,制黄精30 g,蚤休15 g,猫人参30 g,猫爪草

30 g,半边莲 30 g,白花蛇舌草 30 g,山豆根 9 g,虎杖 30 g,岩柏草 15 g,砂仁 5 g（后入），藤梨根 30 g,白毛藤 30 g,佛手 12 g,蛇莓 15 g,红枣 30 g。

7 剂,分两次温服。

每隔 1～2 个月复查生化,肿瘤全套。乙型肝炎病毒 DNA 检测阴性。B 超提示肝弥慢性病变,CT 提示左肝癌切除后改变,术区软化灶,后缘结节样强化,周围少许钙化。

至 2017 年 5 月 16 日生化正常,肿瘤全套发现甲胎蛋白 21.13 ng/ml,其间 CT 做 3 次与上述相同,建议增强 MR,2017 年 11 月 5 日行肝脏增强 MR 检查示:肝脏多发小结节。2018 年 3 月去上海东方肝胆外科医院做全身 CT:提示肝脏多发结节,考虑小肝癌? 做了 1 次介入化疗,甲胎蛋白化验 52.38 ng/ml。2018 年 4 月 18 日增强 MR 复查,提示:肝脏多发小结节影。停中药,服恩替卡韦分散片。2018 年 7 月 17 日甲胎蛋白 196.37 ng/ml,上海东方肝胆医院没有继续做介入化疗,建议患者服中药,前方加全蝎 6,蜈蚣 2 条,以毒攻毒法。

[按] 肝癌与其他疾病一样,其发生,发展是正气与邪气不断斗争的过程。"先安未受邪之地",可加强病变部位的治疗,也可对周边部位加以保护,增加抵抗力,防止其传变,既病防变之意。中医学多采用中医药祛邪抗癌,根据疾病情况,施以清热解毒,软坚散结,活血化瘀,以毒攻毒治疗,该患者心态甚好,精神乐观,能参加轻松工作,生存质量良好。

第十节 杂 病 方

改良破格救心汤(朱均权)

[组成] 附子 60 g(先煎 1 h),干姜 35 g,炙甘草 35 g,炒党参 60 g,山茱萸 35 g,生龙骨、生牡蛎各 30 g,磁石 30 g,白芷 6 g,细辛 6 g。

[功效] 挽垂绝之阳,救暴脱之阴。

[主治] 内外妇儿各科危重急症。或大吐大泻,或吐衄便血,妇女血崩,或外感寒温,大汗不止,或久病气血耗伤殆尽……导致阴竭阳亡,元气暴脱,心衰休克。症见:冷汗淋漓,四肢冰冷,面色㿠白或萎黄或灰败,唇、舌、指甲青

紫,口鼻气冷,喘息抬肩,口开目闭,二便失禁,神识昏糊,气息奄奄。脉象沉微迟弱,或散乱如丝等证。

[方解]　四逆加人参汤,大补元气,滋阴和阳,益气生津。山茱萸"大能收敛元气,固涩滑脱,收涩之中,兼具条畅之性。故又通利九窍,流通血脉,敛正气而不敛邪气"。可助附子固守已复之阳,挽五脏气血之脱失。破格重用附子、山茱萸后,使本方发生质变。龙骨、牡蛎二药,为固肾摄精,收敛元气要药;活磁石吸纳上下,维系阴阳;白芷气味辛温微苦,芳香之品,能化清中之浊、化阴中之秽;细辛气味辛温,开肾达肺,启一阳而交乾金,引外阳而通骨节,解寒热,散凝滞,通脉络;二药同用启肾入脾,导清阳而上升,降浊阴而下行,化气滋源,清浊分明,魂魄得清矣。诸药合用可挽垂绝之阳,救暴脱之阴。

常用加减:如血压过低的休克患者最好用红参易党参以增加回阳救逆之力;如吐衄便血者加姜炭以增强止血之功。

【验案举例】

患者,男,58岁。

初诊(2017年8月7日)　5个月前在浙江大学医学院附属第一医院确诊为"肺鳞癌",术前化疗3周期,过程顺利。2个月前在浙江大学医学院附属第一医院行手术治疗,术后恢复可,术后又化疗2个周期(具体方案不详),末次化疗时间为2017年7月26日。4日前出现发热,查血常规示:血白细胞绝对值1.07×10^9/L,中性粒细胞百分比94.4%,住当地卫生院予抗感染、消炎痛栓剂退热等对症治疗,大量汗出,后因血压测不出,考虑休克急送本院急诊室。症见:患者全身冷汗淋漓、四肢冰冷、胸闷心悸,舌质淡胖苔薄白脉沉细。

中医诊断:厥证。证型:亡阳证。治法:回阳救逆。处方:

附子60 g(先煎1 h),干姜35 g,炙甘草35 g,炒党参60 g,山茱萸35 g,生龙骨、生牡蛎各30 g,磁石30 g,白芷6 g,细辛6 g。

2剂。嘱药煎好后连续频服。

二诊(2017年8月9日)　患者服完1剂到当日下午,下肢皮肤逐渐转温,虽上肢及额头仍有湿冷,出汗较用药前已大幅减少。继续频服第二剂中药。第二日,血压已不再需要依靠药物来维持,全身皮肤温暖,汗出已止,脉象较前有力。处方:

附子 60 g(先煎 1 h),干姜 35 g,炙甘草 35 g,党参 30 g,山茱萸 30 g,生龙骨、生牡蛎各 30 g,补骨脂 30 g,淫羊藿 30 g,菟丝子 30 g,枸杞子 15 g。

3 剂以善后。

[按] 患者为肺癌术后化疗后,元气大亏,正虚邪入而致发热,西药抗感染、退热使用后,大量汗出,阳气暴脱,阴液内竭,而发为休克,病情危重,属亡阳重症。生死存亡,系于一发之际,阳回则生,阳去则死。故重用附子,附子大辛大热,能破阴回阳,而挽垂危之生命;用党参补元气,益气生津。中西医汇通学派的代表人物之一张锡纯认为,山茱萸救脱之功,较参、术、芪更胜,凡人身阴阳气血将散者皆能敛之,称为救脱第一要药,用之可助附子固守已复之阳,挽五脏气血之脱失;龙、牡二药,为固肾摄精,收敛元气要药;活磁石吸纳上下,维系阴阳。中医大家李可老的破格救心汤,用麝香 0.5 g(分次冲服),麝香辛温,走窜之性甚烈,有开窍通闭醒神作用,但药源紧张,常常缺货,故用白芷、细辛替代。白芷气味辛温微苦,芳香之品,能化清中之浊、化阴中之秽;细辛气味辛温,开肾达肺,启一阳而交乾金,引外阳而通骨节,解寒热,散凝滞,通脉络;二药同用启肾入脾,导清阳而上升,降浊阴而下行,化气滋源,清浊分明,魂魄得清矣。诸药合用可挽垂绝之阳,救暴脱之阴,使患者转危为安。

固本复元膏(杜洪乔)

[组成] 大熟地 200 g,山茱萸 100 g,怀山药 150 g,福泽泻 120 g,牡丹皮 100 g,杜仲 120 g,续断 120 g,制狗脊 120 g,淫羊藿 300 g,仙茅 120 g,肉苁蓉 120 g,怀牛膝 120 g,枸杞子 120 g,乌药 80 g,炒白术 120 g,黄芪 600 g,人参 5 g(另炖),金樱子 120 g,覆盆子 120 g,藏红花 5 g(另煎),潼蒺藜 100 g,砂仁 80 g后下,陈皮 50 g,炮山甲 30 g(打粉),六神曲 200 g(包煎),姜半夏 80 g,鳖甲膏 120 g,龟甲膏 50 g,鹿角膏 50 g,肉桂 20 g,川芎 80 g,铁皮石斛 150 g,冰糖 200 g,黄酒适量。

[功效] 补益肝肾,益气健脾,固精缩尿。

[主治] 年老体衰或亚健康人群表现为肝肾亏损。症见:腰酸乏力,头晕耳鸣,夜尿频数,健忘失眠,肢寒怕冷,舌淡苔薄,脉细尺弱。

[方解] 方中人参、白术、黄芪大补元气;熟地、山茱萸、杜仲、续断、制

狗脊补肝肾之阴,养肝肾之精;肉苁蓉、鹿角膏、肉桂温补肾阳;金樱子、覆盆子固精缩尿;乌药、橙皮、红花、牛膝活血化瘀,疏通气血;砂仁、陈皮、六神曲醒脾和胃,防滋腻太过。全方有补肝肾、补元气、健脾胃、补气血及固精缩尿等作用。

常用加减:如失眠用加龙骨、牡蛎、首乌藤;头晕明显加天麻、白菊花;血虚明显加当归、阿胶。

【验察单例】

患者,男,67岁。

初诊　近两年来时有头晕、腰酸、神疲乏力、记忆力减退、夜尿频数,从每晚的1~2次,到目前的每晚的五六次,苦不堪言,在他医处多次服用益肾、缩尿之剂,往往服用时略有效果,但停药后就明显加重。临诊时见患者神疲、面色萎黄,舌淡苔白,脉细尺弱。

中医诊断:虚劳。证型:肝肾阴虚。治法:补益肝肾,固精缩尿。处方:

大熟地200 g,山茱萸100 g,怀山药150 g,福泽泻120 g,牡丹皮100 g,杜仲120 g,续断120 g,制狗脊120 g,淫羊藿300 g,仙茅120 g,肉苁蓉120 g,怀牛膝120 g,枸杞子120 g,乌药80 g,炒白术120 g,黄芪600 g,山参5 g(另炖),金樱子120 g,覆盆子120 g,西红花5 g(另煎加入),潼蒺藜100 g,砂仁80 g(后下),陈皮50 g,炮山甲30 g(打粉加入),六神曲200 g(包煎),姜半夏80 g,鳖甲膏120 g,龟甲膏50 g,鹿角膏50 g,肉桂20 g,川芎80 g,铁皮石斛150 g,冰糖200 g,黄酒适量。

上药依法炮制,煎3次,5 000~6 000 ml,过滤沉淀再收膏,同时加入细料后成膏。放冰箱,每日早饭各一匙,开水烊化,如遇伤风感冒、急性发热或有腹泻等暂停服用,同时忌萝卜、芥菜。

服用至半个月后患者小便明显减少至每晚3次左右,服用35日后怕冷、头晕症状消失,小便减少至每晚1次左右。

[**按**]《内经》云:"膀胱者,州都之官,精液藏焉,气化则能出矣。"又云:"诸病水液,澄澈清冷,皆属于寒。"此患者年近七旬,元气不足,肾阳虚衰,腰酸、头晕怕冷,夜尿频数,尤为明显,且前医用补肾缩尿之剂有效,故该用膏方,收效颇佳。

加味大回阳饮(朱均权)

[组成]　附子 60 g(先煎 1 h),干姜 45 g,炙甘草 20 g,肉桂 30 g,砂仁 10 g,淫羊藿 20 g。

[功效]　温肾回阳救脱。

[主治]　凡内科、妇科、儿科病证,只要辨为阳虚阴盛者,都可随证加减使用。症见:精神萎靡,耳鸣心悸,潮热盗汗,手足心热,口淡不渴,纳食不香,大便不成形、不通畅,舌质红,少苔或苔薄腻,脉沉细数。

[方解]　附子大辛大热之品,温经回阳,能救欲绝之阳为君药。辅以干姜之辛热,温中散寒,助附子振发阳气。姜、附同用,相得益彰。佐以肉桂专独回阳,并有引火归元之意;砂仁辛温,理气化凝,纳五脏之精气归肾,更能使肾之精气和合五脏;淫羊藿微辛微温,辛温通阳,有引阳入阴、启阴交阳之能。使以甘草之甘,以缓调姜附之烈性。

常用加减:如有外感者可加麻黄、细辛;如舌苔厚腻挟湿者可加茯苓。

【验案举例】

患者,男,85 岁。

初诊(2019 年 2 月 20 日)　13 年半前因“前列腺癌”,行手术治疗,术后未行放化疗。5 年半前(2013 年 9 月 26 日)在浙江省肿瘤医院因“胃癌”予“远端胃大部切除,D2 淋巴清扫,BillRoth I 式消化道重建术”,术后病理示:黏液腺癌,未行放化疗。3 年半前又确诊“膀胱癌”,行膀胱镜下肿瘤切除,术后予膀胱灌注化疗 6 次(表柔比星针),定期复查,病情稳定。刻下:精神萎靡,耳鸣心悸,下肢不温,口淡不渴,纳食不香,大便不成形但不通畅,夜寐尚可,舌质暗胖边有齿痕,苔薄腻,脉沉细数。

中医诊断:虚劳。证型:肾阴亏虚。治法:滋阴益肾。处方:

制附子 60 g(先煎 1 h),干姜 45 g,炙甘草 20 g,肉桂 30 g,砂仁 10 g,淫羊藿 20 g。

7 剂,水煎饭后温服,每日 4 次。

主方不变,余药随证加减,1 个月后精神好转,耳鸣心悸消失,下肢转温,胃纳好转。

[按] 大回阳饮即四逆汤加肉桂而成,是吴佩衡所创。郑钦安曰:"四逆汤一方,乃回阳之主方也。考古人云:热不过附子,可知附子是一团烈火也。凡人一身全赖一团真火,真火欲绝,故病见纯阴。仲景深通造化之微,知附子之力能补先天欲绝之火种,用之以为君。又虑群阴阻塞,不能直入根蒂,故佐以干姜之辛温而散,以为前驱。荡尽阴邪,迎阳归舍,火种复兴,而性命立复,故曰回阳。阳气即回,若无土覆之,光焰易熄,虽生不永,故继以甘草之甘,以缓其正气,缓者即伏之意也。真火伏藏,命根永固,又得重生也。"吴佩衡在四逆汤的基础上义加肉桂一味专独回阳,并有引火归元之意。

加味大回阳饮系大回阳饮加砂仁、淫羊藿而成。砂仁辛温,理气化凝,纳五脏之精气归肾,更能使肾之精气和合五脏;淫羊藿微辛微温,辛温通阳,有引阳入阴、启阴交阳之能。使本方应用更加广泛,凡有阳虚阴盛病因病机的各种疾病,都可随证加减治疗,均可取得显著效果。加味大回阳饮为治阳气衰微,阴寒内盛之方,凡症见精神萎靡,倦怠乏力,畏寒肢冷,口淡不渴或渴喜热饮,舌淡或暗胖,苔白润,脉沉无力等,均可使用本方加减。如有外感者可加麻黄、细辛,如舌苔厚腻挟湿者可加茯苓,只要辨证准确,往往可获显效。

加味蒿芩清胆汤(沈元良)

[组成] 青蒿 10～15 g,淡竹茹 10 g,半夏 9 g,茯苓 15 g,黄芩 10 g,枳壳 10 g,陈皮 10 g,滑石 10～15 g(包煎),青黛 6～9 g(包煎),生甘草 6～10 g,佩兰 10～15 g,薏苡仁 30 g。

[功效] 清胆利湿,和胃化痰。

[主治] 少阳湿热痰浊证。少阳里热偏盛,湿热痰浊中阻之证,症见:往来寒热、胸胁胀痛,热重寒轻,口苦胸闷,吐酸苦水或呕吐黄涎黏液,甚或干呕,舌红苔白腻。脉数而右滑左弦。

[方解] 《灵枢·四时气》说:"邪在胆,逆在胃,胆液泄则口苦,胃气逆则呕苦。"加味蒿芩清胆汤,宗蒿芩清胆汤治三焦湿热,胆热痰阻。今寒热如疟,寒轻热重,口苦膈闷,胸胁胀疼,是少阳热盛之证。胆热犯胃,胃气上逆,故吐酸苦水,或呕黄涎而黏,干呕呃逆。苔白间现杂色,脉滑,是胆胃俱病,气化不行,痰湿中阻所致。故治当清胆热为主,兼以降逆和胃化痰利湿。方中首用苦寒芬芳之青蒿,既清透少阳邪热,又辟秽化浊。如《重庆堂随笔》卷下说:"青

蒿,专解湿热,而气芳香,故为湿温疫病要药。又清肝、胆血分伏热。"黄芩苦寒,清泄胆腑邪热,并为主药,既透邪外出,又清内湿热。竹茹清胆胃之热,化痰止呕;半夏燥湿化痰,陈皮、枳壳宽胸畅膈,和胃降逆,为辅药。赤茯苓、碧玉散(滑石、青黛、甘草)清热利湿,导湿热下泄从小便而出,为佐药。诸药合用,使湿去热清气机通利,少阳枢机得运,脾胃气机得和,然寒热自解,呕吐平,诸症悉除。正如何秀山所说:"足少阳胆与手少阳三焦合为一经,其气化一寄于胆中以化水谷,一发于三焦以行腠理。若受湿遏热郁,则三焦之气机不畅,胆中之相火乃炽,故以蒿、芩、竹茹为君,以清泄胆火;胆火炽,必犯胃而液郁为痰,故臣以枳壳、二陈,和胃化痰;然必下焦之气机通畅,斯胆中之相火清和,故又佐以碧玉,引相火下泄,使以赤苓,俾湿热下出,均从膀胱而去。此为和解胆经之良方。凡胸痞作呕,寒热如疟者,投无不效。"何廉臣说:"青蒿脑清芬透络,从少阳胆经领邪外出。虽较疏达腠理之柴胡力缓,而辟秽宣络之功比柴胡为尤胜,故近世喜用青蒿而畏柴胡也。"朱良春等认为蒿芩清胆汤方"方中青蒿性味苦寒,专去肝胆伏热,领邪外出,配合黄芩、竹茹,尤善清泄胆热,解除热重寒轻之症;半夏、陈皮、枳壳不但能化痰浊、消痞闷,配合黄芩、竹茹,更能止呕逆、除心烦;赤茯苓、碧玉散利小便、清湿热,协同青蒿、黄芩可治黄疸。本配伍周到,和解胆经,清利湿热,从而解除寒热如疟和湿热发黄的一张良方"。可见朱良春等已将蒿芩清胆汤扩大应用于湿热发黄之证。

常用加减:少阳湿热,加连翘、芦根;热偏重,加柴胡、连翘;湿浊重者,加白豆蔻、石菖蒲;暑湿重者,加茵陈蒿、佩兰;湿热发黄者,去陈皮、半夏,加茵陈蒿、焦栀子;呕多者,加黄连、苏叶;痰湿中阻之眩晕者,加天麻;湿热壅阻少阳所致耳鸣、耳聋者,加石菖蒲、郁金、磁石;少阳三焦湿热下注致小便不利者,加车前子、泽泻、通草;阳明热盛,加白虎汤等。

【验案举例】

案1　患者,男,57岁。

初诊　3年前因工作压力、劳累,饮食不规律,渐出现失眠、头晕等症,自行购买安神补脑液等药服用,初则有效,后失眠逐渐严重,甚则靠服用艾司唑仑片方能入睡3~4 h,醒后又觉头晕不适,曾服用中药调治疗效欠佳。西医诊断:失眠(自主神经功能紊乱),既往史20余年前曾有肺炎史,否认肝炎等传染病史。曾有浅表性胃炎,胆汁反流性胃炎史。无明显过敏史。辅助检查:

2011年10月胃镜检查示:浅表性胃炎伴轻度胃糜烂,少量胆汁反流。遂来求治于中医。刻下:症见头晕心烦,面红,精神尚可,夜寐不安,多梦易醒,口干口苦,大便黏而不畅,纳食一般。苔黄腻,舌质红,脉弦细略数。

中医诊断:不寐。证型:胆胃不和。治法:清胆和胃,化痰安神。处方:

青蒿12 g,黄芩10 g,茯苓15 g,石菖蒲12 g,滑石15 g(包煎),青黛9 g(包煎),姜竹茹10 g,淡竹叶10 g,郁金10 g,白豆蔻10 g(后入),姜半夏9 g,夜交藤10 g,炙远志10 g,合欢皮12 g,北秫米15 g,生薏苡15 g,焦薏苡仁15 g,生甘草10 g。

7剂,每日1剂,水煎服。

二诊　头晕心烦减轻,夜寐较前明显好转,每晚能入睡6~7 h,食欲增加,口苦偶作,排便较前为畅,苔腻稍退,舌质红,脉弦细略数。

前方加煅龙骨(先煎)30 g,煅牡蛎(先煎)30 g。7剂,每日1剂,水煎服。

三诊　夜寐渐佳,口苦已除,余症不显,苔薄微黄,舌质红,脉弦细。

前方去白豆蔻,加合欢花10 g。7剂,每日1剂,水煎服。

[按]　蒿芩清胆汤源于俞根初《通俗伤寒论》,为湿热郁阻少阳所立方。方由青蒿、黄芩、半夏、姜竹茹、炒枳壳、陈皮、茯苓、碧玉散所组成。主治外感湿热之邪,留恋不解。症见微恶寒而发热,有汗不解,朝轻暮重,头重肢倦,胸闷痞满,口苦口干等症。根据谨守病机、异病同治之法则,师古而不泥其方,灵活辨证运用于内科杂病和其他疾病中,取得满意疗效。本案不寐,辨证属胆胃不和,以清胆和胃,化痰安神。方中青蒿苦寒芳香,轻扬宣透,黄芩苦寒清热燥湿,二药为伍,清透少阳湿热;姜半夏、陈皮、姜竹茹,辛温苦寒,辛开苦降,分消走泄。用北秫米和胃安神,与半夏相配,共增和胃安神之功。茯苓、碧玉散、淡竹叶、生炒薏苡仁化湿和胃,使湿热痰从小便而去,使痰湿有出路。用郁金、石菖蒲、白豆蔻代以炒枳壳,化湿和胃、解郁安神之效更甚。更加炙远志、合欢皮、首乌藤加重安神之力。胆为中正之官,胃不和则卧不安,胆热得清,胃郁得解。湿去痰消,热无稽留,而诸症悉除矣。

案2　患者,男,40岁。

初诊(2011年6月10日)　近1周来,无明显诱因每于天亮之前寐中汗出涔涔,醒后湿透,身微热,口苦易怒,两胁胀满,呕逆纳呆,小便短少,大便欠畅。苔黄腻,舌质偏红、脉弦滑。

中医诊断:汗证。证型:盗汗(湿阻夹热)。治法:清热利湿,疏泄少阳。

处方：

青蒿 10 g,淡子芩 6 g,川黄连 6 g,陈皮 10 g,枳壳 10 g,木香 10 g,姜半夏 9 g,姜竹茹 9 g,茯苓 15 g,滑石 15 g(包煎),青黛 6 g(包煎),甘草 6 g,糯稻根 15 g,煅龙骨(先煎)、煅牡蛎(先煎)各 24 g,焦山楂 10 g。

7 剂,每日 1 剂,水煎服。并忌恣食肥甘油腻之品。

药后盗汗已明显减轻,上方去煅龙骨、煅牡蛎,续进 7 剂,则盗汗止,余症悉平。

[按] 盗汗不独阴虚,临床上湿热所致盗汗亦不在少数。本案患者系内伤饮食,积滞生湿化热,湿热交蒸,入于阴分,正邪纷争,营阴失守,迫津于外,盗汗发生。而寅卯之时为少阳之气生发较旺之时,少阳气机为湿热所遏,枢转受阻,故汗出于天明之前。《伤寒明理论》云:"伤寒盗汗者,非若杂病之虚,是由邪气在半表半里使然也。"而胁肋胀满、口苦喜怒、呕逆纳呆、小溲短少为一派湿热郁阻少阳、三焦气机不畅之象。本案例呕逆纳呆有积食夹杂,故以蒿芩清胆汤合消食导滞之品同用,方药切中而取效。

案 3　患者,男,48 岁。

初诊(2008 年 9 月 11 日)　胃脘痛病史 2 年,曾做胃镜检查提示胆汁反流性胃炎。经中西药物治疗收效甚微,反复发作。近日因饮食不节,胃脘部疼痛,伴有嗳气,泛酸,时有腹胀,纳少,小便黄,大便干结。苔黄腻,舌质红,脉弦细滑。

中医诊断:胃痛。证型:胆胃郁热。治法:清胆和胃。处方:

青蒿 12 g,黄芩 10 g,姜半夏 10 g,枳实 10 g,黄连 3 g,绵茵陈 20 g,姜竹茹 10 g,陈皮 10 g,沙参 10 g,生大黄 6 g(后下),炙甘草 6 g。

7 剂,每日 1 剂,水煎服。

胃脘痛减,胀消,嗳气除,泛酸减轻。上药增损。

服药 1 月后,症状基本消失。胃镜复查示:无胆汁反流,胃黏膜恢复正常,随访半年未见复发。

[按] 胆汁反流性胃炎,是由各种原因引起幽门功能不全,或胃切除术后胆汁反流入胃,胆酸破坏了胃黏膜屏障,导致胃黏膜充血、水肿、糜烂等炎症改变。本病属于中医学"胃脘痛""胃反""呕吐"等范畴。《灵枢·四时气》曰:"邪在胆,逆在胃,胆液泄则口苦,胃气逆则呕苦。"胆热犯胃,胃气上逆,故胃脘部疼痛,伴有嗳气,泛酸,时有腹胀,纳少,小便黄,大便干结。苔黄腻,舌质红,脉

弦细滑。蒿芩清胆汤出自《通俗伤寒论》，具有清胆利湿、和胃化痰之效，主治湿热内蕴三焦，枢机失和之证。以蒿芩清胆汤加减，治疗胃脘痛（胆汁反流性胃炎），治疗关键抓住六腑以通为用，通下为顺，上返为逆，腑气胆（肠）道通畅，胆液顺常道排泄，使胃免受侵蚀。方中用青蒿、黄芩、黄连清胆热，陈皮、半夏、姜竹茹降逆止酸，枳实行气消积，为胃动力之药，减少胆汁逆流，生大黄助通腑泄浊，沙参养阴生津，甘草和中，并能增强胃的黏液合成、护膜，减轻胆汁的损害，诸药合用，共奏其效。

加味引龙潜海汤（朱均权）

[组成]　制附子 25～60 g（先煎 0.5～1 h），砂仁 15 g，淫羊藿 20 g，肉桂 12 g，黄柏 18 g，炙甘草 8 g，生龙骨、生牡蛎各 30 g。

[功效]　扶阳抑阴，引火归元。

[主治]　真阳不足所致的虚阳上浮外越。症见：虚烦、内热、虚火上炎。舌质淡，舌苔薄白，脉沉弱。

[方解]　附子辛热，能补坎中真阳，真阳为君火之种，补真火即是壮君火为主药。辅以砂仁辛温，能宣宫中一切阴邪，能纳五脏之气而归肾；黄柏味苦入心，禀天冬寒水之气而入肾，色黄而入脾。脾也者，调和水火之枢也。独此一味，三才之义已具。佐以淫羊藿，在温扶命门火的同时，增强引阳入阴、用阳化阴之功；肉桂引火归元，龙骨、牡蛎固肾摄精以收敛元气。使以甘草调和上下，又能伏火，真火伏藏，则人之根蒂永固。全方扶阳抑阴，引火归元。用来治疗阴水过盛，或者因真阳不足所致的真阳上浮外露，表现为虚烦、内热、虚火上炎等很多疾病，都能够收到很好效果。

常用加减：真阳不足、虚阳上浮之失眠加酸枣仁、石菖蒲；真阳不足、虚阳外越之皮肤病加蛇床子、地肤子、白鲜皮等。

【验案举例】

患者，女，65 岁。

初诊（2019 年 3 月 15 日）　近 1 年来常常出现两足心烦热，夜间为甚，即使在冬天也要把双脚伸到棉被外，已数次就医，多服清热降火类中药治疗，无明显疗效。细问病史，发现患者易倦怠乏力，好发感冒，对气温反应敏感，热来怕热,冷来怕冷,口干不欲饮,面色晦暗,大便溏薄,舌质淡胖,舌苔薄白脉沉弱。

中医诊断:虚劳。证型:肾阴亏虚,虚阳上浮。治法:温肾潜阳,引火归元。处方:

制附片 35 g(先煎 40 min),砂仁 15 g,淫羊藿 20 g,肉桂 12 g,炒黄柏 18 g,炙甘草 8 g,生姜 15 g,生龙骨、生牡蛎各 30 g。

7 剂,水煎饭后温服,每日 4 次。

药后两足心烦热大减,夜眠好转,但仍面色晦暗,大便溏薄,舌质淡胖,舌苔薄白,脉沉弱,以大回阳饮加减善后。

[按] 此案以两足心烦热为主诉,通常认为是阴虚火旺证,以清热降火、滋阴清热之法治之,但 1 年来一直未愈。按照郑钦安的“阴阳辨诀”来认识的话,它就是一个“阴火证”。阴火,郑钦安在《医理真传》称之为“龙雷火、无根火、虚火”等。他提出阴火的发生,即“发而为病,一名元气不纳,一名元阳外越,一名真火沸腾,一名肾不纳气,一名气不归源,一名孤阳上浮,一名虚火上冲”。即后世所说的各种虚火、虚热等名称,均是指阴火而言。阴火产生的本质就是肾中之虚阳向上、向外浮越,简单地说就是阴证所生之火,是阴盛格阳,逼阳外越所致,极易被认为是火证或阴虚火旺证。郑钦安有一句名言:“总之众人皆云是火,我不敢即云是火。”该病例真阳亏于内,虚阳浮越于外,而致两足心烦热,给予引龙潜海汤治疗后取得了疗效显著。

软肝消积饮(郑淳理)

[组成] 淡海藻 10 g,淡昆布 10 g,广郁金 15 g,大腹皮 15 g,冬瓜皮 15 g,炙鳖甲 15 g,紫丹参 30 g,白花蛇舌草 30 g,生薏苡仁 30 g,平地木 15 g,红枣 10 g。

[功效] 软坚消积,利湿排毒。

[主治] 肝郁脾虚、湿毒内蕴证(肝系代谢性障碍疾病肝硬化腹水、脂肪肝、酒精肝、肥胖症、乳腺结节、子宫肌瘤及癌症手术、放化疗后中药治疗)。

[方解] 淡海藻、淡昆布、炙鳖甲软坚消积,大腹皮、冬瓜皮、白花蛇舌草、生薏苡仁利湿排毒,平地木、紫丹参、广郁金、红枣疏肝活血化瘀。

常用加减:腹水加虫笋、葫芦瓢、地骷髅;结节加浙贝母、穿山甲、夏枯草;脂肪肝加决明子、生山楂。

注意事项：头煎、二煎口服，三煎睡前泡脚。配合心情舒畅、饮食清淡。

【验案举例】

案1 患者，男，58岁。

初诊（2020年10月27日） 肝积术后，肝郁脾虚，药后便润，纳增，溲清长。

中医诊断：积聚。证型：肝郁脾虚。治法：疏肝健脾，软坚消积。处方：

淡海藻10 g，大腹皮15 g，紫丹参30 g，淡昆布10 g，冬白术15 g，白花蛇舌草30 g，广郁金15 g，炙鳖甲12 g，生薏苡仁30 g，沉香曲10 g（包煎），三七花10 g，猫人参100 g，红豆杉6 g，云石斛12 g，云茯苓30 g，平地木15 g，红枣10 g。

14剂。

案2 患者，男，54岁。

初诊（2020年12月8日） 肺积术后，脾虚湿滞，痰结不畅，苔薄黄，脉弦细。

中医诊断：肺癌。证型：脾虚湿滞。治法：健脾除湿。处方：

潞党参15 g，青皮、陈皮各3 g，沉香曲10 g（包），焦冬术10 g，怀山药15 g，白花蛇舌草30 g，云茯苓10 g，生薏苡仁30 g，山海螺30 g，红花15 g，红豆杉6 g，猫人参100 g，云石斛12 g，芦根、白茅根各30 g，炙甘草6 g，红枣10 g。

14剂。

[按] 肝癌属中医学"肝积""鼓胀""肥气""黄疸"之范畴。手术虽是肝癌首选的治疗方法，但对于术后及失去手术治疗机会的患者，则可用中医辨证施治，以延长患者的存活期及提高患者的生存质量。中医辨证施治，要继承传统不守旧，研究发扬不离宗。原则上扶正不助邪，祛邪不伤正，注重调理气血，治当以健脾、活血、破积、化瘀、清毒药物为主。软肝消积饮中的淡海藻、淡昆布、炙鳖甲软坚消积，大腹皮、冬瓜皮、白花蛇舌草、生薏苡仁利湿排毒，平地木、紫丹参、广郁金、红枣疏肝活血化瘀。全方共奏软坚消积、利湿排毒之效。

另外，医患配合对治疗尤为重要。病症稍减仍需慎起居、善保养、避外邪，万事不可操劳过度，行之过累。且治疗要持之以恒方可收到较好疗效。

小柴胡汤合乌梅丸加减(钱海青)

[组成] 柴胡 25 g,黄芩、乌梅、炙甘草、桂枝、当归各 9 g,党参、红枣各 25 g,细辛 5 g,黄连、干姜各 6 g,黄柏、补骨脂、煨肉果各 10 g,茯苓 15 g,炒白术 20 g,砂仁 5 g,制附子、半夏各 12 g,蜀椒 3 g。

[功效] 和解少阳,温脏补虚。

[主治] 少阳证。症见:口苦,口干,目眩,默默不欲食,久痢不止,手足不温等。舌红苔薄白或薄黄,脉弦。

[方解] 方用柴胡为主,清解少阳之邪,并疏畅气机之郁滞;黄芩为辅,协助柴胡以清少阳之邪热,配伍党参、半夏、红枣,意在补中扶止,和胃降逆。以附子、干姜、桂枝加强温脏祛寒之力,细辛、蜀椒、乌梅有温中涩肠止泻的作用,当归、白术、茯苓补养气血,黄连、黄柏性寒能清上热,均为辅药,其中黄连、黄柏之寒性又能缓和方中诸药之过于温热,以防伤阴之弊,兼为佐药,蜂蜜以调和诸一药,为使。

常用加减:腹胀加砂仁,腹泻甚加煨肉豆蔻、补骨脂。

【验案举例】

患者,女,84 岁。

初诊(2018 年 10 月 22 日) 患胰腺恶性肿瘤 4 年,腹泻水样便,每日 7～8 次,住院 1 个多月未见好转。应邀会诊,症见寒热往来、不思饮食、腹胀、口苦、咽干,大便,每日 7～8 次,腹部痞满。舌质淡胖、苔白腻,脉弦细。

中医诊断:积聚、泄泻。证型:少阳证。治法:和解少阳,温脏补虚。处方:

柴胡 25 g,黄芩、乌梅、炙甘草、桂枝、当归各 9 g,党参、红枣各 25 g,细辛 5 g,黄连、干姜各 6 g,黄柏、补肾脂、煨肉豆蔻各 10 g,茯苓 15 g,炒白术 20 g,砂仁 5 g,制附子、半夏各 12 g,蜀椒 3 g。

1 剂。

服药 1 剂后腹泻、腹胀减轻,每日 2～3 次,继守前法加减治疗。

[按] 泄泻可见于多种疾病。李中梓在《医宗必读·泄泻》中提出了著名的治泄九法,以淡渗、升提、清凉、疏利、甘缓、酸收、燥脾、温肾、固涩。全

面系统地论述了泄泻的治法,是泄泻治疗学上的里程碑。但实际临床应用还不够,如本例患者胰腺恶性肿瘤4年,久泄不止,寒热往来,故用柴胡、黄芩、半夏、党参、甘草、红枣和解少阳,温寒并用;桂枝、细辛、黄连、黄柏、制附子、煨肉豆蔻、砂仁、当归、乌梅健脾补肾固涩止泻的作用。二方合用,收敛较快。

小柴胡汤加减(钱海青)

［组成］　柴胡25 g,半夏、炙甘草、知母、黄柏各10 g,干姜5 g,党参、山药、茯苓、泽泻各15 g,牡丹皮、蔓荆子、白芷、川芎各9 g,红枣、熟地各30 g。

［功效］　和解少阳,佐以滋阴平肝。

［主治］　邪入少阳胆经。症见:寒热往来,月经经行头痛,口舌糜烂,口干舌燥等。舌红苔薄黄,脉弦或弦细。

［方解］　方用柴胡为主,清解少阳之邪,黄芩为辅,协助以清少阳之热,二药合用,使其达到和解清热的目的;配伍人参、半夏、生姜、大枣为佐,炙甘草为使,既能调和诸药,又可相助扶正。知母、黄柏、牡丹皮、熟地滋阴清热,山药、茯苓、蔓荆子、白芷、川芎健脾平肝止痛。

常用加减:风寒头痛不甚减蔓荆子、白芷;口舌糜烂加人中白、牡丹皮。

【验案举例】

患者,女,46岁。

初诊(2014年4月20日)　每次月经来潮,寒热往来、默默不欲饮食、心烦喜呕、头晕头痛、口角舌糜,月经周期色黯红。用滋养肝肾之法调理3个月,未见好转。舌红苔薄黄,脉弦细。

中医诊断:脏躁。证型:肝肾阴虚。治法:滋阴益肾,和解少阳。处方:

柴胡25 g,半夏、炙甘草、知母、黄柏各10 g,干姜5 g,党参、山药、茯苓、泽泻各15 g,牡丹皮、蔓荆子、白芷、川芎各9 g,红枣、熟地各30 g。

7剂,水煎服。

二诊(2014年4月27日)　诸症消退巩固治疗7剂。

［按］　经行前后诸症出现寒热往来之少阳病,出现经行头痛,阴虚火旺,

经期常现口舌糜烂,口燥咽干,故用小柴胡汤和解少阳,知柏地黄汤滋阴清火,两方相得益彰,取得显著的疗效。

牙痛清火汤(陈天祥)

[**组成**] 生石膏 30 g,荆芥穗 10 g,北细辛 3 g,细生地 15 g,怀牛膝 15 g,京玄参 12 g,肥知母 10 g,筧麦冬 12 g,鲜石斛 10 g,沉香曲 10 g(包),生大黄 6 g,生甘草 6 g。

[**功效**] 清泄阳明,泻胃肠热,祛风养阴。

[**主治**] 风火牙痛。

[**方解**] 牙龈肿痛责之阳明,石膏、玄参、知母、大黄直泄阳明,牛膝、沉香曲引热下行,生地、麦冬、石斛养胃阴,荆芥、细辛风药引经,治风火牙痛,临床疗效确切。

【验案举例】

患者,男,71 岁。

初诊(2021 年 8 月 21 日) 患者牙龈肿痛旬余,不堪咀嚼,消炎、止痛药均无济于事,痛甚而影响睡眠,舌红苔薄黄,脉弦。

中医诊断:齿痛。证型:胃阴不足、阳明虚火为犯。治法:拟直折阳明之邪,佐以滋阴养胃为法。处方:

生石膏 30 g,荆芥穗 10 g,北细辛 3 g,细生地 20 g,筧麦冬 12 g,肥玉竹 10 g,怀牛膝 15 g,鲜石斛 10 g,生大黄 6 g,沉香曲 10 g(包)。

5 剂,水煎,每日 1 剂。

服药 3 日后痛、肿大减,5 日后牙龈肿痛基本治愈,即继续调理。

[**按**] 牙痛总与阳明胃热、肾阴不足相关,故石膏、生地为不可缺失之主药,荆芥、细辛为疏风止痛之要药。余则滋阴养胃,引热下行之品,因人之宜、因病之异,随症加减可也,运用之妙,在乎一心尔。

益肾降脂方(裘昊)

[**组成**] 生黄芪 30 g,生薏苡仁 30 g,党参 15 g,泽泻 15 g,白术 12 g,陈皮

12 g,山药 20 g,淡附片 8 g,干姜 8 g,车前子 10 g(包煎),生甘草 6 g。

[功效]　益气健脾,温阳化湿。

[主治]　脾气虚弱、肾阳不足之高脂血症。症见:少气懒言,面色少华,畏寒,手足冷,头晕,大便偏烂。舌质淡胖边有齿痕,脉沉细。

[方解]　生黄芪益气扶正,党参、白术、山药、生薏苡仁健脾化湿,淡附片、干姜、生甘草温肾补阳,泽泻、车前子利水,使邪浊随小便而出,陈皮健脾理气,使补气而不滞气,甘草调和诸药。诸药共用具有益气健脾,温阳化湿之功效。

常用加减:腰痛加杜仲,腹胀加厚朴、枳壳,纳差食少加焦三仙。

【验案举例】

患者,男,65 岁。

初诊(2012 年 11 月 28 日)　有高血压病史 5 年,高脂血症病史 3 年,一直服降压及降脂治疗,血压控制在正常范围,但血脂一直偏高。曾先后服辛伐他汀和阿托伐他汀,自觉乏力症状明显。刻下:少气懒言,面色少华,畏寒,手足冷,头晕,饮食不佳,大便偏烂,舌质淡胖边有齿痕、脉沉细。

中医诊断:虚劳。证型:脾肾阳虚。治法:益气健脾,温阳化湿。处方:

生黄芪、生薏苡仁各 30 g,党参、泽泻各 15 g,白术、陈皮各 12 g,山药 20 g,淡附片、干姜各 8 g,车前子 10 g(包煎),生甘草 6 g。

7 剂,水煎服。

服药 1 周后,上述症状好转,继上药服 1 周,上述症状基本缓解。继续调治 3 个月,血脂检查恢复正常范围。

[按]　中医认为肾的功能对机体的新陈代谢起着主要的作用,是脂质代谢的关键。肾的功能健旺,脂质的消化吸收输布功能才能健全,机体内的脂质成分、比例才能保持正常。相反,肾的功能失常,脂质代谢就会出现异常,导致相应疾病的发生。因此,笔者认为,肾功能的正常是保证机体内脂质代谢正常的关键,从肾虚论治脂质代谢紊乱收效较好。

滋阴舒神汤(王亚校)

[组成]　熟地 20 g,山药 15 g,茯苓 15 g,山茱萸 6 g,牡丹皮 12 g,泽泻

9 g,白芍 12 g,墨旱莲 12 g,女贞子 12 g,稽豆衣 30 g,浮小麦 30 g,青蒿 10 g,地骨皮 10 g,柴胡 6 g,郁金 15 g,首乌藤 15 g,酸枣仁 15 g,磁石 30 g。

[功效] 滋肾益阴,育阴潜阳。

[主治] 肾阴虚之断经前后。症见:烘热汗出,五心烦热,失眠多梦,腰膝酸软,情志不宁,舌红,苔少,脉细数。

「方解」 本方以六味地黄丸加二至丸为主组方。六味地黄丸始出于宋代医学家钱乙的《小儿药证直诀》,由汉代张仲景《金匮要略》中的肾气丸减桂枝、附子,易干地为熟地而成。方中熟地滋阴补肾,填精益髓;山茱萸补养肝肾而涩精,取"肝肾同源"之意;山药补益脾阴而固精。三药相配,肝、脾、肾三阴并补,是为"三补"。配伍泽泻利湿泄浊,并防熟地之滋腻恋邪;牡丹皮清泄相火,并制山茱萸之温涩;茯苓淡渗脾湿,并助山药之健运,助阴得复其位。现代药理学研究认为,六味地黄丸能升高更年期患者雌二醇及白细胞雌激素受体水平,改善更年期的神经系统与循环系统功能,可使患者的相关症状得以减轻。同时具有降血脂、提高免疫力、改善肾功能、降血压、抗疲劳、增强体壮、降血糖等功效。二至丸出自明代王三才的《医便》,由蒸女贞子、墨旱莲二味组成。具有补益肝肾,滋阴止血,壮筋骨,乌须发之功效。现代药理学研究认为,二至丸可有效增强阴虚动物神经、内分泌、免疫调节功能,维持机体内环境稳定。柴胡、郁金疏肝理气助气机条达;青蒿、地骨皮、浮小麦、稽豆衣具滋阴清热,敛汗之效;首乌藤、酸枣仁、磁石养心安神敛汗,诸药合用,共奏滋肾养阴、安神敛汗之效。

【验案举例】

患者,女,47 岁。

初诊(2017 年 10 月 4 日) 停经 11 个月,潮热盗汗寐差 9 月余。患者 2 年前出现月经先后无定期,伴经量减少至原来的 2/3 量,2016 年 11 月 2 日行经后月经未再转,2 个月后患者无明显诱因下出现心烦易怒,伴潮热盗汗,偶感头晕,夜间入睡困难,胃纳可,偶有便溏,小便正常。舌脉象:舌红少苔,脉细数。

中医诊断:脏躁。证型:阴虚火旺。治法:滋肾益阴,育阴潜阳。处方:

熟地 20 g,山药 15 g,茯苓 15 g,山茱萸 6 g,牡丹皮 12 g,泽泻 9 g,白芍 12 g,墨旱莲 12 g,女贞子 12 g,稽豆衣 30 g,浮小麦 30 g,五味子 10 g,青蒿 10 g,地

骨皮 10 g,柴胡 6 g,郁金 15 g,首乌藤 15 g,酸枣仁 15 g,磁石 30 g,升麻 6 g,红景天 15 g,赤石脂 15 g,黑大豆 30 g。

7 剂,上药水煎每日 1 剂,早晚分服。嘱避风寒,慎起居,节饮食,畅情志,忌辛辣刺激食物。

二诊(2017 年 10 月 11 日) 患者自觉盗汗减轻,无明显潮热,大便成型,偶感心烦,夜寐较前改善,舌淡红苔薄脉细数。

前方去首乌藤、青蒿,加淡豆豉 15 g、栀子 10 g。14 剂。

三诊(2017 年 10 月 25 日) 患者潮热盗汗已解,心烦易怒自除,夜寐安,二便调,诸症皆去。

[**按**] 该患者年过七七,肾气衰少,冲任二脉空虚,阴血不足,阴虚则生内热,故见烘热汗出,以六味地黄丸合二至丸为底方。加用大剂量稽豆衣、浮小麦,收敛固表止汗,配合五味子收敛固涩,益气生津,补肾宁心。以首乌藤养血安神、酸枣仁养心安神,敛汗生津;大剂量磁石重镇安神助眠;以升麻、红景天益气健脾升阳;黑大豆健脾补肾,赤石脂涩止泻,郁金疏肝解郁,青蒿清透阴分伏热,地骨皮滋阴凉血,退热除蒸。二诊患者稍觉心烦,遂予栀子豉汤清胸中之懊恼。诸药合用,共奏滋阴补肾、固表止汗、宁心安神之功。

祖传火砖镇冲汤(俞行)

[**组成**] 紫石英 30 g,姜半夏 12 g,白茯苓 10 g,化橘红 10 g,老苏子 6 g,生甘草 2 g。火砖汤煎药代水制火砖汤法:取大市聚镇乡间黄土地洁净红砖七八块,入炭火中煅似红铁,用火钳急取一砖,投入盆中清水内,使水沸,沸止弃砖,如此凡七八次,将盆中之水,漂去浮杂,取澄清液煎药。

[**功效**] 镇冲降逆。

[**主治**] 妊娠呕吐或经行呕逆不食,以及痰气上逆、呕吐、嗳气、咳嗽、眩晕、头痛等证,凡是冲脉之气上逆病证均可使用。

[**方解**] 妊娠呕吐或经行呕逆不食,以及痰气上逆、呕吐、嗳气、咳嗽、眩晕、头痛等症,凡是冲脉之气上逆病证均可使用。火砖镇冲汤,其传承脉络一直可以追溯到 100 年前新昌俞氏中医内科第一代先祖俞鉴三(1873—1943),其为清邑庠生,悬壶于大市聚周泰山堂,以新昌本地民间验方火砖汤

为根砥,初创火砖镇冲汤治疗冲脉之气上逆的胎前产后病,药仅火砖、紫石英二味,火砖来自新昌大市聚镇黄土地,制法独特,禀火土之气,镇吐之力胜于伏龙肝,对冲脉之气上逆诸病有效,特别对妊娠恶阻严重,百药无效者,有神奇疗效。俞鉴三加色紫体沉的紫石英,携火砖直入下焦,使镇冲降逆效果更加明显,第二代传人浙江省名老中医俞岳真(1911—1991)医学得父俞鉴三亲传,著《叶方发微》一书,火砖镇冲汤收录其中,认为冲脉之气上逆侵犯肝、胃、肺,大多带动痰湿留滞,所以在原有火砖、紫石英二味基础上,合人陈汤,以半夏、橘红、茯苓、甘草燥湿化痰、理气和中,并加入苏子降气化痰平逆,众药相合,既镇降冲脉上逆之气,又化解引动之痰湿,可适用于一切冲脉之气上逆病证。

常用加减:挟肝火,口苦,脉数者,加牡丹皮、栀子;脉细形寒,加生姜、吴茱萸;肝气郁滞,加苏叶、香附。

【验案举例】

案 1　患者,女,44 岁。

初诊(2006 年 7 月 20 日)　妊娠 5 个月泛恶清水不止,伴纳食不适,头晕目眩,舌淡苔薄白,脉右关轻取滑而有力,左关沉按硬而有力。

中医诊断:呕吐。证型:肝气犯胃。治法:降逆止呕。处方:

紫石英 30 g(先煎),姜半夏 12 g,白茯苓 10 g,潞党参 30 g,化橘红 10 g,老苏子 10 g,生甘草 5 g,生晒白术 12 g。

另火砖汤煎药代水,5 剂。

二诊(2006 年 7 月 25 日)　呕吐眩晕均止,唯纳食欠佳,左右两关盛脉皆平,唯右关略无力,此为标实去本虚现,脾胃虚弱。

拟香砂六君子汤加焦三仙健脾开胃,5 剂。

案 2　患者,女,43 岁。

初诊(2009 年 6 月 5 日)　每次月经来潮前剧烈呕吐达半年,伴乳房小腹胀痛。舌淡苔白,脉右关轻取有力,左关沉取滑利有力。

中医诊断:呕吐。证型:肝气犯胃。治法:降逆止呕。处方:

紫石英 30 g(先煎),姜半夏 10 g,白茯苓 10 g,化橘红 10 g,生姜片 10 g,代赭石 30 g(先煎),炒枳壳 10 g。

另火砖汤煎药代水,5 剂。

案3 患者,男,12岁。

初诊(2010年12月11日) 5日前感冒后咳嗽喘息,声高息涌,喉间哮吼痰鸣,咳痰稠黄,身热面赤,口干咽红,小便短黄,舌红苔黄腻,脉右寸沉按滑数有力。

中医诊断:哮病。证型:热哮。治法:清热宣肺,降逆平喘。处方:

炙麻黄6g,苦杏仁6g,生石膏15g,生甘草2g,桔梗6g,淡黄芩6g,化橘红6g,桑白皮6g,干地龙6g,鸣蝉衣6g,枇杷叶8g,炙款冬花6g,鱼腥草15g,紫石英20g(先煎),老苏子6g。

另火砖汤煎药代水,5剂。

二诊(2010年12月16日) 咳嗽喘鸣及其他见症均愈;右寸沉按,肺部滑数有力,脉已平,正是脏气清灵,随拨随应。

[按] 冲脉起于胞中,为奇经八脉之一,上行头目,下至腹足,分布广泛,贯穿全身,为一身气血之要冲,故冲脉引起的疾病在临床上非常多见,火砖镇冲汤吸收了本地民间验方,并在实践中几代人不断继承、创新、发展,辨冲脉用药,治疗效果确切,具有较高的临床应用价值。近10年来新昌俞氏中医内科第四代传人俞行重新整理祖父遗著《叶方发微》,对祖传火砖镇冲汤进行深入研究,扩大了治疗范围,认为凡是冲脉之气上逆病证均可使用火砖镇冲汤进行加减治疗,在中医内科疾病呕吐、哮喘、咳嗽、眩晕、头痛、痫病等中广泛应用。案1妊娠冲脉旺盛上逆进犯脾胃,脾虚则木更无所制,以火砖镇冲汤原方加党参、白术,火砖镇冲汤镇冲降逆,六君子汤健脾治本,镇木扶土,双管齐下。案2经前呕吐,也为妇人特殊时期冲脉气盛上逆,犯胃剧呕连连,急以火砖镇冲汤镇冲降逆,加代赭石使重镇坠下之力更甚,生姜为"呕家圣药",暴呕患者在所必用。案3小儿痰热内盛致冲脉满盈上犯于肺,痰热搏结气道,发为热哮,以麻杏石甘汤加黄芩、桑白皮、化橘红、鱼腥草清肺化痰,然冲脉不平、肺气不降,哮终难定,故取火砖镇冲汤中之二味紫石英、苏子镇冲降气,紫石英与石膏、黄芩、鱼腥草等大队凉药并行,其甘温之性,又可防寒药太过,本草教材言紫石英肺热咳喘者忌用,此时可不必遵守。以上三案用药灵活变通,但紫石英与火砖为一定不易之品,紫石英色紫体沉,直入下焦肝肾,而火砖煎汤代水,制法独特,禀火土之气,两味相合,切中冲脉之气上逆病情,镇冲脉降逆气,实为火砖镇冲汤精髓之所在,再参以各案变化,机智加减,故疗效均明显。

第二章 妇科

安胎饮（王亚校）

[组成]　覆盆子15g,菟丝子15g,山药15g,黄芩炭10g,益智仁15g,莲须10g,黄芪10g,太子参12g,续断15g,苎麻根12g。

[功效]　补肾益气,固冲安胎。

[主治]　滑胎。症见:妊娠期间,腰酸腹痛,或阴道有少量流血,色黯淡,或曾屡有堕胎者,舌淡,苔白,脉沉细滑。

[方解]　方中太子参、黄芪、菟丝子、续断、益智仁补益脾肾之气;覆盆子、山药、黄芩炭、苎麻根养阴血固冲任;莲须具益肾止血之功,诸药合用使先天之气生,后天之气化,冲任之气固而胎儿安好。

【验案举例】

患者,女,42岁。

初诊(2016年10月15日)　结婚14年,月经量少4年。婚后曾经妊娠4次,均为孕2月余胚胎止育行人流术。夫妇双方遗传、病毒学及免疫学检查均无异常。丈夫精液常规正常。子宫输卵管碘油造影提示:宫腔形态正常,双侧输卵管通畅。为求子来诊。既往月经规则,周期28日,经期2～3日,痛经(一),怀孕4次,生产0次,末次引产时间:2012年6月。近4年来未采取避孕措施未孕。末次月经:2016年10月9日,量少,色暗,伴神疲乏力,腰酸背痛,面部褐斑,夜寐欠安,夜尿频频,胃纳不佳,大便不爽。舌胖淡,苔白,脉沉细滑。

中医诊断:滑胎。证型:脾肾亏虚。治法:健脾益肾,调理冲任。处方:

当归10g,续断15g,川芎5g,绿萼梅6g,阿胶珠12g(烊),杜仲10g,益母草10g,沙参15g,百合12g,首乌藤12g,菟丝子12g,枳壳6g。

水煎服,200ml,每日2次。连服14剂。嘱测基础体温。

二诊(2016年11月29日)　末次月经:2016年11月6日,基础体温上升8日,腰酸,乳胀,多梦,大便秘结。舌淡胖,苔薄白,脉细弦滑。处方:

覆盆子15g,菟丝子15g,山药15g,黄芩炭10g,椿皮5g,首乌藤10g,柴胡6g,肉苁蓉5g。

7剂。

嘱:经期停药。

三诊(2016年12月12日) 基础体温上升21日。尿频腰酸,腹隐痛,阴道少量出血,大便如常。舌淡苔白,脉沉细滑。处方:

覆盆子15 g,菟丝子15 g,山药15 g,黄芩炭10 g,椿皮5 g,莲须10 g,金银花10 g,太子参12 g,续断15 g,侧柏炭12 g。

7剂,水煎服,日2次。

嘱;测基础体温。腹痛、阴道出血增多随诊。

四诊(2016年12月19日) 停经44日。基础体温上升28日。阴道出血停止2日,仍感腰酸腹痛,眠欠安,二便如常。舌肥淡,脉细弦滑。处方:

覆盆子15 g,菟丝子15 g,山药15 g,黄芩炭10 g,椿皮5 g,莲须10 g,金银花10 g,太子参12 g,续断15 g,莲子心3 g,首乌藤10 g。

五诊(2016年12月25日) 停经51日。无腹痛及阴道出血。腰酸已解,纳可眠守。舌淡,苔白,脉细滑。

继服2016年12月19日方7剂。嘱围产保健。

患者于2017年9月15日剖宫产分娩一女婴,出生体重3 300 g,母女平安。

[**按**] 对于滑胎的治疗,强调查分两步走:第一步,妊娠前的治疗的目标是血海得充,肾气得复,肝气得舒,情绪安定;第二步,妊娠后的保胎治疗:根据中医学辨证诊治的原则进行安胎治疗。根据"肾最需护"的理论,本例患者高龄盼望生育,首先改善全身的状况,然后考虑调经促孕,孕后注意母胎两方面的情况。由于患者有多次不良孕史,尽管孕前检查甲状腺激素的筛查正常,但考虑其为高危人群,因此孕后进行甲状腺的筛查,及时发现尽早干预。方中太子参、菟丝子、续断补益脾肾之气;覆盆子、山药、黄芩炭养阴血固冲任。使先天之气生,后天之气化,冲任之气固而胎儿安好。

补肾健脾汤(曹岳鹏)

[**组成**] 党参30 g,炒白术10 g,茯苓10 g,当归12 g,炒白芍15 g,熟地25 g(砂仁3 g拌),川芎10 g,甘草5 g。

[**功效**] 补肾健脾,活血通络。

[**主治**] 月经过少病。症见:经色淡,乏力,纳呆,舌淡,苔薄,脉弦细。

[**方解**] 方中党参益气健脾,熟地补肾填精,滋阴养血,从而补养先后天之本,共为君药。白术、茯苓健脾渗湿,辅助党参益气补脾。当归补血活血、白

芍补血养血,敛阴柔肝,助熟地养血调肝,为臣药。川芎为佐,活血行气,使熟地、当归、白芍补益而不壅滞。炙甘草为使,补脾和胃益气,调和诸药。

常用加减:经前胸胀加柴胡、郁金、小青皮、绿萼梅;经前小腹疼痛加五灵脂、蒲黄、延胡索;腰酸加杜仲、川续断、菟丝子。

【验案举例】

患者,女,34 岁。

初诊 月经量少 1 年,患者 1 年前无明显诱因下出现月经量少,色淡,经前胸胀,伴乏力,曾在多家医院诊疗,疗效不佳,查子宫 B 超提示子宫内膜偏薄,舌淡,苔薄,脉弦细。

中医诊断:月经过少。证型:肝肾不足。治法:补益肝肾。处方:

党参 30 g,炒白术 15 g,茯苓 10 g,当归 12 g,炒白芍 15 g,熟地(砂仁 3 g拌),小青皮 10 g,川芎 10 g,绿萼梅 10 g,制香附 10 g,川牛膝 15 g,杜仲 15 g,川续断 15 g,菟丝子 15 g。

7 剂,水煎服。

服药 2 周后,患者经来较前增多,颜色转红,再以前方进退加减收效。

[**按**] 本患者证属脾肾亏虚之月经失调,方用补肾健脾汤加减,方中四君子汤以益气健脾,四物汤以补血养血,川牛膝引血下行,杜仲、川续断、菟丝子补肾,小青皮、绿萼梅、制香附疏肝理气。

《傅青主女科》认为"经本于肾""肾水多则经水多""肾水少则经水少"。《景岳全书·妇人规》:"调经之要,贵在补脾胃以滋血之源……"《万氏妇人科》云:"瘦人经来水少,责其血虚少也。"月经的产生中医认为是肾—天癸—冲任—胞宫相互调节,并在全身脏腑、经、气血的协调作用下,子宫定时藏泄的结果,因此在月经产生的任何一个环节出现问题,都将影响月经量的多少,而肾气盛是起主导和决定性作用的,肾气盛,则先天之精化生的天癸,在后天水谷之精充养下,通过天癸的作用,促成月经的产生。曹岳鹏在总结古人治疗月经失调的理论基础上,通过大量的临床观察,认为后天脾气亏虚,气血生化无源,脾肾两虚,精血不充,血海不盈,冲任亏虚,是引起月经量少的主要原因;月经量少是妇科常见病,多因人工流产、多次刮宫、卵巢早衰等原因引起,也往往表现病情缠绵难愈,B 超检查常提示:子宫内膜较薄,而通过中医辨证,脾肾双补改善子宫内膜厚度往往能取得良好疗效。

扶正化瘀汤(寿清和)

[组成]　生黄芪 15 g,狗脊 30 g,川续断 10 g,当归 15 g,赤芍 10 g,川芎 10 g,红藤 30 g,败酱草 30 g,茯苓 10 g,泽泻 10 g,三棱 10 g,莪术 10 g,皂角刺 12 g,甘草 5 g。

[功效]　补肾益气,化瘀散结。

[主治]　素体虚弱或久病不愈,瘀结伤正所致的腹部坠胀疼痛,腰骶酸痛,或伴有低热起伏,易疲劳,劳者复发,带下增多,月经不调,甚至触及炎性肿块或不孕,舌暗苔薄腻,脉细弦。

[方解]　黄芪益气扶正,狗脊、续断补益肝肾,红藤、败酱草、赤芍、川芎、皂角刺、当归活血化瘀止痛,莪术理气散结,茯苓健脾补中以防活血化瘀之品伤及脾胃。

常用加减:带下量多,加椿根皮 15 g;大便溏薄、神疲乏力、面色萎黄,加党参 15 g、怀山药 20 g、白术 10 g;经期量少、情绪低落,加淫羊藿 15 g、仙茅 15 g、菟丝子 20 g;炎性肿块或输卵管炎性阻塞不畅,加穿山甲 5 g、路路通 20 g、地龙 10 g。

【验案举例】

患者,女,28 岁。

初诊(2015 年 5 月 22 日)　婚前流产 2 次,末次流产 2 年前,流产后 10 日出现发热、腹痛症状,在当地医院诊断"急性盆腔炎",经抗菌药物治疗后好转停用。此后常感腰痛、右下腹隐痛,经前、经期及性生活后尤其明显,口服抗菌药物或妇科千金片间断治疗。末次月经 2015 年 4 月 21 日,经量不多,淋漓 10 日净,经后期感下腹坠胀痛伴腰痛明显,无畏寒发热,白带不多。婚后夫妇同居,性生活正常,未避孕未再孕,曾子宫输卵管造影提示"右侧输卵管炎症,通而欠畅,盆腔弥散欠均匀"。查血常规、尿绒毛膜促性腺激素正常范围,B 超检查提示盆腔少量积液。妇科检查:外阴已婚式,阴道畅,少量白色分泌物,宫颈光,子宫前位、常大、活动尚可、无压痛,右侧附件区增厚、压痛,左侧附件区无异常。平素月经规则,周期 27～30 日,经期 5～7 日,量偏少,色紫黯有血块,饮食二便尚可,舌质略暗、苔薄,脉弦细而涩。

中医诊断：妇人腹痛。证型：肾虚血瘀。治法：补肾益气，活血化瘀。处方：

生黄芪 15 g，狗脊 30 g，续断 10 g，当归 15 g，赤芍 10 g，川芎 10 g，丹参 15 g，红藤 30 g，败酱草 30 g，蚤休 10 g，茯苓 10 g，泽泻 10 g，三棱 10 g，莪术 10 g，皂角刺 12 g，延胡索 15 g，香附 10 g，甘草 5 g。

14 剂。水煎服，每日 1 剂，另加用康妇消炎栓 1 片，每晚塞肛，14 日为 1 个疗程。

1 个疗程后患者自觉症状明显好转，根据月经周期调理，经期配合调经之品，患者治疗 3 个月后自然怀孕，产后 1 年随访无复发。

[按] 盆腔炎性疾病后遗症为妇科常见病、多发病之一，常因急性盆腔炎未能彻底治疗或患者体质较差，病程迁延所致，少数由支原体或衣原体感染所引起者亦可无急性病史。根据临床表现，可归入中医学"妇人腹痛""带下""月经不调""癥瘕""不孕症"等范围，病性为虚实夹杂、本虚标实。其诊断主要依靠详细询问病史、体检及辅助检查，症状除下腹部坠胀、钝痛，在劳累、性交后及月经前后加剧外，多数患者还可出现精神不振、腰骶酸痛、月经失调、继发不孕等肾虚脾虚症状。现代医学多采用抗菌药物治疗，易使患者产生耐药性，导致病情反复发作或出现其他不良反应。寿清和认为盆腔炎性疾病后遗症的基本病机为久病伤正、余邪未净、气滞血瘀，急性发作时以"热、毒、湿"为主，而非急性期和后遗症期以"气虚、寒凝、血瘀"为主，但临床上无论辨证为哪一类型，均不同程度存在着肾气亏损、脾气不足、瘀血凝滞征象，且病程愈久，虚症表现愈甚。肾居下焦，为"元气之根，水火之宅"，是人身之根本，也是冲任、胞宫之根本，肾中精气，只宜固秘，最忌耗泄，故妇科虚证，多责之于肾；脾为后天之本，气血生化之源，脾肾不足可使妇女冲任胞宫损伤，产生经、带、胎、产诸疾。本案患者人流后湿热之邪乘虚而入，客于胞络，日久成瘀，遇劳或经期肾气亏损更甚，瘀血与湿热之邪相搏，导致气机不利、经络受阻、冲任功能失常，恶性循环，使患者腰痛及下腹隐痛反复不愈。通过辨病与辨证相结合，综合考虑本案属于盆腔炎性疾病后遗症期，采用补肾益气、化瘀散结法达到标本同治。自拟扶正化瘀汤加减，药物选用黄芪、狗脊、续断补肾益气、扶正祛邪；当归、赤芍、川芎、丹参活血化瘀；茯苓、泽泻渗湿补中、活血利水；三棱、莪术、皂角刺破血化瘀、通络散结；红藤、败酱草、蚤休清热化湿、清除余邪；延胡索、香附疏肝理气、散瘀止痛；甘草解毒调和诸药；配合康妇消炎栓局部治疗增加疗效。诸

药合用,扶正祛邪并举,同时改善患者的免疫功能,改善病灶周围的血液循环,促进炎症及增生组织的吸收。现代药理亦研究表明:补肾药能提高机体免疫功能,改善内分泌环境。从临床应用研究看,扶正化瘀法从治本着手,不仅改善了患者的临床症状和生活质量,而且可使部分患者得到痊愈或减少反复发作的效果。另外,由于盆腔炎性疾病后遗症病程缠绵,很多患者常伴有一系列心理问题和心理反应,作为医者在治疗疾病的同时,尚需给予患者生活、饮食、情志、锻炼等综合辅导,提高患者治疗信心,减少复发,达到满意的临床疗效。

妇科逐瘀汤(陆勇刚)

[组成] 蒲公英 30 g,夏枯草 10 g,猫人参 15 g,白花蛇舌草 30 g,失笑散 10 g,花蕊石 15 g,炒贯众 10 g,煅瓦楞子 15 g,秦艽 6 g,枳壳 5 g,桂枝 9 g,无花果 12 g。

[功效] 清热解毒,活血散结。

[主治] 痰瘀互结之下腹结块。症见:经前、经期小腹掣痛,久婚不育。舌红苔薄或有瘀点瘀斑,脉滑或滑涩。

[方解] 蒲公英、夏枯草、猫人参、白花蛇舌草、炒贯众等药物均有清热解毒、活血散结的功效,且炒贯众还能凉血止血,与失笑散、花蕊石活血止血散结消肿,既可散结,又可防止因腺肌病引起月经淋漓不止;秦艽清热且引药下行;枳壳行气;桂枝有温经通脉消瘤之功,且大量寒凉药中加入桂枝一味,既可防止寒凉太过,使气机遏阻,又能同诸药协同,更好起到散结祛瘀之功;煅瓦楞子、无花果健脾和胃。

常用加减:B超示子宫体积增大者可加用三棱、莪术、生黄芪以加强消肿散结;服药 1 个月疗效不显著者可加生山楂、山慈菇,加强活血散结之功效;同时伴有卵巢囊肿加用海藻、昆布;肥人可加用浙贝母、荠菜花等加强消痰、消脂、散结之功;瘦人阴虚者去桂枝,加炙鳖甲、炒白术,加强滋阴散结,健脾助运之。

【验案举例】

患者,女,47 岁。

初诊(2019 年 3 月 12 日) 痛经 3 个月,B超显示:子宫腺肌病。末次月经 2 月 8 日,经行腹隐痛,量偏多,色红,舌红苔薄,脉滑。

中医诊断：痛经。证型：痰凝热蕴。治法：清热解毒，消肿散结。处方：

蒲公英 30 g，夏枯草 10 g，猫爪草 15 g，白花蛇舌草 30 g，花蕊石 15 g，失笑散 10 g，煅瓦楞子 15 g，炒贯众 10 g，三棱 10 g，莪术 10 g，秦艽 6 g，枳壳 5 g，海螵蛸骨 10 g，黄山药 15 g。

7 剂，每剂取汁 400 ml，分两次温服。

此方前后服用 49 剂，痛经缓解，B 超显示子宫腺肌病面积较前明显缩小。

妇人腹痛方（黄亚君）

［组成］ 黄芪 30 g，炒党参 20 g，红藤 30 g，败酱草 10 g，生蒲黄 10 g，赤芍 15 g，桃仁 10 g，延胡索 15 g，制香附 10 g，茯苓 10 g。

［功效］ 健脾益气，化瘀止痛。

［主治］ 妇人腹痛（慢性盆腔炎）。症见：小腹坠痛，腰骶酸痛，神疲乏力，缠绵难愈。舌苔薄白，舌质淡暗，脉弦细弱。

［方解］ 黄芪、党参健脾益气扶正，红藤、败酱草、生蒲黄、赤芍、桃仁、延胡索活血化瘀止痛，香附理气以利血行，茯苓健脾补中以防活血化瘀之品伤及脾胃。

常用加减：下腹疼痛明显者，加乌药、没药；腰骶酸痛明显者，加续断、桑寄生；大便溏薄者，加白术；带下色黄者，加黄柏；情志焦虑寐艰者，加合欢皮、柴胡、佛手；盆腔有包块者，加莪术、䗪虫、制大黄；情志抑郁者，加柴胡、佛手；病程日久，用上药见效欠佳者，加紫河车或胚宝胶囊或人胎盘片。

【验案举例】

患者，女，39 岁。

初诊（2012 年 3 月 21 日） 反复小腹坠痛，腰骶酸痛，劳则尤显，神疲乏力，夜寐欠安，情志抑郁，带色稍黄，面色少华，纳谷不香，大便溏薄，舌苔薄白，舌质淡暗，脉来细弱。妇科检查：子宫与双侧附件均压痛。

中医诊断：妇人腹痛。证型：脾虚肝郁，气滞血瘀。治法：健脾疏肝，行气化瘀。处方：

炒黄芪 30 g，炒党参 20 g，红藤 30 g，败酱草 10 g，蒲黄 10 g，赤芍 15 g，延胡索 15 g，制香附 10 g，桃仁 10 g，茯苓 10 g，炒白术 15 g，合欢皮 15 g，柴胡

10 g,佛手 6 g。

28 剂,分两次温服。同时辅以心理疏导。

二诊(2012 年 4 月 18 日)　腰腹疼痛稍减,但仍时作时休,焦虑失眠与纳便均改善,考虑病程日久,正气不足,改用健脾益肾,行气化瘀。处方:

炙黄芪 30 g,炒党参 20 g,红藤 30 g,败酱草 10 g,蒲黄 10 g,赤芍 15 g,延胡 15 g,制香附 10 g,柴胡 10 g,茯苓 10 g,炒白术 15 g,合欢皮 15 g,续断 15 g,紫河车粉 3 g(冲)。

加减化裁 4 个月,诸症均瘥,继之嘱避免过劳,舒畅情志,并口服胚宝胶囊 1 个月,随访至今未复发。

[按]　此例反复腹痛腰酸,久治不愈,情志抑郁,正气受损,神疲乏力,初以健脾疏肝、行气化瘀立法,使其脾气渐复,气机疏畅,瘀阻渐通,焦虑失眠与纳便随之改善,但仍反复。继之改用脾肾并重,原方加紫河车、续断后症情即改善,守法续进,正复邪退,诸证均瘥,继以胚宝胶囊补肾填精,以资巩固,愈后至今未再发。

妇人腹痛,此指慢性盆腔炎,为女性内生殖官慢性炎症,现代医学尚无满意的治疗方法。无论中西医,在其治疗过程中,反复使用抗生素或过用清热解毒、攻逐祛邪之品,皆易损伤人体正气;此疾病程迁延、反复发作,久病易伤正,久病必及肾(反复小腹疼痛、腰骶酸痛,病发于下焦,病位在胞宫胞脉,且病邪入侵后长期稽留下焦,阻滞气血,瘀阻胞脉,日久正虚,瘀更难祛,逐成肾虚瘀阻),故慢性盆腔炎病程日久者必有脾肾亏虚。因此脾肾亏虚、瘀阻胞宫胞脉是慢性盆腔炎缠绵难愈的主要病机特点,健脾益气、补肾祛瘀方可从根本上阻断其反复发作。

本案初始以健脾疏肝、行气化瘀立法,有效但欠佳,待加入续断与紫河车脾肾双补后症情改善明显,最后以补肾填精之胚宝胶囊巩固治疗而收功。慢性盆腔炎反复发作缠绵难愈者须扶正祛邪并重,扶正重在健脾补肾,且肾气的康复在阻断慢性盆腔炎的反复发作中有着不可替代有作用。

加味归肾汤(黄亚君)

[组成]　女贞子 15 g,墨旱莲 15 g,熟地 20 g,怀山药 10 g,山茱萸 10 g,茯苓 10 g,当归 10 g,枸杞子 15 g,菟丝子 15 g,杜仲 15 g,葛根 30 g。

［**功效**］ 补肾养血。

［**主治**］ 肾虚型月经不调。症见：月经量少或闭经，腰膝酸软，头晕耳鸣，脉沉弱或沉迟。

［**方解**］ 方中以《景岳全书》归肾丸（改用汤剂）熟地、山药、山茱萸、茯苓、当归、枸杞子、菟丝子、杜仲补肾养血填精；二至丸女贞子、墨旱莲益肝肾、补阴血；葛根为经验用药，曾有研究报道其有类雌激素样作用，可缓解女性因卵巢功能减退所致的潮热出汗等症状。全方补肾养血，资天癸，养冲任。

常用加减：偏肾阴虚，潮热汗出，夜寐不安者加炙龟甲、酸枣仁；偏肾阳虚，形寒尿频者加淫羊藿、巴戟天；偏气虚，神疲乏力者加黄芪、党参；偏脾虚，纳少便溏者加党参、白术、陈皮；肾精亏虚日久，子宫缩小，尚未生育，加紫河车或人胎盘片。

【验案举例】

患者，女，26 岁。

初诊 月事不规则 3 年，婚后 2 年未孕，停经 6 个月，于 2015 年秋初诊。月经史：15 岁初潮，近 3 年月经延后，经量渐少，渐而闭经，每用黄体酮方至但量少。婚后 2 年，夫妇同居，性生活正常，一直未孕。症见月经闭止，间有潮热汗出，夜卧不安，情志急躁，腰膝酸软，纳谷尚可，大便秘结，舌苔薄白，舌质偏红，脉来细弱。B 超示：子宫小，三径之和小于 100 mm，子宫内膜双层厚 4 mm，双卵巢偏小。血性激素检测：卵泡刺激素 126 mIU/ml，黄体生成素 58 mIU/ml，雌二醇<35 pmol/L，孕酮 1.2 nmol/L，睾酮与催乳素正常，甲状腺激素正常。

中医诊断：经闭。证型：肾虚血燥。治法：补肾养血。处方：

女贞子 15 g，墨旱莲 15 g，生地 20 g，怀山药 10 g，山茱萸 10 g，茯苓 10 g，当归 10 g，菟丝子 15 g，枸杞子 15 g，杜仲 15 g，葛根 30 g，炙龟甲 15 g，酸枣仁 12 g，佛手 6 g。每日 1 剂水煎 2 次口服，每周 1 次根据症情舌脉变化稍事调整。

合用西药人工周期治疗期间，月经能至但量少，各种症状均减轻，3 个月后停人工周期。中药方调整为：

女贞子 15 g，墨旱莲 15 g，生地 20 g，怀山药 10 g，山茱萸 10 g，茯苓 10 g，当归 10 g，菟丝子 15 g，枸杞子 15 g，杜仲 15 g，葛根 30 g，龟甲 15 g，淫羊藿

10 g。补肾填精,阴阳双补。

停人工周期后再用上方加减治疗约 5 个月(前后共治疗约 8 个月),诸证均瘥,月经稍有延后,但能自至,经量或中或少,生殖激素渐趋正常,治疗第 9 个月怀孕,于 2017 年春顺产一健康男婴,3.2 kg。

[按] 《素问·上古天真论篇》云:"女子……二七而天癸至,任脉通,太冲脉盛,月事以时下,故有子……七七任脉虚,太冲脉衰少,天癸竭,地道不通,故形坏而无子也。"阐明了肾—天癸—冲任—胞宫生殖轴在女性月经与孕育中的重要性,月经、孕育与肾气的盛衰、天癸的至竭、冲任是否通盛、血海是否满盈关系密切。本例年龄不足四七,天癸早竭,月水闭止,子宫缩小,难以孕育。且伴潮热汗出,夜卧不安,情志急躁,腰膝酸软,大便秘结,舌红等一系列肾中精血亏少之象,乃肾虚型闭经、不孕,结合现代医学检验结果,为卵巢早衰。

卵巢早衰系肾中精气亏虚,天癸失资早竭,冲任失养,胞宫胞脉失滋,血海枯竭,进而月水闭止不能孕育,治当滋养天癸之源,即调补肾中阴阳,而又重在滋养肾阴,填精益髓。

加味归肾汤由归肾汤加二至丸加葛根组成,归肾汤出自《景岳全书》归肾丸,由熟地、怀山药、山茱萸、茯苓、当归、菟丝子、枸杞子、杜仲组成,全方补肾养肝健脾,二至丸出自《证治准绳》,由女贞子、墨旱莲组成,全方滋肝肾、补阴血,两方合用,重在滋肾养血填精,资养天癸冲任。本例肾中精血亏虚较显,方中加入炙龟甲、紫河车血肉有情之品以增填精养血之力,经过为时半年多的调治,使肾中精血得充,天癸得资,冲任得养,胞宫胞脉得滋,从而使血海充盈,月水自下,继而摄精成孕。

此类患者心存焦虑,在药物治疗同时要辅以心理疏导,设法树立治疗信心,提高治疗依从性,医患默契配合,方能渐渐显效,本例的成功贵在患者的坚持,贵在患者对医生的信任。

加味胜金丹(方春阳)

[组成] 益母草 15～30 g,制香附 15 g,紫丹参 15 g,炒党参 30 g,生白术 12 g,白茯苓 15 g,熟地 24 g,川芎 6 g,炒白芍 12 g,炒当归 10 g,姜半夏 12 g,清炙甘草 3 g。

[功效] 益气活血,固本调经。

[主治] 月经不调。症见：月经先后无定期，经色紫黑或黯淡，经行腹痛，以及腰酸背疼、胃纳不健。舌淡有瘀斑，脉弦涩。

[方解] 方中益母草、制香附、紫丹参养血调经为主药，党参、茯苓、白术益气养血为辅药，熟地、川芎、白芍、当归为四物汤，主治一切血证，清炙甘草、姜半夏为使药，以共奏厥功。

常用加减：若月经不通，酌加桃仁、红花各 10 g，甚者更加三棱、莪术各 10 g。

【验案举例】

患者，女，13 岁。

初诊 月经自 12 岁始行，前 3 个月较正常，以后则或一二月，或三七月行，经色紫黯，或多或少不一，经行腹痛，面色不华，舌淡有瘀斑，脉弦涩。

中医诊断：月经不调。证型：气虚血瘀。治法：益气养血，活血通经。处方：

益母草 15～30 g，制香附 15 g，紫丹参 15 g，炒党参 30 g，生白术 12 g，白茯苓 15 g，熟地 24 g，川芎 6 g，炒白芍 12 g，炒当归 10 g，姜半夏 12 g，清炙甘草 3 g，三棱 10 g，莪术 10 g。

7 剂，分两次温服。

二诊 经行较畅，腹痛蠲除，使用上方去三棱、莪术，加桃仁 10 g、红花 6 g。

服 2 周后停药。再次经行，一切正常。

[按] 此系常规病例而症状较重者，如果经阻日久，则三棱、莪术、桃仁、红花诸药，可以同时并用，效果则更胜一筹，无甚妨碍，实大佳事也。

陆氏生化汤（陆勇刚）

[组成] 泽兰 10 g，炒丹参 20 g，益母草 15 g，红花 6 g，桃仁 10 g，香附 10 g，木香 5 g，小茴香 3 g，当归 10 g，川牛膝 10 g。

[功效] 活血行气，化瘀生新。

[主治] 月经不调，痛经。症见：先后无定期，经色紫黑或黯淡，经行腹痛。舌淡或有瘀斑，苔薄，脉沉滑或涩。

[方解] 陆勇刚推崇妇人经期血海由满而溢，经血下行，推陈出新，以通为用的理论，经期用药以活血行气为要。本方以泽兰、丹参、益母草活血调经，

当归补血活血,桃仁、川牛膝活血逐瘀,香附、木香、小茴香温经行气,用药以辛温为主,稍加微寒之品,以防温燥太过。全方合用,共奏活血行气、化瘀生新之效。

常用加减:烦躁易怒,腹胀痛明显者加月季花、牡丹皮,血瘀夹血块痛经甚者加蒲黄、五灵脂,腹冷痛,遇热痛减者加肉桂。

【验案举例】

患者,女,17岁。

初诊(2018年12月13日) 月经来潮2年,时有痛经,自服红糖姜茶可缓解。5个月前进食冰激凌后当晚月经来潮,痛经较前加重至今,自服红糖姜茶不能缓解,经行前两日甚,经色黯,夹血块,经量尚可,舌淡,苔薄,脉沉滑。

中医诊断:妇人腹痛。证型:气滞血瘀。治法:活血行气,温经止痛。处方:

泽兰10g,炒丹参20g,益母草15g,红花6g,桃仁10g,香附10g,木香5g,小茴香3g,当归10g,川牛膝10g,肉桂3g,炙甘草3g。

7剂,分两次温服。每至经期服用。

连服3个月,经行腹痛已除,月经夹少量血块。嘱其经前忌冷食。半年后随访,经期少有腹痛。

钱氏妇科崩漏方(商炜琛)

[组成] 桑叶10g,菊花6g,焦栀子10g,黄芩10g,白薇10g,藕节炭10g,知母10g,铁苋菜10g,生白芍10g,梅花6g,木蝴蝶3g。

[功效] 清热凉血,固冲止血。

[主治] 崩漏,血热型。症见:经来无期,经血突然暴崩如注,血色深红,质稠,口渴烦热,舌红,苔黄,脉滑数。

[方解] 方中黄芩、焦栀子、铁苋菜清热止血;桑叶、菊花、木蝴蝶清肝凉血;白芍、知母、白薇育阴潜阳;藕节炭止血祛瘀,绿萼梅平肝理气,诸药各司其职,集清热、凉血、平肝、育阴、祛瘀、补任固冲多种止血法于一方之中,全方清热而不劫液伤阴,止血而无留瘀之弊。

常用加减:若兼见心烦易怒,胸胁胀痛,口干苦,脉弦数,为肝郁化热或肝经火炽之证,治宜清肝泻热止血。上方加柴胡疏肝,夏枯草、龙胆草清泻肝热;若兼见少腹或小腹疼痛,或灼热不适,苔黄腻者,为湿热阻滞冲任,上方加黄柏、忍冬藤、连翘、茵陈蒿清热利湿。

【验案举例】

患者,女,42 岁。

初诊(2019 年 10 月 7 日) 7 年前无明显诱因下出现月经量增多,本院诊断为功能失调性子宫出血,按疗程先后予"米非司酮片 12.5 mg,每日 1 次""醋酸甲羟孕酮片 10 mg,每日 1 次""屈螺酮炔雌醇 1 片,每日 1 次",病情时有反复。于 2018 年 6 月上曼月乐(左炔诺孕酮宫内节育系统)环。2 月前患者经量暴下如注,求助于商炜琛。症见:经来无期,经血突然暴下如注,血色深红,质稠,口渴烦热,便秘,舌红,苔黄,脉滑数。

中医诊断:崩漏。证型:血热型。治法:清热凉血,固冲止血。处方:

桑叶 10 g,菊花 6 g,焦栀子 10 g,黄芩 10 g,白薇 10 g,藕节炭 10 g,知母 10 g,铁苋菜 10 g,生白芍 10 g,梅花 6 g,木蝴蝶 3 g,荆芥炭 10 g,黄芪 30 g,当归 10 g,生地 30 g。

3 剂,早晚饭后 1 h 饭后热透温服。

服药后症状改善,效不更方,再以前方进退加减收效。

[**按**] 本患者证属实热之崩漏,方用绍兴钱氏女科崩漏方加减,方中黄芩、焦栀子、铁苋菜清热止血;桑叶、菊花、木蝴蝶清肝凉血;白芍、当归、生地育阴潜阳;藕节炭、荆芥炭收敛止血,绿萼梅平肝理气;黄芪升阳固本。诸药各司其职,集清热、凉血、平肝、育阴、祛瘀、补任固冲多种止血法于一方之中,全方清热而不劫液伤阴,止血而无留瘀之弊。体现了《丹溪心法附余》中提出治崩三法"初用止血以塞其流,中用清热凉血以澄其源,末用补血以还其旧"。

绍兴钱氏女科,其因世居山阴石门槛,故又称石门槛女科,钱氏第十一代女科始操女科业(北宋末年),是钱氏女科鼻祖。经病自成一家之言,其一,调经善用风药。宋代陈良甫认为:"妇人月水不调,乃风乘虚客于胎中,伤冲任之脉。"简明地阐述了六淫、七情可导致经候不调的机制。其二,治崩漏特色。钱氏认为血崩的原因多为喜怒劳役伤肝,导致血热沸奔,顺肝经下行,暴则为崩,缓则为漏,斯平肝清热凉血之品当为首选。治崩漏不用固涩方,喜用清肝凉血以澄源、析流,以桑叶、菊花为治崩之功臣,临床建功卓著。

桃红四物汤加减（求晓恩）

[组成]　桃仁 10 g，红花 10 g，当归 12 g，川芎 15 g，生白芍 20 g，赤芍 10 g，延胡索 20 g，制香附 10 g，紫丹参 20 g。

[功效]　活血养血止痛。

[方解]　治疗该病脏腑着重于肝肾脾，从治血、治瘀入手，辅以养血止痛。以桃红四物汤为基本方，加延胡索、制香附以活血理气止痛；丹参、赤芍增强活血之功；生白芍补肝肾。

常用加减：四肢怕冷，小腹冷痛者加艾叶、肉桂，暖宫温经活血；伴乳房胀痛者加佛手、广郁金、柴胡，疏肝理气；小腹绵绵作痛，经色淡者加怀山药、山茱萸，杜仲温补肝肾。

附：治痛方（针灸）

[取穴]　天枢、气海、关元、三阴交、地机。针灸并用。

[功效]　温经活血，通络止痛。

[主治]　痛经。症见：妇女在行经前后，或行经期间，小腹及腰部疼痛，甚则剧痛难忍，得到痛减，经血量少，并随月经周期而发作，舌质淡，苔薄，脉弦。

[穴解]　气海、关元属任脉经穴，任脉有担任、妊养含义，循行于腹部正中，腹为阴，对全身阴经脉气有总揽、总任作用，其脉气与手足各阴经相交会；任脉起于胞中，有"主胞胎"功能。关元是小肠的募穴，别名丹田，与足三阴经相交会，有培肾固体、补气回阳之功；气海为气之海，可理气活血，调理冲任。天枢是足阳明胃经经穴，为大肠募穴，阳明经多气多血，故有补气养血活血之功。三阴交是足太阴脾经的经穴，又与足少阴肾经和足厥阴肝经相交会，与气海配穴，可调气行血。地机为足太阴脾经郄穴，是经气所深聚的地方，阴经郄穴多治血证，有健脾利湿、调血通经止痛之功。

常用加减：四肢怕冷，小腹冷痛，伴有血块者可加神阙、命门、肾俞艾灸；疼痛较剧者可加合谷针刺泻法，次髎、十七椎艾灸；经前或经后小腹胀痛，月经量少，兼胸胁乳房胀痛者选太冲、内关、阳陵泉针刺泻法；经期或经后小腹绵绵作痛，经色淡，质清稀，头晕耳鸣者加足三里艾灸、太溪、肝俞、肾俞针刺补法。

【验案举例】

患者,女,25 岁。

初诊(2018 年 5 月 10 日) 患者于 6～7 年前每逢月经来潮前 2～3 日出现腰骶部酸痛,心烦易怒,两乳房胀痛,经期第一日小腹疼痛,并逐日加重,伴恶心呕吐,面色苍白,需卧床休息,影响正常的生活工作,直到月经后 2 日疼痛逐渐减轻,行经量较多,经色紫红夹有血块,常需自服止痛药来缓解症状,曾多次在本地治疗,诊断为"原发性痛经",因疗效不佳,请求针灸治疗。体格检查:神清,脸色苍白,言语流利,小腹胀痛拒按,舌质淡红有瘀点,脉弦细。

中医诊断:妇人腹痛。证型:气滞血瘀。治法:温经活血,通络止痛。处方:

当归 10 g,川芎 10 g,桃仁 10 g,红花 6 g,生白芍 20 g,赤芍 10 g,紫丹参 15 g,延胡索 15 g,怀牛膝 10 g,制香附 10 g,枳壳 10 g,广木香 10 g,佛手 10 g,生麦芽 15 g,生白术 10 g。

7 剂,每日 1 剂,煎 2 次,每次煎约 250 ml,上下午服用。

取穴:天枢、气海、关元、子宫、双侧足三里、三阴交、太冲、合谷、十七椎、次髎。

操作:患者仰卧位,选用一次性无菌针灸针,规格为 0.30 mm×40 mm,常规消毒进针后,腹部穴位、足三里进针提插捻转得气后平补平泻,在双侧足三里、天枢、关元穴上加一约 2 cm 长的艾条施灸,并用红外线照射腹部;合谷、太冲穴进针后行泻法并留针;仰卧位针刺结束后嘱其俯卧,十七椎、次髎穴火罐拔罐 10 min,每日 1 次,直到月经期末。

由于痛经多年,月经期末后继续针刺、中药治疗,针刺改一周 2～3 次,经 1 个月调理,次月经行腹痛减轻,腰骶部酸痛缓解,伴随症状已不明显,经 3 个月调理,痛经未作。1 年后再遇,得知疗效巩固,经期腹痛已不明显。

[**按**] 中药、针刺结合在治疗原发性痛经疗效显著,可以代替止痛西药。由于经期受寒饮冷、坐卧湿地、冒雨涉水、寒湿伤于下焦,客于胞宫,经血为寒湿所凝,运行不畅而痛;或肝郁气滞,冲任运行不畅,不通则痛;或禀赋虚弱,肝肾不足,经血亏虚,胞脉失养而作痛。原发性痛经在针灸、中药治疗下,平时适当体育锻炼,保持心情舒畅,并避免过度劳累,精神刺激,防止受凉和进食生冷食物,预后良好。

调经种子汤(常青)

[组成]　淫羊藿 30 g,益母草 30 g,玫瑰花 10 g,紫丹参 30 g,川续断 30 g,当归 15 g,杭白芍 30,枸杞子 30 g,莳萝子 10 g,紫河车 9 g,炒白术 30 g,乌药 10 g,炙甘草 10 g。

[功效]　补肾暖宫,调经种子。

[主治]　肾虚宫寒、血虚血瘀之不孕症。症见:少腹隐痛,畏寒肢冷。舌暗红或有瘀斑苔薄,脉沉弱或沉细弦。

[方解]　淫羊藿、川续断、枸杞子、紫河车、莳萝子共起温肾暖宫之效;益母草、紫丹参、当归、白芍养血活血,化瘀调经;玫瑰花、乌药疏肝解郁、理气活血;炒白术健脾利湿,共奏健脾益肾,暖宫调经之功。当然,有些不孕不育症尚应夫妻同治方臻速效。

常用加减:肝郁血虚甚者加柴胡 10 g、红景天 15 g、女贞子 15 g 并合定坤丹 30 g(包煎)。

【验案举例】

患者,女,30 岁。

初诊(2012 年 2 月 13 日)　婚后 3 年未孕,经上海某医院检查,诊断为输卵管不通、附件炎、宫颈炎。月经后期,量少,色黑有快,经行不畅,少腹疼痛,经前痛剧。诊查:刻诊正值经后,少腹隐痛,畏寒肢冷,舌黯,边有瘀点,脉弦涩。

中医诊断:全不产。证型:肾虚血瘀。治法:温经通络,调冲化瘀。处方:

桂心 6 g,桃仁 10 g,川芎 15 g,炒小茴香 8 g,炒艾叶 9 g,当归 15 g,红花 10 g,玫瑰花 15 g,阿胶 10 g(烊冲),台乌药 12 g,炒白芍 15 g,路路通 10 g。

每周 7 剂,连服 4 周。

二诊(2012 年 3 月 13 日)　诉月经盈月 1 次,少腹痛除,舌色转淡而瘀象消失,苔薄,脉细而滑。拟原旨出入拓展疗效。处方:

川芎 15 g,炒小茴香 8 g,台乌药 15 g,阿胶 10 g(烊冲),当归 15 g,桃仁 10 g,玫瑰花 15 g,茯苓 15 g,炒白芍 15 g,制香附 10 g,菟丝子 30 g,路路通 10 g。

每周 6 剂,连服 2 个月而怀孕,足月生子。

[按]　本例女子不孕,缘于胞门冷也。瘀阻冲任,胞脉不通,致多年不孕。

瘀血阻滞,寒客冲任,故使经行后期,量少而色黑有块,经行不畅,则少腹疼痛拒按,畏寒肢冷。此外,舌黯,边有瘀点,脉弦涩均为瘀血内阻之象。初诊以桂心、炒小茴、艾叶、台乌药温经散寒;川芎、桃仁、红花、路路通活血化瘀,通络止痛;玫瑰花、香附行气解郁;阿胶、当归、白芍养血活血。诸药共奏温经通络,调冲化瘀之功。俾客寒去则胞脉得以温煦,瘀阻去则新血生而经顺。再以苓术健脾并蔓延多子之品菟丝子,则宫暖冲调而自达育麟之效。

益母逍遥汤(陈天祥)

[组成] 益母草 18 g,泽兰叶 10 g,软柴胡 6 g,杭白芍 12 g,制香附 12 g,全当归 10 g,大川芎 8 g,杜红花 8 g,嫩桂枝 10 g,五灵脂 10 g(包),生蒲黄 6 g(包),生甘草 6 g。

[功效] 疏肝理气,两调冲任。

[主治] 经前膺胀,经行量少。

[方解] 本方以逍遥散加失笑散合方,益母草、泽兰、桂枝活血养血、疏肝调经、暖宫顺气。

【验案举例】

患者,女,27 岁。

初诊(2021 年 7 月 27 日) 患者经前膺胀,经来腹痛,热敷痛缓,经行量少,舌淡苔中稍厚,脉弦偏细,是肝郁气滞,冲任失和证。

中医诊断:妇人腹痛。治法:疏肝理气,调和冲任。处方:

益母草 18 g,泽兰叶 10 g,软柴胡 6 g,炒白芍 12 g,制香附 12 g,延胡索 12 g,全当归 10 g,大川芎 8 g,杜红花 8 g,嫩桂枝 10 g,环留行 12 g,炒甘草 6 g。

3 剂,水煎,每日 1 剂。

随后每周一诊,随症稍作加减。8 月 1 日、8 月 8 日连续服药 22 日,生理期时多年痛经霍然而愈,经量、色均有好转,后改益母草膏、逍遥丸调理后诸症痊愈。

[按] 妇人之病多责于肝,逍遥散为疏肝理气不二良方,益母草活血通瘀、养血调经效果明显,本方对经前膺胀、经行腹痛、经来量少比较对症,愿望推而广之。

止带汤（曹岳鹏）

[组成] 党参30 g,炒白术10 g,茯苓10 g,生白芍15 g,柴胡10 g,山药15 g,陈皮10 g,甘草5 g。

[功效] 补脾疏肝,化湿止带。

[主治] 脾虚肝郁,湿浊带下。症见:带下,乏力,便溏,舌淡,苔白,脉缓。

[方解] 方中白术、山药为君,意在补脾祛湿,使脾气健运,湿浊得消,山药并有固肾止带之功,臣以党参补中益气,以助君药补脾之力,白芍柔肝理脾,使肝木调达而脾土自强,蒲公英清热解毒,佐以陈皮之理气燥湿,既可使补药补而不滞,又可行气化湿,甘草调药和中,诸药相配,使脾气健旺,肝气调达,清阳得升,湿浊得化,则带下自止。

常用加减:白带色黄加白槿花、蒲公英;白带色红加白茅根、茜草。

【验案举例】

患者,女,35岁。

初诊 白带多,伴阴道坠胀,曾在妇科门诊多次诊疗,服用消炎药(具体不详)后好转,但停药或同房后症状复发,经人介绍来就诊。刻下:带下量多,质黏稠,色白或淡黄,无异味,伴阴道坠胀感,尿频,大便稀,乏力,时腰酸痛。既往月经周期规律,无痛经。舌质淡边有齿痕,苔薄白,脉细滑。

中医诊断:带下病。证型:脾肾气虚,湿浊下注。治法:补脾益肾,利湿止带。处方:

党参30 g,炒白术15 g,炒苍术15 g,山药15 g,陈皮10 g,升麻6 g,车前子15 g(包煎),柴胡10 g,生白芍15 g,蒲公英30 g。

7剂,水煎服,每日1剂,分2次口服。

药后白带较前减轻,前方续进。

[按] 分析此方之理法,非独治肝脾,实乃脾、胃、肝三经同治也。此方重用白术及山药,以达补脾祛湿之效,另配伍苍术、车前子以增强祛湿之功,车前子亦可使得湿浊从小便分出,祛湿的同时,更补益脾气,故以党参大补元气,陈皮理气健脾,使得"脾气得健,何难分消水气";对于肝郁之证,以柴胡、芍药疏

肝解郁,升发脾胃清阳,白芍另有资助肝阴之效,使得肝木升发调达,肝血不燥,肝不侮脾土,故与补脾益气之药相呼应。更以甘草调和诸药,寓散于补,寄消于升,诸药调和,带下自止。

"赤白带下"一词唐代便有,历代医家对于妇女白带异常的探究使得现代的理论指导明确,治疗手段丰富。《傅青主女科》在治疗白带下病上,将其责之于肝、脾及带脉,而重责于脾,言白带发病因湿盛而火衰、肝郁而气弱导致脾伤湿陷,脾精不守无以化血,则无经血化生反为白浊之物。曹岳鹏诵讨对"带下病"的源流及中医肝脾相关理论的探究,分析肝脾之生理病理联系,总结出止带汤,临床疗效确切。

第三章 儿 科

化积消疳汤(陆岳明)

[组成]　钩藤 10 g,白术 10 g,茯苓 10 g,石斛 10 g,焦山楂 10 g,焦六曲 10 g,延胡索 6 g,木香 5 g,砂仁 3 g,炙干蟾 4 g,枳壳 5 g。

[功效]　理气健脾,清肝养阴,除积消疳。

[主治]　小儿疳证。症见:形体消瘦,面黄发枯,精神萎靡或烦躁,饮食异常,吮指磨牙,脘腹膨胀,大便不调,甚至面色㿠白,贫血严重,肢体水肿,舌淡苔薄或微腻,脉细或细滑。

[方解]　方中钩藤性寒味甘有清热平肝、下气宽中的作用,炙干蟾气凉味辛破枳利水、消胀定痛,方中此二药共为君药;白术、茯苓健脾益气,利水渗湿,焦山楂、焦六曲消食化积,除胀助运,延胡索、木香行气活血,散瘀止痛,砂仁、枳壳芳香醒脾、宽中除胀,此皆为臣药;石斛清热养阴,生津益胃为佐药。

常用加减:气虚无力者加黄芪、太子参;纳呆苔腻者去白术加鸡内金、厚朴花运脾化湿;性情急躁、夜卧不安者加灯心草、连翘;大便干结加麻子仁、郁李仁;潮热盗汗加地骨皮、青蒿;四肢欠温、大便溏稀加补骨脂、肉豆蔻等。

【验案举例】

患儿,男,2 岁。

初诊(2007 年 5 月 28 日)　因形体消瘦、纳食不振 2 个月就诊。患儿为早产儿,素体消瘦,纳食不振,体重约为 7 kg,2 个月前其母亲背带患儿,不慎在河边洗衣时滑入河中,致患儿感寒且惊,咳嗽不甚,鼻流清涕,便溏纳呆,经西医治疗后现咳嗽已愈,不思饮食,大便溏稀,每日四五行,呈稀糊便,观其口唇干燥,面色萎黄,头发稀疏,精神萎靡,啼哭无力,形体严重消瘦,皮肤皱黄,腹凹如舟,体重低于标准 40%,舌淡,苔薄净,指纹淡。

中医诊断:疳积。证型:脾疳。治法:益气健脾,清肝养阴,除积消疳。处方:

钩藤 10 g,白术 6 g,茯苓 10 g,焦山楂 10 g,焦六曲 10 g,延胡索 5 g,木香 3 g,砂仁 2 g(后下),炙干蟾 3 g,枳壳 4 g,炒黄连 1 g,炙黄芪 12 g,芡实 12 g。

3 剂,水煎服,并嘱少食多餐。

二诊(2007 年 5 月 31 日)　精神稍有好转,大便溏软,每日 2～3 次,以前方酌加益气固肾之品,去炒黄连,加补骨脂 6 g。

间断服用 4 月余,患儿形体渐丰,精神振作,体重增加,二便调和,临床效果满意。

[按] 本案属于疳积。疳积为疳证中病程时间较长,属脾虚夹积的虚实夹杂证,在此期患儿除了脾胃虚弱,气滞中焦,还伴有阴血不足、肝火偏旺的特征,故以除积消疳方治疗。方中钩藤、炙干蟾清肝散结;白术、茯苓健脾和胃,焦山楂、焦六曲消食开胃,延胡索、枳壳行气宽中,砂仁、芡实醒脾除湿,木香、黄连即为香连丸,有清热化湿、行气止泻的功效,加以益气固肾之药补骨脂,脾肾同治,方药简捷。

陆岳明在治疗此病时认为该病机为脾胃失运,中焦气滞,阴虚肝旺,终成疳证。脾虚肝旺为疳证始终贯穿的证候,故在治疗此病时尤其重视调理肝脾二脏,故在健运脾胃的同时,尤其重视清肝养阴,此即标本同治。陆岳明治疗小儿疳证时喜用白术、茯苓、芡实、薏苡仁等甘淡渗湿之品,此类皆为儿科脾胃病常用药,药性平和而口感亦佳。陆岳明在治疗疳气期重于健脾开胃,常以除积消疳方合焦三仙、鸡内金、莱菔子之属;疳积期重于理气化积之功,以除积消疳方加枳实、厚朴、化橘红之属;干疳期尤重益气补血之功,以除积消疳方加黄芪、太子参、当归,并佐少量活血药,如鸡血藤、莪术等,因久病必瘀须祛瘀。纵观方中诸药轻灵平和,性味甘淡,攻补兼施,宜于小儿较长时间服用,实为小儿疳证专病专方之范例。

加味麻杏石甘汤(倪晓红)

[组成] 蜜麻黄 3～6 g,苦杏仁 6～9 g,生石膏 15～30 g,生甘草 3～6 g,黄芩 6～9 g,鱼腥草 15～30 g,金荞麦 15～30 g,浙贝母 6～9 g,蜜前胡 6～9 g,桔梗 3～6 g,僵蚕 6～9 g,炒枳壳 6 g。

[功效] 清热宣肺,止咳平喘。

[主治] 肺热壅盛证。症见:身热不解或无热,咳逆气急,喉间痰鸣,痰稠或黄,有汗或无汗,舌质红,苔薄腻或黄,脉浮数者。

[方解] 麻杏石甘汤源自《伤寒论》,具有辛凉宣泄、清肺平喘之功效,主治表邪未解,入里化热,壅遏于肺,肺失宣降而致咳喘。其中麻黄辛苦温,宣肺解表而平喘;石膏辛甘大寒,清泻肺胃之热以生津,两药相辅,一辛温,一辛寒;

一以宣肺为主,一以清肺为主,且具能透邪于外,合用则相反之中寓有相辅相成之意,共为君药。石膏数倍于麻黄,以制麻黄温热之性,使整方不失为辛凉之剂,麻黄得石膏则宣肺平喘而不助热。杏仁为臣药,味苦,降利肺气而平喘,与麻黄相配则宣降相因,与石膏相伍则清肃协同;甘草益气和中,调和诸药。四药合用,共成辛凉疏表,清肺平喘之功。倪晓红在原方基础上灵活加减,方中黄芩、鱼腥草、金荞麦善清肺热,解毒排脓;僵蚕、浙贝母化痰散结;前胡、枳壳降气化痰,桔梗开宣肺气,一宣一降,共奏止咳化痰之效。

常用加减·根据患儿年龄、形体及病情轻重等酌情确定药味剂量,原则上3周岁以下拟小剂量,6周岁以上可用大剂量;喘促明显者,易蜜麻黄为生麻黄,但剂量宜略减,并小于甘草用量,可酌加旋覆花等以降气平喘;鼻塞有涕酌加苍耳子、辛夷;热盛者加虎杖、大青叶、连翘、三叶青等清热解毒;纳呆酌加神曲、炒莱菔子、炒山楂等;本方使用应特别关注大便情况,保持畅通。

【验案举例】

患儿,女,5岁。

初诊(2020年1月11日) 患儿4日前起咳嗽,病初低热,渐咳甚气急,痰少难咯,夜间咳频,难以安卧,无鼻塞流涕,现无热,纳欠佳,大便日行1次,质干。母亲因"肺炎支原体感染"口服"阿奇霉素"治疗中。既往史:咳嗽变异性哮喘、过敏性鼻炎。查体:心脏听诊无殊,两肺呼吸音粗,可及痰鸣音,咽红,扁桃体Ⅱ度,舌红苔薄中腻,脉数。

中医诊断:咳嗽。证型:痰热内蕴。治法:清热宣肺,止咳化痰。处方:

蜜麻黄6 g,杏仁6 g,生石膏24 g,生甘草6 g,黄芩10 g,鱼腥草30 g,虎杖12 g,金莲花3 g,金荞麦20 g,浙贝母10 g,蜜前胡10 g,桔梗6 g,蝉衣6 g,僵蚕10 g,厚朴6 g,玄参9 g。

3剂,水煎服,每日1剂。

二诊(2020年1月14日) 上诊后咳嗽有减,气急稍缓,咳痰转松,但夜睡闻鼻塞鼻鸣。查体:心脏听诊无殊,两肺呼吸音粗,偶及痰鸣音,咽轻红,扁桃体2度,舌红苔薄腻,脉数。

上方去金莲花、蝉衣、玄参,加旋覆花10 g、苍耳子6 g。3剂。

三诊(2020年1月17日) 夜间不咳,晨起轻咳,痰少色白,鼻道已畅。查体:心脏听诊无殊,两肺呼吸音略粗,咽轻红,扁桃体2度,舌红苔薄白,脉数。

上方去旋覆花,加麦冬 12 g。续用 3 剂收效。

[按]　本证患儿低热咳嗽,乳蛾红肿,听诊可及痰鸣音,大便偏干,舌红、苔薄腻,证属肺热壅盛,痰阻气道,肺失宣降,急当清肺热,化痰浊,热清痰化则气平而喘咳亦愈。处方以加味麻杏石甘汤辛凉宣肺,清热化痰。加用虎杖、金莲花、玄参清热解毒,蝉衣疏散风热、利咽解痉,厚朴下气消痰。二诊肺热有减,去金莲花等以防过寒败胃,加旋覆花以助降气祛痰,加苍耳子以通窍。三诊热渐清、痰渐去,咳嗽渐瘥,故去旋覆花而加麦冬养阴益肺。

中医认为,小儿咳嗽有外感咳嗽和内伤咳嗽之分,临床所见,外感咳嗽多于内伤咳嗽;咳嗽之证一年四季均可发生,尤以冬春为多。由于小儿肺脏娇嫩,卫外功能未固,外感时邪每易犯肺,肺失清肃,而致咳嗽。外感时邪则以感受风邪为主,寒暑湿燥火皆可挟之。又因小儿为纯阳之体,且有"肺常不足,脾常不足,肝常有余"的生理特征,故受邪后或气不化津,或灼津成痰,而呈痰热壅肺之证。

加味麻杏石甘汤是倪晓红在儿科 30 余年临床经验所得,在经方应用基础上注重"肺与大肠相表里""肺胃同源"理论的临床应用,随证加减治疗肺炎喘嗽、咳嗽病、哮证、喘证等效果肯定,能有效减少抗生素、激素类药物的临床使用。

加味曲麦枳术汤(倪晓红)

[组成]　炒白术 3～6 g,焦六曲 15～30 g,炒麦芽 15～30 g,炒枳壳 3～6 g,炒稻芽 15～30 g,炒山楂 9～15 g,鸡内金 6～9 g,厚朴花 3～6 g,生甘草3～6 g。

[功效]　运脾消积。

[主治]　脾虚夹积证。症见:食少口臭,腹胀不适,大便不调,酸臭不化,面黄少华,夜睡不安,舌苔中腻。

[方解]　曲麦枳术丸最早记载于《内外伤辨惑论》,由枳术丸加味而成,原方主治"心下坚,大如盘,边如旋盘,水饮所作"。后张氏针对脾虚气滞食积证,变换枳实、白术用量,意在以补为主,治以缓消。

方中白术甘苦性温,主归脾胃经,益气健脾,燥湿利水,为脾脏补气健脾第一要药,脾气健旺,运化之机恢复,则腹胀脘痞之症除,是为君药。枳实破气除痞,消积导滞,为臣药。因小儿"脾常不足",多易积实为枳壳,取其性稍缓;炒神曲消食和胃,炒麦芽健脾消食,疏肝解郁,共为佐药。倪晓红在治疗该病时重在运脾消积,故在治疗初始尚有积滞未消时常随症加用炒山楂、鸡内金、炒谷芽等药物;厚朴花理气运脾,甘草调和诸药。

常用加减:夜睡不安,睡时汗多者可酌加龙骨、牡蛎、忍冬藤、五味子;舌苔厚腻者易白术为苍术,酌加佩兰、藿香等芳化之物;大便干结难下、腹部胀满明显时酌加豆蔻、大腹皮等助理气导滞;积滞日久形体消瘦者酌用小剂量的虫类药如蜈蚣、干蟾等药物以破积消滞而不伤正。积滞渐消而脾虚渐显时则遵钱乙"异功散"意,加用茯苓、陈皮、太子参等;积滞已除,脾运渐复而仍气血不足、肌肉消损的患儿,加益肾之剂如补骨脂、菟丝子类或合用四物汤。

【验案举例】

患儿,男,2 周岁 7 个月。

初诊(2019 年 8 月 20 日) 患儿自 1 周岁断奶后无明显诱因即纳少,无明显偏食,家长采用多种喂养方式均乏效,近 1 年体重几无增长,口气臭秽,大便一日一下,稀溏酸臭,偶夹不消化食物,睡浅睡少,睡汗不多。查体:体重 10.2 kg,面黄欠华,腹圆脂薄,舌淡红,苔白腻,指纹紫滞。

中医诊断:疳积。证型:脾疳(脾虚夹积)。治法:健脾消积。处方:

炒六曲 30 g,炒山楂 15 g,茯苓 15 g,炒苍术 6 g,鸡内金 9 g,苏梗 6 g,厚朴花 6 g,省头草 9 g,刘寄奴 6 g,炒谷芽 15 g,炒薏苡仁 12 g,蜈蚣 1 条,炒甘草 6 g。

5 剂,水煎服,每日 1 剂。

二诊(2019 年 8 月 25 日) 食欲改善,食量稍增,苔薄中腻。

原方去刘寄奴,加用太子参 9 g、补骨脂 6 g。5 剂。

三诊(2019 年 8 月 30 日) 纳增,大便成形,苔薄腻。

前方去蜈蚣,5 剂,嘱 2 日服 1 剂以资巩固。

再复诊,患儿面色转润,体重增加 0.5 kg,嘱停药并予生活指导。

[按] 曲麦枳术汤具有健运脾胃、化湿理气、消积导滞的特点,运脾之中兼以燥湿,消食之中兼以和胃,使脾健胃和而无留滞之弊。小儿脏腑娇嫩,形气未充。《幼幼集成·伤食证治》云:"如小儿之怯弱者,脾胃素虚,所食原少,或因略加,即停滞不化,此乃脾虚不能消谷,转运迟耳。"本证患儿断乳后调理失当,损伤脾胃,乳食停滞不化,故不思乳食,大便稀溏酸臭;积久不消,迁延失治,导致脾胃虚弱,运化不及,气血生化乏源,故面黄不华,形体消瘦。故初诊

以运脾消食为主,加用蜈蚣,取其走窜行散之性,宣通脏腑;厚朴花、省头草、苏梗理气化湿,刘寄奴入心脾经,具有消食化积、醒脾开胃的功效,薏苡仁健脾燥湿;诊后脾运渐复,则健脾助运的同时,渐去刘寄奴、蜈蚣,加用补骨脂、太子参补益脾肾,收补先天而助后天之效。

疳证被古人视为"恶候",列为儿科四大要证之一,临床以形体消瘦,面色无华,毛发干枯,精神萎靡或烦躁,饮食异常,大便不调为特征。本病发病无明显季节性,各种年龄均可罹患,临床以 5 岁以下小儿为多见。现代社会引起疳积主要有饮食不节,喂养不当,营养失调,疾病影响,药物过伤以及先天禀赋不足等因素,其病变部位主要在脾胃,病情演变可涉及五脏。其中,尤以脾本不足复以喂养不当、过食滋腻,及缺少运动,体弱多病,而致脾胃功能紊乱更为常见。断乳时孩子的身体情况、断乳及添加辅食的方法、喂养宜忌等亦是疳积病发生的可能潜在原因与关键节点。

古人云:"要得小儿安,常带三分饥和寒。"乳食应做到"乳贵有时,食贵有节"。万全曰:"调理脾胃者,医中之王道也;节戒饮食者,却病之良方也。"乃金玉良言。因此,科学喂养十分重要,儿童(尤其是婴幼儿)的养育指导和落实是一项十分重要并需要医患双方高度重视的工作。

健儿助长膏(陈天祥)

[组成] 太子参 150 g,于冬术 100 g,湘莲肉 150 g,炙黄芪 150 g,全当归 100 g,大川芎 50 g,云茯苓 100 g,制黄精 100 g,巴戟天 50 g,刘寄奴 50 g,大蜈蚣 5 条,白豆蔻 5 g,炒山楂 250 g,怀山药 150 g,川朴花 20 g,珍珠粉 20 g,龟甲膏 150 g,鳖甲膏 150 g(冰糖等佐料若干)。

[功效] 健脾益气,促进正常生长发育。

[主治] 脾胃虚弱,肾气未充,生长发育迟缓。

[方解] 太子参、白术、莲子健脾胃,调后天之本;山楂开胃消积,黄芪、当归、川芎、黄精补气血,促生长;蜈蚣、珍珠粉补益正常微量元素;巴戟天、龟甲膏、鳖甲膏缓补先天、调养肾元,针对小儿个矮体瘦者,有利正常发育。

【验案举例】

患者,10 岁。

初诊　发育迟缓。3年多前,该患儿辗转绍兴、杭州多家医院,重复做过各种检查,身高 1.23 m、体重 22 kg,均断其为矮小症,建议注射人工生长激素,家长畏惧激素,据其友介绍来诊,患儿面色不华、个子瘦小,但智力完全正常,唯食欲不健。

中医诊断:儿科杂病(生长发育迟缓)。中医证型:脾胃虚弱证。治法:健脾和胃,补肾培元。处方:

太子参 150 g,于冬术 100 g,湘莲肉 150 g,炙黄芪 150 g,全当归 100 g,大川芎 50 g,云茯苓 100 g,制黄精 100 g,巴戟天 50 g,刘寄奴 50 g,大蜈蚣 5 条,白豆蔻 5 g,炒山楂 250 g,怀山药 150 g,川朴花 20 g,珍珠粉 20 g,龟甲膏 150 g,鳖甲膏 150 g(冰糖等佐料若干)。收成滋膏。

一日两次,每次一匙。空腹连续服用。

半年后身高、体重都明显增加,继续服用 1 年多后,身高达 130 m、体重 25 kg,食欲旺盛、面色红润,家长十分满意。嘱其加强活动,多晒太阳。

[按]　所谓矮小症其实发病率不足十万分之一,但生长发育迟缓,个子与同龄小儿比差距较大者而来求诊者不少。这与长期饮食不当,脾胃虚弱、营养吸收不良和休息睡眠不足等相关。对生长发育迟缓者因治疗周期较长,服用汤药有难处,用膏方调理最为适宜。膏方组合在主方的基础上也须因人制宜,适当调整。授之以药,非成方不变矣!

消疳散(陈祖皋)

[组成]　炒香干蟾皮 5 g,胡黄连 1 g,人中白 6 g,白术 6 g,炒白芍 6 g,建神曲 6 g,蜈蚣 2 条,焦谷芽 6 g,焦麦芽 6 g,山楂 6 g,麝香 0.5 g。上药混匀共碾细末,可冲服或入汤剂(包煎)使用。

[功效]　消疳健脾。

[主治]　小儿疳积。症见:形体消瘦,胃纳减退,腹胀不适,大便不调,舌淡苔薄或腻,脉细或细滑。

[方解]　疳积为病,波及五脏六腑,病变广泛,症状多端,炒香干蟾皮主治小儿五疳、惊风,利小便,消腹胀,故方中以之为君药;胡黄连清疳热、平惊;人中白清热、降火、消瘀;白术、炒白芍抑木扶土、健脾助运;蜈蚣为民间消积单方,山楂善消油腻食积,麝香能消瓜果食积,焦谷芽、焦麦芽善消米面食积,建

神曲消诸积。诸药共奏消疳积、健脾胃、清疳火之功。

【验案举例】

患儿,男,3 岁。

初诊(1994 年 7 月 15 日) 厌食纳少 3 个月,形体消瘦,面色萎黄青灰无华,心烦,头发干枯,腹部触之稍硬,苔白腻厚滑。

中医诊断:疳积。证型:脾疳(湿食中阻)。治法:化湿和中,消滞开胃。处方:

炒香干蟾皮 10 g,蜈蚣 2 条,人中白 12 g,焦鸡内金 6 g,刘寄奴 12 g,藤梨根 15 g,建神曲 15 g(包煎),制半夏 12 g,草果 5 g,苍术 10 g,陈皮 8 g。

5 剂。

药后知饥索食,腹部转软,苔白腻厚滑转薄白,改用消疳散,每日 2 次,每次 1 g,用红糖水调服,连服 2 周后,胃纳正常,面色改善,心烦亦除,体质量增加。嘱停药。

[按] 对于疳积轻症,症见纳少、心烦、便软等,或疳积经过治疗好转,为了巩固疗效,一般用消疳散即可收到良好效果。若疳积较重,症情复杂,宜将散剂改为汤剂,在具体加减运用汤剂时,不仅需兼顾胃滞、脾虚、肝旺三者,更应突出重点,抓住主要矛盾,或消食为主,或运脾为主,或清火(心火、肝火、肺火、胃火等)为主,才能收到良好效果。

治儿童目劄方(徐建新)

[组成] 枸杞子 12 g,杭菊 10 g,生地 20 g,山茱萸 10 g,泽泻 10 g,茯苓 12 g,牡丹皮 10 g,怀山药 12 g,蝉衣 6 g,僵蚕 10 g,生黄芪 15 g,生甘草 5 g。

[功效] 滋补肝肾,镇肝息风。

[主治] 目劄。肝肾阴虚证;夹动风,两目眨动不能自主,头晕,视物模糊,项背筋拘,斜颈挤鼻,擦脸,耸肩,怪叫,苔薄舌淡红,脉弦细而沉。

[方解] 生地滋阴补肾,山茱萸补肝养肾,山药补益脾阴,泽泻利湿泄肾浊、茯苓淡渗利脾湿,牡丹皮清泄虚热,黄芪益气,蝉衣、僵蚕祛风止痉,甘草调和诸药。

常用加减:胸闷嗳气可加柴胡、炒白芍;外感咽喉不利、咳嗽、咳痰黏滞不爽可加玄参、板蓝根、川贝母；口苦、心烦躁动、夜寐不宁者可加龙胆草、黄芩、焦栀子、炒酸枣仁；摇头耸肩、项背筋拘、嗜睡者加天麻、葛根、桑寄生、石菖蒲；两目干涩流泪、视物模糊、口唇干燥而红者可加麦冬、干石斛、知母；有外伤史兼头痛者，加川芎、丹参。用药剂量可随年龄的不同、体质的差异而灵活运用。

【验案举例】

患儿，男，9岁。

初诊(1999年11月29日)　3个月前家长发现患者挤眉弄眼，揉鼻擦睑，严厉制止亦无效；后经多日观察发现症状日增，双侧眼睑不自主眨动频繁，时有耸肩、摇头，经五官科检查后未发现异常，查脑电图、血常规均正常；曾用抗生素、珍视明眼约水、维生素E丸等药物治疗未见效。经同事介绍到我处求治。刻下：频繁眨眼，两目干涩，时有流泪，耸肩，伸颈，伴有口苦咽干，纳食不振，二便如常，形瘦舌红，苔薄，脉弦细稍数。

中医诊断：目劄。证型：肝肾阴虚，肝风内动。治法：滋补肝肾，清肝息风兼健脾胃。处方：

枸杞子10g，杭菊6g，生地15g，山茱萸10g，泽泻6g，茯苓12g，牡丹皮5g，怀山药10g，蝉衣5g，僵蚕10g，葛根10g，黄芩6g，柴胡6g，麦芽15g，生甘草5g。

5剂。

每日1剂。煎煮法：先将药放入锅内冷水浸0.5h，再用文火煎煮20min后取汁，续煎二煎，将两次煎煮的药汁混合，分几次服用。

二诊(1999年12月4日)　患儿服药2剂以后诸症消失，再进5剂。

后以杞菊地黄口服液5盒巩固疗效，经几次随访未见复发。

[按]　笔者认为，儿童目劄病因病机多因独生子女过于娇惯，所欲不遂，学习负担过重，以及长时间地沉迷电视、游戏，久而久之，导致肝气失疏，肝郁化火，耗伤阴精，神机受损，肝肾亏虚，不能制阳，致肝阳上亢化风，或因风热外袭，侵犯肝经，引动肝风，内外合邪上扰于目，肝经失于濡养而筋用无主，致筋肉拘挛不能自控而疾病生焉。徐建新对于本病治疗主要应用杞菊地黄汤为主随证加减，共奏滋补肝肾、清肝息风、健脾之效。

第四章 外 科

拔疔条(张淞生)

[组成]　白降丹、面粉。将市售白降丹研细末,以面粉少许调糊为丁,长约寸许,粗似火柴,阴干备用。

[功效]　腐蚀平胬,解毒消肿。

[主治]　有头疽。有头疽按其病理过程,可分四个阶段,即四候,常以七日为一候,一般认为"一候成形,二候成脓,三候腐脱,四候新生",拔疔条适用于二候脓成未溃或溃而不畅者。症见:皮肤生疮,焮热红肿,上有粟粒样黄色脓头,按之根盘坚实。脓液难以溢出,脉滑大而数,舌赤苔黄。

[方解]　白降丹主要含二氯化汞及氯化亚汞,药性峻猛,攻溃力强,功能腐蚀平胬,解毒消肿,《医宗金鉴·外科心法要诀》誉其治痈疽"初起立刻起疱消散,成脓者即溃,腐者即脱消肿,诚夺命之灵丹也"。

使用方法:用时将药丁插入疮口,先抵达疮底,待患者感觉疼痛时再退出少许,免伤深层好肉及经络脏腑,高出疮面的药丁宜折断除去,使药丁与疮口齐平,外盖金黄膏。视疽大小,每次1～2枚,每日或隔日一换,一般24～48 h即可见疮顶有直径1～2 cm范围圆形黑色坏死区出现,四周有裂缝,分界清楚。轻按之,分界处有少量脓液溢出。此时可沿分界将坏死组织剪除,即成一圆形溃口,似桶状,轻按溃口四周,脓液可较通畅地徐徐流出,疼痛可当日减轻,红肿亦渐次消退,全身症状因之好转,即可避免"三陷"变证的发生。嗣后酌用五五丹、七三丹、八二丹或九一丹等不同含量红升丹制剂以祛腐拔毒、生肌收口,以竟全功。若疮形坚实,药丁难以插入者,可用生石膏、白降丹各半研匀,敷于疮顶。敷药宜集中,外盖金黄膏,每日或隔日更换,一二次后表层肌肤坏死,此时即可用药丁插入,攻溃之,法同上。

但本品腐蚀性强,故宜掌握一次使用量及插丁时深度,并注意避开重要血管、神经及肌腱,忌与碘同用,面部宜慎用。数十年使用中尚未发现汞中毒病例。唯用药当晚有轻微烧灼痛,一般均能忍受。可酌服止痛片,个别患者疮周有皮炎发生,对症处理即可,均不影响治疗。

【验案举例】

患者,女,18岁。

初诊 8日前项后生疮,经抗炎治疗疮形仍日渐增大,近日来发热疼痛有加,顾眄失如。症见左侧项后入发际处生疮,焮热红肿愈寸,上有粟粒样黄色脓头数枚,按之根盘坚实。脓液难以溢出,脉滑大而数,舌赤苔黄。

中医诊断:有头疽。证型:成脓期。治法:腐蚀平胬,解毒消肿。治疗方案:

以拔疔条一枚插入,外盖金黄膏,配以内服。

隔日再诊,疮顶已色黑坏死呈圆形,四周有裂缝,分界清楚,遂剪除坏死组织,使溃口呈圆桶状,轻按疮口四周,即有黄稠脓液徐徐流出,待尽,敷以五五丹,盖以金黄膏,当晚痛定,次日即肿胀渐消,嗣后以七三丹、八二丹及紫黄膏(本人经验方)收功。

[按] 有头疽好发于项背肌肤坚厚处,现代医学谓之"痈"。认为感染常从一个毛囊底部开始,由于项背部皮肤厚,脓液不易向外穿溃故感染只能沿着抵抗力较弱的皮下脂肪柱蔓延至皮下组织,沿深筋膜向四周扩散,侵入邻近的脂肪柱,再向上传入毛囊群、皮脂腺、汗腺而不断蔓延扩大成痈。故疮形外观小而内在根盘大,形成所谓"形似粟米,内大似豆;外大似豆,内大似拳;外大似拳,内大似盘"的状态。因脓毒走散,故疮形外观平塌,因穿溃唯艰,毒难外泄,故正气受戕而毒陷入里,客于营血,内传脏腑而成"三陷"变证。基于以上病理特点与认识,故使用拔疔条攻溃拔毒使脓毒通畅排出而收治本之效。

本法见效迅捷,一般24～48 h即可打开溃口,排出积脓,使毒随脓泄,不致旁流走窜及内陷,从而逆转病机,避免"三陷"变证发生。力挽险峻于俄顷,且使用方法简单,诚为有头疽外用良药。较之西医"十"字形,"廿"字形手术切开排脓有痛苦小、愈合快、疗程短及不需植皮等优点,可供推广。

前列涤浊汤(黄小松)

[组成] 生栀子10 g,炒黄柏10 g,车前子10 g,生地10 g,薏苡仁12 g,蒲公英30 g,川牛膝12 g,淫羊藿12 g,牡丹皮10 g,当归10 g,川芎10 g,赤芍10 g,皂角刺10 g,甘草3 g。

[功效] 清热化湿祛瘀。

[主治] 精浊(慢性前列腺炎)湿热挟瘀型。症见:尿频、尿急,排尿无力,会阴不适,阴囊潮湿,睾丸隐痛,腰酸,舌红苔黄腻,脉滑数。

［方解］ 方中生栀子大苦大寒,泻肝胆实火,黄柏苦寒利下,清下焦湿热,同为君药。车前子利尿、有利于湿热从下焦而出,蒲公英清热解毒,薏苡仁健脾化湿,牡丹皮活血凉血、可清血分之热,生地滋阴清热可防利湿太过而伤阴,同为臣药。当归、川芎、赤芍、皂角刺合用能够活血通络,淫羊藿健脾补肾,川牛膝补肾活血兼能引药下行共为佐药。甘草调和诸药,为使药。诸药同用具有清热化湿、祛瘀通络之功效。

常用加减:会阴坠胀疼痛加金铃子散、延胡索、川楝子;失眠加远志、首乌藤;会阴潮湿加蛇床子、地肤子、萆薢。

【验案举例】

患者,男,36 岁。

初诊 近 2 个月感尿频、尿急,尿黄,排尿无力,会阴不适,阴囊潮湿,右侧睾丸隐痛,就座后加重,腰酸,舌红苔黄腻,脉滑数。

中医诊断:精浊。证型:湿热下注。治法:清热化湿祛瘀。处方:

生栀子 10 g,炒黄柏 10 g,车前子 10 g,生地 10 g,薏苡仁 12 g,蒲公英 30 g,川牛膝 12 g,淫羊藿 12 g,牡丹皮 10 g,当归 10 g,川芎 10 g,赤芍 10 g,皂角刺 10 g,延胡索 10 g,川楝子 10 g,甘草 3 g。

7 剂,水煎服,每日 2 次。

服药后坠胀不适、尿频尿急明显改善,效不更方,原方继进。

［按］ 慢性前列腺炎中医属于精浊,总体病机为肾虚、湿热、瘀阻。本例患者为湿热下注于膀胱,膀胱气化不利,故而出现尿频、尿急、尿痛、尿道灼热;湿热流于肝胆二经,扰动精室,则会阴不适,阴囊潮湿;瘀阻经络,则睾丸隐痛不适;肾虚则腰痛。治疗上予前列涤浊汤合金铃子散,其中前列涤浊汤清热化湿祛瘀兼以补肾,金铃子散疏肝理气增加止痛之效,经治疗患者症状改善。继续服用原方治疗 8 周后,症状完全消失。

痛风方(张大魁)

［组成］ 土茯苓 50 g,忍冬藤 30 g,虎杖 30 g,牛膝 10 g,薏苡仁 30 g,生白芍 30 g,鬼箭羽 10 g,川芎 10 g,茯苓 15 g,泽泻 10 g,萆薢 10 g,汉防己 10 g,槟榔 10 g,黄柏 10 g,垂盆草 20 g,北沙参 10 g,肉桂 2 g,生白术 10 g。

[功效]　除湿清热,活血化瘀,泄浊解毒,消肿止痛。

[主治]　痹病,风湿热痹。症见:关节(尤其下肢膝踝足关节)肿胀,重着,热痛,屈伸不利。舌红或暗红,苔黄腻,脉弦数。

[方解]　本方所治痛风乃因嗜食酒类及海鲜等膏粱厚味,酿湿化热,湿热内蕴;或因风寒之邪侵袭机体,痹阻经脉,气血郁滞,瘀而化热;或因先天禀赋不足,或年老体虚,脾肾气虚,水湿不化,湿浊内生,蕴久化热。湿热浊瘀,留注关节而致本病发生。方中土茯苓、虎杖、川草薢具有利湿清热、泄浊解毒、通利关节的作用;白术、黄柏、牛膝、槟榔取三妙丸、三妙散意以燥湿降浊,茯苓、白术、薏苡仁、泽泻健脾利湿以消肿;汉防己、忍冬藤祛风通络止痛;川芎、鬼箭羽活血化瘀,消肿止痛;湿热之邪常损肝耗阴,垂盆草能清热解毒而护肝;白芍养血以柔肝,北沙参养阴生津、益胃润肺;加肉桂温中补阳、化气行水兼防寒凉太过。诸药合用共奏除湿清热、活血化瘀、泄浊解毒、消肿止痛之效。

常用加减:热甚去肉桂、槟榔,加石膏、知母等;寒邪偏甚去忍冬藤、黄柏,加制川乌、制草乌、细辛等;疼痛显著者,加乳香、没药、延胡索等;痛风兼肾结石者,宜选加金钱草、海金沙、石韦等通淋化石;痛风石较多者,加昆布、海浮石等软坚化积;关节肿大畸形者,加炮甲、山慈姑等以化痰瘀。

【验案举例】

患者,男,29岁。

初诊(2019年7月16日)　1个月前患者因食海鲜、啤酒后,出现右膝关节肿痛,行走不便。本院门诊曾予穿刺抽液,口服抗炎止痛药物,肿痛减轻,半月余前患者参加宴席,因食海鲜后右膝关节肿痛复发并加重,并伴右踝关节、足背肿痛,故予住院行静脉输液、抗炎、止痛、激素等治疗,住院6日肿痛好转出院。但1周后,右膝关节肿痛又复发而就诊。现右膝关节肿痛明显,行走跛行,无畏寒发热,口干且苦,纳谷不香,大便干,小便稍黄,夜寐欠安。体格检查:患者形体虚胖,体重约90 kg。肌肤偏白而唇红稍干。右膝关节明显肿胀,压痛阳性,皮色正常,皮温稍增高,浮髌试验阳性,膝关节屈伸受限,行走明显跛行。舌红,苔薄黄腻,脉弦数。血尿酸804 μmol/L。

中医诊断:痹病。证型:风湿热痹。治法:利湿清热,活血化瘀,泄浊解毒,通络止痛。处方:

虎杖30 g,牛膝10 g,鬼箭羽10 g,川芎10 g,土茯苓50 g,茯苓15 g,泽泻

10 g,萆薢 10 g,薏苡仁 30 g,汉防己 10 g,槟榔 10 g,黄柏 10 g,忍冬藤 30 g,垂盆草 20 g,北沙参 10 g,肉桂 2 g,生白术 10 g,生白芍 30 g。

3 剂,水煎服。嘱忌高嘌呤饮食、烟酒及辛辣鱼腥等食物。

二诊(2019 年 7 月 19 日)　患者诉右膝关节肿痛明显减轻,仅感右腘窝部稍酸,胃纳、二便、夜寐均可。治疗有效,故再予上方中药 5 剂。

三诊(2019 年 7 月 24 日)　膝关节无明显肿痛,仅在上下楼梯时稍感不适,继予上方中药 7 剂。

2020 年 2 月 21 日本院门诊复查,诉右膝关节无不适,平地行走及上下台阶如常。复查血尿酸 408 μmol/L。在正常范围。

[按]　痛风,是一组由嘌呤代谢紊乱所致的慢性病。由于体内尿酸产生过多或肾脏排泄尿酸减少,导致血中尿酸升高,形成高尿酸血症以及反复发作的痛风性急性关节炎、尿酸盐结晶沉积(痛风石)、痛风性慢性关节炎和关节畸形。在传统中医学中多将痛风归于热痹、着痹、历节等病的范畴。如朱丹溪《丹溪心法·痛风》谓痛风为"四肢百节走痛是也,他方谓白虎历节证,大率有痰、风热、风湿、血虚"。朱丹溪《格致余论》云:"彼痛风也者,大率因血受热,已自沸腾。其后或涉冷水,或立湿地,或扇取凉,或卧当风,寒凉外搏,热血污浊凝滞,所以夜则痛甚,行于阴也。"《丹溪心法》云:"肥人肢体痛,多是风湿与痰浊流注经络而痛,瘦人肢体痛,是血虚。"而张景岳之《景岳全书·脚气》:"外是阴寒水湿,令湿邪袭人皮肉筋脉;内由平素肥甘过度,湿壅下焦;寒与湿邪相结郁而化热,停留肌肤……病变部位红肿潮热,久则骨蚀。"张大魁认为本病以脾肾亏虚为本,湿热浊瘀流注关节为标,治疗要注意标本兼顾,注意缓急,用中药内服治疗时,急性发作期以利湿清热泄浊解毒为主,并需兼顾健脾益气而利水。慢性期以健脾益肾为主,兼顾利湿清热泄浊解毒。

痛风经验方(何维英)

[组成]　黄柏 10 g,苍术 10 g,牛膝 10 g,薏苡仁 30 g,土茯苓 15 g,白芍 10 g,生地 15 g,老鹤草 10 g,甘草 3 g,秦艽 10 g,蚤休 15 g,赤小豆 30 g,延胡索 10 g,猫人参 30 g,海桐皮 10 g。

[功效]　清热除湿,祛邪通络。

[主治]　痹病,风湿热痹。多见于中老年患者,症见:突发四肢关节红

肿、灼热、疼痛，痛不可触，舌质红，舌苔黄或黄腻，脉滑数或浮数。

[方解] 苍术、黄柏、老鹤草清热除湿；蚤休、猫人参、赤小豆清热消肿；海桐皮、秦艽祛风通络止痛；土茯苓通利关节；生地、白芍养阴活血；延胡索理气活血；薏苡仁祛湿养胃；牛膝引药下行；炙甘草调和诸药。全方共奏清热除湿、祛邪通络的功效。

常用加减·脾虚明显者加用白术、党参；夹瘀者加用泽兰、红花；气郁者加用佛手、陈皮；湿热日久、酿生为痰者，加用茯苓、泽泻、萆薢、赤小豆；疼痛绵绵不断、红肿不显者，加川乌、草乌、细辛。

【验案举例】

患者，男，59岁。

初诊(2018年11月6日) 自诉3日前晚饭后在路上行走时出现左足第一跖趾关节处疼痛，疼如鼠啮，难以忍受，后出现足内侧发红肿胀，未做特殊处理，3日来上述症状未见好转，遂来就诊。既往有糖尿病史，自诉血糖控制可，20余年嗜烟、嗜酒史，病来饮食欠佳，大便未解，小便正常。舌质红，苔薄黄，脉弦涩。查血尿酸(UA)：490 μmol/L。

中医诊断：痹病。证型：风湿热痹。治法：清热除湿，祛邪通络。处方：

生地15 g，黄柏10 g，白芍10 g，延胡索10 g，土茯苓30 g，老鹤草10 g，牛膝10 g，薏苡仁30 g，甘草3 g，秦艽10 g，蚤休15 g，茯苓30 g，萆薢15 g。

5剂，每日1剂，水煎服。并嘱禁烟酒，清淡饮食，后上述症状未见复发。

[按] 该患者素体热盛，进食肥甘后，又外感风寒湿热等邪气，内伤外感，气血运行不畅，痰湿客阻，郁结于肌肉筋骨间而化热，致关节局部红肿热痛，发为痛风。故用痛风经验方加减治之，黄柏、苍术、蚤休祛湿清热；秦艽、老鹤草、土茯苓燥湿通关节；茯苓、萆薢渗湿利水；牛膝载药下行，直达病所；薏苡仁养胃；延胡索行气活血；甘草缓和诸药。全方共奏清热除湿、祛邪通络的功效。

何维英认为，痛风病机根本为素体正气不足、脏腑蕴毒、湿浊内生，风、寒、湿、热等邪气滞留于肢体筋脉、关节、肌肉、经脉，气血痹阻不痛，不痛则通。针对其发病机制，采用以祛邪扶正为基本原则，根据邪气的偏盛，热盛者宜清热利湿；风盛者宜祛风养血活血，"治风先治血，血行风自灭"；寒盛者宜结合温阳，"阳气并则阴凝散"；湿盛者宜结合健脾益气，"脾旺能胜湿"。通过清热利湿、祛风活血、温阳祛寒、健脾除湿的治法，根据不同病因、病机，辨证组方配伍,以达到标本兼治的目的。

另外,在预防调护方面,《素问·生气通天论篇》中提出的"高粱之变,足生大疔",明确指出进食滋腻之品太多,易致机体运化失司,促使机体生发热性肿疡,发为红肿热痛之症。故痛风患者平素宜禁烟酒,清淡饮食。

治褥灵(于真健)

[组成]　象皮、珍珠、大黄、黄柏、苍术、白芷、檀香、冰片、滑石分别加工,炮制,研末制成。

[功效]　活血散瘀,解毒生肌。

[主治]　于久卧而使气血虚衰或受伤卧床,受压部位气血运行受阻,气滞血瘀,经脉不通,致使肌肤、皮肉、筋脉失于温煦濡养而成褥疮。

[方解]　治褥灵方药中主用大象之皮和河蚌珍珠。象皮质地坚韧,药用鲜为人知,其性温,味甘咸,具拔毒止痛,去腐生肌之功,主治疮毒溃破,肉赤无皮,肌血淋漓,久不生肌,疼痛不止。珍珠性寒,味甘咸,助象皮去腐生新收口之力,二药一寒一热,具双向调节作用,对外拔毒去腐,对内生肌收口。大黄、黄柏苦寒,清解血毒,疗诸疮热毒。其中有助于止血;研究发现,大黄尚有降低血黏度,改善渗透压的作用。配白芷、檀香、冰片芳香走窜,行气和络;苍术、滑石祛风燥湿润肤。全方清热解毒,活血散瘀,去腐生肌,推陈致新,是治疗褥疮的良药。

【验案举例】

患者,男,69岁。

初诊　因中风瘫痪2年,在家护理不当并发多处褥疮而住院。入院检查:神志清,精神软,形体消瘦,双下肢活动不利,肌肉萎缩,二便失禁,尾骶部可见10 cm×9 cm大小不规则的Ⅳ期褥疮,溃疡面可见黑色坏死组织,深达肌层,分泌物较多,恶臭,左髂脊处、右髂脊处、左内踝、右外踝分别可见6 cm×3 cm、5 cm×4 cm、1.5 cm×2 cm、2 cm×2 cm大小的多处Ⅲ期褥疮溃烂,疮面有脓性分泌物。舌淡红,苔薄白,脉细。

中医诊断:褥疮。证型:热郁血瘀。治法:活血散瘀,解毒生肌。处方:象皮、珍珠、大黄、黄柏、苍术、白芷、檀香、冰片、滑石分别加工,炮制,研末。

给予换药,每日 2 次,配合消炎及营养治疗,定期翻身等。约 10 日髂脊处、左右内外踝处褥疮愈合,尾骶部褥疮明显好转,继续换药,每日 1 次,3 周后尾骶部褥疮基本愈合。

[**按**] 于真健认为随着社会经济发展,生活水平提高,人口老龄化的现状使病病谱发生变化,心脑血管病、肿瘤等已成为常见多发病;创伤骨折发生率明显上升,因长期卧床而发生褥疮的患者日增。褥疮看似小事,实乃医疗、护理质量,社会、家庭关心的大事。治褥灵主治Ⅲ、Ⅳ褥疮,防褥散(主治Ⅰ、Ⅱ期褥疮,方比防褥灵少大黄、黄柏)在本院骨科、外科、内科及褥疮专科护理门诊得到了广泛运用,疗效确切,取得了很好的卫生经济价值与社会价值。

第五章 皮肤科

痤疮验方(裘小玲)

[组成] 金银花 15 g,野菊花 15 g,蒲公英 30 g,紫花地丁 15 g,生地 15 g,杏仁 15 g,连翘 15 g,土茯苓 30 g,紫背天葵 9 g,白芷 10 g,牡丹皮 10 g,黄芩 15 g。

[功效] 清热解毒。

[方解] 方中金银花清热解毒、消散痈肿,为主药;紫花地丁、紫背天葵为治疗毒要药,小迪用于痈疮肿毒;蒲公英、野菊花清热解毒、消散痈肿,均为辅佐药。各药合用,其清热解毒之力甚强,或加酒少量以助药势,可加强消散疔疮作用。

常用加减:脓疱丘疹加茵陈蒿 15 g、龙胆草 12 g;结节囊肿加蜈蚣三条、夏枯草 10 g;瘢痕者加三棱 10 g、莪术 10 g;女性经期明显者加益母草 15 g、香附 12 g。

附:针灸方

[取穴] 主穴:大椎、合谷、曲池、内庭、阳白、四白。配穴:肺经风热配少商、尺泽。肠胃湿热配足三里、阴陵泉。冲任不调配血海、三阴交。

[功效] 清泻肺胃,解毒化瘀、祛风化湿。

[主治] 痤疮,邪热内蕴。症见:颜面潮红,痤疮针尖及芝麻大小,挤压有脓液排出,舌红苔薄黄,脉数。

[穴解] 操作:毫针刺,用泻法,大椎点刺出血后加拔罐。隔日 1 次,留针 30 min,10 次为 1 个疗程。

粗针:粗针即直径 0.5～1.2 mm,长度 50～120 mm 的特制针器,取督脉上神道穴平刺并长留针,隔日 1 次,留针 4 h 以上,10 次为 1 个疗程。

耳针:取交感、肺、脾、胃、大肠、神门、内分泌、皮质下、面颊,每次选用 2～3 穴,以王不留行籽贴压,每次贴一耳,两耳轮换,3 日 1 次,10 次为 1 个疗程,一般需 2～3 个疗程。

三棱针:取 T_1～T_{12} 旁开 0.5～3 寸范围内的阳性反应点。用三棱针挑断皮下部分纤维组织,使之出血少许,每周 1～2 次。

【验案举例】

患者,女,25 岁。

初诊(2018 年 2 月 2 日) 面部及背部脓疱痤疮反复发作 2 年,加重 1 个月。主症:颜面潮红,痤疮以脓疱为主,针尖及芝麻大小,挤压有脓液排出,便秘溲黄,舌红,苔薄黄脉数。

中医诊断:痤疮。证型:热邪壅肺。治法:清泻肺胃,解毒化瘀,祛风化湿。

取穴:大椎、合谷、曲池、内庭、阳白、四白、少商、尺泽。

操作:毫针针刺,取穴如前,留针 30 min,粗针长留针 4 h 左右,隔日 1 次针灸治疗。

处方:金银花 15 g,野菊花 15 g,蒲公英 30 g,紫花地丁 15 g,生地 15 g,杏仁 15 g,连翘 15 g,土茯苓 30 g,天葵子 9 g,白芷 10 g,牡丹皮 10 g,黄芩 15 g。

7 剂,每日 1 剂。

5 次治疗后患者面部痤疮脓疱明显好转,约 2 个疗程后痤疮痊愈,而且皮肤也变得细白了。

[按] 痤疮好发于青春期青年,因青年人血气方刚,阳热偏盛,外感风热湿邪,从阳化为内热,热久生毒,瘀阻于面部经络而发为本病。针灸取穴及中药均以清泻肺胃,解毒化瘀、祛风化湿为治,内外同治,疗效显著。粗针乃浙江省中医院针灸科主任宣丽华首创,用远超常规毫针的粗针在督脉上透刺数穴,宣泄阳经之热,有很好的疗效。

带状疱疹验方(裘小玲)

[组成] 龙胆草 15 g,焦栀子 15 g,黄芩 15 g,柴胡 10 g,生地 15 g,车前子 10 g,大青叶 15 g,板蓝根 15 g,制大黄 10 g,生甘草 6 g,泽泻 15 g,延胡索 15 g,徐长卿 15 g,炒谷芽 15 g,炒麦芽 15 g。

[功效] 清肝泻火。

[方解] 本方为龙胆泻肝汤化裁,证由肝胆实火上攻,肝经湿热循经下注所致。治宜泻肝胆实火,清下焦湿热。方中龙胆草大苦大寒,上泻肝胆实火,下清下焦湿热,为君药。黄芩苦寒泻火,燥湿清热,为臣药。泽泻、车前子清热利湿;生地滋阴养血,既补肝胆实火所伤之阴血,又可防方中苦燥渗利之品损伤阴液;柴胡疏畅肝胆,与生地相伍,恰适肝"体阴用阳"之性,共为佐药。甘草调和诸药,为使药。

常用加减：皮肤瘙痒者加地肤子 15 g、白鲜皮 15 g、薏苡仁 30 g。疼痛剧烈者加制乳香 10 g、制没药 10 g、川楝子 15 g。

附：针灸

[取穴]　麦粒灸(无瘢痕灸)在疱疹漫延的首尾施灸,每穴 1 壮,一般灸 1 次即可。第二日如果发现有皮疹蔓延的,再在新发皮疹处施灸。

[功效]　清泻肝火,祛风止痛。

[主治]　蛇串疮,肝经郁热型。症见：皮肤出现绿豆大小水疱,皮损鲜红,疱壁紧张,灼热刺痛,口苦咽干,烦躁易怒,溲赤便秘,舌红苔薄黄或黄厚,脉弦滑数。

【验案举例】

患者,男,65 岁。

初诊(2019 年 4 月 10 日)　左侧胁下疼痛 1 周。1 周前始自觉左侧胁下疼痛,向后背部放射,疼痛逐渐加重,口苦口干,大便干结,遂来医院就诊。查体发现左侧胁下至背部有簇状疱疹,皮损部红赤,舌质红苔薄黄,脉弦数。

中医诊断：蛇串疮。证型：肝经郁热。治法：清泻肝火,祛风止痛。

取穴：麦粒灸。

操作：在疱疹漫延的首尾施灸,每穴 1 壮,一般灸 1 次即可。第二日如果发现有皮疹蔓延的,再在新发皮疹处施灸。

处方：龙胆草 15 g,焦栀子 15 g,黄芩 15 g,柴胡 10 g,生地 15 g,车前子 10 g,大青叶 15 g,板蓝根 15 g,制大黄 10 g,生甘草 6 g,泽泻 15 g,延胡索 15 g,徐长卿 15 g,炒谷芽 15 g,炒麦芽 15 g。

7 剂,每日 1 剂。

第二日复诊疱疹已停止漫延,皮损颜色淡红,疱疹略有变干,疼痛明显减轻。1 周后复诊疱疹已结痂脱落,局部略有痛感,中药效不更方,再进 5 剂而愈。

[按]　带状疱疹是由水痘-带状疱疹引起的一种以簇集状丘疱疹、局部刺痛为特征的急性疱疹性皮肤病,俗称："蛇串疮""蛇丹""蜘蛛疮"等,现代医学认为本病是由水痘-带状疱疹病毒引起,应用抗病毒、提高免疫功能等治疗,但往往不能及时有效地遏制疱疹的蔓延,有很大一部分患者特别是中老年患者

皮疹消退后遗留顽固性神经痛,常持续数月或更久。中医学对本病早有认识,认为多因肝胆火盛、脾虚湿盛,复又感受风热时邪,以致引动肝火、湿热蕴蒸,浸淫肌肤而致。绍兴市民间有应用灸法治疗本病,但有画符、凳上灸等迷信色彩,裘小玲引用民间灸疗,并在实践中对灸量、穴位、施灸壮数探索,改进,逐渐形成无瘢痕灸结合中西药物治疗的有效治疗方法。无瘢痕灸能迅速遏制疱疹的蔓延,灸后患者即感疼痛大减,再加上清热解毒的中药方剂及西药,真可谓相得益彰,效如桴鼓。另外本病饮食宜忌也非常重要,忌食鱼虾蟹等腥味食物、忌饮酒。

桂枝茯苓加味汤(高彦炜)

[组成]　桂枝、桃仁各 10 g,赤芍、牡丹皮各 12 g,茯苓 15 g。

[功效]　活血化瘀,通络散结。

[主治]　梅核丹、瓜藤缠(皮肤变应性结节性血管炎、浅表性血栓性静脉炎等皮肤血管炎性疾病)。湿热下注,瘀血凝聚。症见:小腿、大腿及臀部如杨梅或更大的皮下结节,散在分布。大多数呈淡色、鲜红或皮肤色,病期久者也可呈暗红或紫红色,压之可退。伴不同程度疼痛和压痛。舌质红,苔薄黄,切脉滑数。

[方解]　本方为理血之剂,从《金匮要略》桂枝茯苓丸以丸易汤化裁而来。方中桂枝温经散寒,活血通络;桃仁、赤芍、牡丹皮清热凉血、散瘀止痛;茯苓益气养心、健脾利湿。本方采用寒温并用之法,既具温通血脉、活血化瘀、清热凉血、散结止痛之功,又无耗伤阴血之弊。

常用加减:发于下肢加川牛膝、丹参;痛甚加延胡索、郁金;结节日久难消加三棱、莪术、浙贝母;急性期加忍冬藤、土茯苓、皂角刺;病久迁延加鸡血藤、黄芪、当归。

【验案举例】

案 1　患者,女,29 岁。

初诊　两小腿散发痛性皮疹 5 日。自感乏力低热,两踝关节肿痛,前 2 年亦有类似发作史,业经青霉素等治疗效果不显。查:体温 37.8℃,血检白细胞、血小板正常,红细胞沉降率 27 mm/h。皮肤科检查:两小腿胫前及双侧,散在分布蚕豆至核桃大小不等之淡红、紫红色皮下结节 10 余枚,境界清楚,稍硬,略高出皮面,压痛明显。舌质红,苔薄黄,切脉滑数。

中医诊断:梅核丹。证型:湿热下注伴瘀血。治法:活血化瘀,清热利湿。处方:

桂枝、桃仁各 10 g,赤芍、牡丹皮各 12 g,茯苓、川牛膝、皂角刺各 15 g,忍冬藤各 30 g。

4 剂,分两次温服。

二诊 结节有渐消趋势,其色转暗,疼痛明显减轻,再加丹参各 12 g,续服 10 剂,诸症消退。

案 2 患者,男,40 岁。

初诊 右下肢硬结,反复发作 3 年。曾被诊为浅表性静脉炎而经用吲哚美辛、双嘧达莫及理疗,仍反复不愈来诊,皮肤科检查:右大腿、小腿内侧条索状、枣核状结节七八枚,表面肤色,个别留有色素沉着,质尚坚,压痛,未见明显全身症状,舌质淡,边有瘀点,苔薄白,切脉弦。

中医诊断:瓜藤缠。证型:痰凝血瘀。治法:活血散结,逐瘀通络。处方:

桂枝、桃仁、三棱、莪术各 10 g,赤芍、牡丹皮、川牛膝各 12 g,鸡血藤、浙贝母、延胡索各 15 g。

7 剂,分两次温服。

二诊 疼痛减轻,硬结明显改善。

上方再加黄芪、当归各 12 g,续服 7 剂。

三诊 结节大消,尚残留 1～2 cm 之索状结节,再进 10 剂而收功。

1 年后随访未见复发。

[**按**] 皮肤变应性结节性血管炎与浅表性血栓静脉炎均归属"血管炎性皮肤病"范畴,其发病机制皆为皮肤中血管壁的炎症及浅表静脉管腔内血栓的形成,其诱因多为过敏、感染、损伤和血液成分的改变,在血液流变学观察中,全血还原黏度、血浆比黏度、纤维蛋白原等项指标明显增高。中医常从"瓜藤缠""梅核丹"加以阐述,多责之以外邪侵袭,筋脉瘀结,致使经脉失养,气机失畅,瘀血凝滞所致。桂枝茯苓丸则以"活血化瘀消癥结"立法,其中桂枝化气通血脉,茯苓健脾渗湿气,桃仁、赤芍、牡丹皮清瘀热化瘀血,全方阴阳相济、气血相调、扶正祛邪,俾血利气畅则瘀消而症去。现代医学曾对桂枝茯苓丸作动物

实验,以观察血液流变学变化。发现用药后,其全血还原比黏度和血浆比黏度均降低,纤维蛋白原含量亦下降,故本方不仅从中西医理论、实验研究上,而且在临床资料中都证明了对皮肤血管炎的治疗作用。对病损部位皮下结节的消退与疼痛的减轻均有较明显的效果。而对复发者,继续使用亦仍有效,本方在治疗过程中无明显副作用,但对孕妇及行经期妇女当慎用。

气血两清汤(高彦炜)

[**组成**] 生石膏、水牛角各 60 g(先煎),白茅根、生地、板蓝根、白花蛇舌草、上茯苓、生槐花各 30 g,紫草、知母、赤芍、牡丹皮、六一散(包煎)、制大黄各 15 g,甘草 6 g。

[**功效**] 清气凉血,泻火解毒。

[**主治**] 脓疱性银屑病、红皮病等。症见:全身皮肤焮红肿胀、灼热瘙痒,并出现成片如芥似豆撒粟般脓疱。舌红无苔,脉数。

[**方解**] 水牛角、白茅根、槐米、紫草、生地、赤芍、牡丹皮凉血散血,生石膏、知母、甘草清气分热,合之以气血两清、涤热养阴;板蓝根、白花蛇舌草、制大黄清热解毒;土茯苓、六一散清热并消脓疱之湿毒。

常用加减:瘙痒痂屑加乌梢蛇、白僵蚕、鸡血藤;红斑丘疹加桃仁、红花;耗伤阴血者加天冬、麦冬、南沙参、北沙参。

【验案举例】

患者,男,48 岁。

初诊 全身泛发红斑起脓疱伴发热 1 旬余。患者平素体健,既往有寻常型银屑病史 10 余年,皮损多在两下肢胫前呈钱币状局限,冬重夏轻,反复发作,皮损瘙痒而多方求医,曾外用多种激素软膏,及不规则口服地塞米松、泼尼松等,皮损曾一度缓解。10 日前,患者突然高热(40℃),全身皮肤焮红肿胀、灼热瘙痒,并出现成片如芥似豆撒粟般脓疱,当地医院曾持续给予抗生素等治疗,症状未见改善,脓疱依旧成批发作,部分脓疱相融成片,患者拒绝医者使用皮质激素等治疗,而来我院诊治。查体:体温 39.8℃,脉搏 96 次/min。急性病容,神志清楚,双腋下、双腹股沟淋巴结肿大有压痛,系统检查无异常发现。皮肤科情况:全身皮肤弥漫性潮红、肿胀,皮损上可见粟米大成片浅在性脓疱,部分脓疱融合成直径 1~2 cm 大小创面,尤以躯干及小腿伸侧为最,四肢皱褶部、会阴处红肿、糜烂、渗出。实验室检查:白细胞计数 $16.4×10^9/L$,中性粒细胞百分比 80%,核左移,红细胞沉降率 36 mm/h,尿常规:尿蛋白(+)。患者伴见壮热口渴、面赤心烦、溲黄便干,舌红绛无苔、脉洪数。

中医诊断:脓疱性银屑病。证型:热毒炽盛。治法:清气凉血,泻火解毒。处方:

生石膏、水牛角各 60 g(先煎),白茅根、生地、板蓝根、白花蛇舌草、土伏苓、生槐花各 30 g,紫草、知母、赤芍、牡丹皮、六一散(包煎)、制大黄各 15 g,甘草 6 g。

每日 1 剂,水煎分 3 次服,共 3 剂。同时脓疱处扑复方炉甘石扑粉,渗液处行 3%硼酸液湿敷,红斑处用基霜安护。

二诊 患者体温下降,脓疱基本消退,全身皮肤呈红皮病样弥漫性潮红,轻度肿胀、伴脱屑,皱褶处糜烂消除,灼热口渴及二便改善。前法有效,前方减生石膏为 30 g,加乌梢蛇、白僵蚕各 15 g,续服 5 剂。

三诊 上方服后,皮肤潮红肿胀明显减轻,皮损间大量正常皮岛出现,舌红苔薄黄,脉数,观上症火邪已衰,血热有降,故前方去泻热及苦寒之品生石膏、制军,恐伤正气,并加散血之桃仁、红花各 10 g 以增其功。

连授 7 剂后,诸症大好,皮损已转寻常型,呈钱币状、点滴状红斑、丘疹散在躯干及四肢远端,上覆多层银白色鳞屑,Auspits 症(+),红斑及丘疹周围可见皮损消退后遗留之色素消退斑,遂以上方又服 3 周,皮损全消,诸症悉除,康复如常人。追访 3 年未复发。

[按] 从临床来看,银屑病之脓疱型重症患者,多因皮质激素使用不当或外用药物刺激而诱发,病程可达数月或更久,有时甚可危及生命。以往用药多局限以凉血之品为主,然效常不显,收功甚微。此类患者大多气血俱热,毒火蒸灼,搏结壅盛,其势重急。处方用药,不能只顾凉血,故在用水牛角、白茅根、槐米、紫草、生地、赤芍、牡丹皮凉血散血的同时,并用生石膏、知母、甘草清气分热,合之有气血两清、涤热养阴之效;辅以板蓝根、白花蛇舌草、制大黄能加强清热解毒之功;佐以土伏苓、六一散则能于清热中消脓疱之湿毒。总之,此方是在气血两清大法之下,辅以解毒、利湿、养阴等药综合而成,再配以湿敷、撒扑等外治法,内外兼顾,与本病症情恰合,故收获多捷。

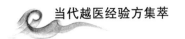

散风止痒方(高彦炜)

[组成]　南沙参、北沙参、白花蛇舌草、当归各15 g,柴胡、荆芥、僵蚕各12 g,乌梅、红花、五味子各9 g。

[功效]　散风止痒、养血活血。

[主治]　血风疮、湿疹(老年皮肤瘙痒症、冬令皮肤瘙痒症、乏脂性湿疹等)。症见:周身皮肤瘙痒,剧痒,痒无定处。舌质偏红,苔薄黄腻,脉象多见细数或细滑数。

[方解]　南沙参、北沙参养阴清肺、益胃生津,当归、红花补血润燥、活血通络,柴胡、荆芥解表透里、祛风止痒,白花蛇舌草清热利湿解毒,僵蚕祛风化痰,乌梅、五味子滋肾生津。

常用加减:气虚乏力加黄芪、党参;夜寐难安加珍珠母、酸枣仁、远志;肠燥便秘加制大黄、火麻仁、柏子仁;脾胃失健加怀山药、炒白术。

【验案举例】

患者,女,82岁。

初诊　患瘙痒症10余年,多方诊治欠效,经年累月迁延不愈。初诊见躯干及四肢抓痕、血痂伴色素沉着,双下肢伸侧呈苔藓样变;自感全身瘙痒明显,尤以夜间入睡前为甚,阵发加剧,甚时彻夜难忍。舌淡红苔薄黄,脉细数。

中医诊断:血风疮。证型:血虚生燥。治法:散风止痒,养血活血。处方:

南沙参、北沙参、当归、白花蛇舌草各15 g,柴胡、荆芥、僵蚕各12 g,红花、乌梅、五味子各9 g。

14剂。每日取免煎颗粒剂1剂,开水200 ml冲泡,分上下午2次温服。嘱心怡安泰,无忧忌躁;避热水烫洗,搽保湿霜露,使皮肤润泽;忌辛辣鱼腥,多食新鲜果蔬。

二诊　瘙痒明显减轻,夜已能眠。效不更方,原方续服14剂。

三诊　瘙痒大部分消除,再续服30剂,以巩固疗效。

[按]　老年皮肤瘙痒症又称痒风、风瘙痒、血风疮,是皮肤科临床常见的老年多发病,多属于神经功能障碍性皮肤病。临床上仅感皮肤瘙痒、干燥而无

原发性皮肤损害,多见于 60 岁以上老年人。由于本病病程长且反复发作,更因患者不良的刺激和不当处理,常使其迁延不愈,瘙痒难忍、病程缠绵而使患者精神抑郁苦闷。目前,临床上多采用抗组胺药、激素等治疗,虽治疗药物繁多,但多因副作用大、疗程长而不够满意。《素问·风论篇》曰"风者,百病之长也",其瘙痒多责之于风,并有内风、外风之别。《内经》云:"诸痛为实,诸痒为虚。"老年人多因年老体弱,脏腑失调,肝肾不足,气血虚少,肌肤失养,血虚生风而致痒。《诸病源候论》又言:"风邪中于营卫,溢于皮肤之间。"风瘙痒又因禀赋不足,卫外失固,风邪外袭,客于肌表,风盛则痒。散风止痒方选用南、北沙参养阴生津,当归、红花补血润燥、活血和营;其外以柴胡、荆芥解表祛风,其内以乌梅、五味子滋肾生津;辅以僵蚕化痰祛顽风,又佐白花蛇舌草清热解湿毒,共奏祛风解表、养血活血、养阴生津、润肤止痒之功。老年人多伴气虚乏力、脾胃失健,又常见肠燥便秘、夜寐欠安。故遣方用药宜辨证论治,随证加减。或以黄芪、党参补中益气、益卫固表;或增山药、白术健脾益气、滋养化源;或用制大黄、麻仁、柏子仁泻火解毒、润肠通便;或加珍珠母、酸枣仁、远志重镇潜阳,养心安神。瘙痒最宜心理疏导,使患者了解瘙痒之病因规律及防治方法,树立信心,消除影响病情之消极情绪,如性情急躁、思虑过度、精神紧张、情绪忧郁等,改变原来对疾病的态度和行为方式;寻找病因,避免各种可疑的致病因素,如伴有糖尿病、肝病、肾病等系统疾病,宜积极治疗;避免食用辛辣、酒类刺激性和易诱发本病之鱼虾等食物,但无须盲目忌口;保持皮肤润泽清洁,避免热水过度洗烫和肥皂、化纤织物及各种有害因子的刺激;不使用刺激性外用药物;在季节、天气、冷热变化时,及时调整,预防本病发生。

第六章 眼科

补中益气加减汤(傅云其)

[组成] 炙黄芪 20 g,炒白术 15 g,党参 15 g,当归 15 g,陈皮 6 g,炙甘草 5 g,柴胡 3 g,升麻 3 g。

[功效] 补中益气,升阳举陷。

[方解] 本方重用炙黄芪,味甘微温,入脾、肺经,补中益气,升阳固表,为君药;人参、炙甘草、白术益气健脾为臣,与黄芪合用,以增强其补益中气之功;血为气之母,气虚日久,营血亦亏,以当归养血和营,协人参、黄芪以补气养血;陈皮理气和胃,使诸药补而不滞,共为佐药;小剂量柴胡、升麻升举下陷清阳,协助君药以升提下陷之中气,为补气方中的使药。《本草纲目》谓:"升麻引阳明清气上升,柴胡引少阳清气上行,此乃禀赋虚弱,元气虚馁,及劳役饥饱,生冷内伤,脾胃引经最要药也。"炙甘草调和诸药,亦为使药,诸药合用,使气虚得补,气陷得升,用于治疗视神经萎缩,视物不明,动眼神经麻痹,眼重症肌无力、上睑下垂、眼脉络膜缺血等病属于脾失健运、气血亏虚型。

附: 针灸方(明目健眼方)

[取穴] 足三里、血海、中脘、太冲、百会、太阳、四白、阳白、睛明、攒竹、丝竹空、光明、太溪、照海、三阴交、肝俞穴、肾俞穴(以上诸穴,择症而选、循经而据、辨证而取、辨经而法)。

[功效] 补益气血,平肝息风,健脾和胃,补益肝肾,明目退翳。

[主治] 视神经萎缩,视物不明,动眼神经麻痹,眼重症肌无力,眼脉络膜缺血,目痛,夜盲,舌质淡红,苔白或黄或腻,脉细弱或弦滑。

[穴解] 傅云其的针灸"明目健眼方"由"补益气血方""健脾和胃方""舒肝补肾方"及眼睛周围局部穴组合而成。"补益气血方"由足三里、血海、中脘、百会组成。足三里与中脘配伍,即"健脾和胃方",谓"合募配穴法"。两穴配伍有益气健中,养胃益脾和改善胃肠功能作用。中脘为胃之募穴,又为腑会穴,健脾和胃,行气化痰;足三里是足阳明胃经的下合穴,"合治内腑",具有调理脾胃、补中益气、通经活络、疏风化湿、扶正祛邪之功能。中脘以升清为主,足三里以降浊为要。二穴一上一下,一升一降,相互促进健脾胃、促运化、理气机、和气血、消胀除满止痛相得益彰;百会具有安神镇静,益气升阳,清热泻火之

功；血海乃脾血聚集之海，止痒调经之穴，是治疗血症的要穴，具有活血化瘀、补血养血、引血归经之功效。"舒肝补肾方"由太冲、太溪、照海、三阴交、肝俞穴、肾俞穴组成，取太溪为肾经原穴，照海为足少阴、阴跷脉交会穴。合用能益肾降火、通调冲任、宁心安神；脾胃为后天之本，气血生化之源，进入围绝经期后，人体气血逐渐衰弱，三阴交属足太阴脾经，同时又为三阴交会之穴，善调肝、脾、肾三经之气血，可滋补肝肾、健脾益气。《灵枢·九针十二原》说："五脏有疾，当取之十二原。""五脏有疾也，应出十二原。""阴中之少阳，肝也，其原出于太冲，太冲二。"太冲是肝经的原穴，具有平肝息风、调整气血、镇静止痛作用；肝俞、肾俞为足太阳膀胱经的背俞穴，循行上，《灵枢·经脉》："膀胱足太阳之脉……从巅顶入络脑。"膀胱经与肝肾等脏腑直接联系，通过经别的离入出合，五脏六腑之气均可输注于膀胱经。选用肝俞、肾俞以疏通经脉，滋水涵木，补益肝肾，补精生髓，如此则精盛、髓满、脑充、瘀散、窍通。本着"经脉所过，主治所及"的理论，选取膀胱经的攒竹及睛明、奇经的太阳、胃经的四白、胆经的阳白及光明，三焦经的丝竹空，因为这些穴位所属经脉都从眼睛附近经过，而这些穴位都具有清热疏风、行气活血明目、通经活络之功效。

常用加减：对于素体不足、气血不足，可加用脾俞、胃俞、关元、气海；睡眠障碍、焦虑者，可加四神聪、神门；便秘者加天枢、支沟、大横；眼睛瘙痒者可加风池；素体痰多者可加丰隆、阴陵泉穴。

【验案举例】

患者，男，62岁。

初诊（2015年6月15日）　右眼睑下垂而肿，无力睁开，视物困难，复视1个月。在市某医院眼科诊治，诊以"眼重症肌无力"，给予对症治疗，症状缓解不明显，遂来我院针灸科要求针灸治疗。1个月前，病发始右眼睑下垂而肿，无力睁开，视物困难，复视，无头痛头晕及肢体麻木症状，无关节疼痛及其他神经症状，否认高血压、糖尿病等病史，刻下：右眼睑下垂而肿，视物困难，复视，午后尤重，面色微黄，乏力，纳差，寐欠安，大便溏而频，舌质淡苔薄白，脉虚缓。

中医诊断：睑废。证型：脾气亏虚。治法：补中益气，升阳举陷。处方：

炙黄芪20 g，炒白术12 g，党参15 g，炒当归15 g，炒陈皮6 g，炙甘草5 g，炒柴胡3 g，炒升麻3 g，合欢花10 g，白豆蔻6 g（打，后下），阳春砂6 g（打，后下），焦三仙各9 g，炒蔓荆子9 g，茯神30 g。

7剂,水煎服。

取穴及操作方法:针刺足三里、阴陵泉、三阴交、百会穴,三穴平补平泻;局部取阳白穴、睛明穴,再透刺鱼腰、丝竹空两穴;温针灸中脘穴,再加用闪罐疗法。

每次按上述治疗,每日1次,1周后患者症状改变明显,其间休息3日,仍按上述针灸治疗3个疗程后,患者诸症消失,眼睑闭合自如。随访4年来,未再复发。

[按]　傅云其认为该患者平素体健,体型肥胖,并嗜食甘肥而好酒,起病突然,右眼睑下垂而肿,无力睁开,视物困难,复视。《审视瑶函》谓:"土之精,腾结而为肉轮。"此证为脾虚而内存湿邪,蕴积已久,表实未解,上蹿眼胞所致。脾气虚弱,运化失司,水谷之精华不能上荣,脾主肌肉及四肢,眼睑为脾所属,故面色微黄,乏力,纳差,寐欠安,大便溏而频;舌质淡苔薄白,脉虚缓,此为脾虚湿盛之证。证属足太阴睑废,法宜运中升清,通络除湿,健肌开闭。

足三里为阳明之合,阴陵泉为太阴之合并三阴之交会,平补平泻,共奏调脾气,运脾胃,除湿浊之效验。中脘为胃经阳明之募穴,温针灸该穴以运水谷之精微,配百会以升举水谷之精气而提升清阳之气;局部取穴阳白穴,再透刺鱼腰、丝竹空两穴,低频电脉冲刺激,睛明为治眼疾之要穴,诸穴相配以通局部之经络之气,配合补中益气汤加减,以壮眼周之肌力。众穴与汤药相配,以臻完美。

傅云其在临床治疗各种杂症时,常以"标、本、根、结"等特定穴原理,辨病与辨证、辨经相结合,临证施诊常遵循:脏腑病,而求门、海、俞、募之微;经络滞,而求原、别、交、会之道。更穷四根三结,依标本而刺无不痊;但用八法五门,分主客而针不无效。八脉始终连八会,本是纪纲;十二经络十二原,是为枢要的针灸临床大法。

散瘀通脉汤(王连方)

[组成]　生地20 g,党参15 g,黄芪15 g,丹参15 g,蒲黄15 g,当归10 g,桃仁10 g,红花6 g,川芎6 g。

[功效]　益气养阴,活血通络。

[主治]　血症,气阴两虚,脉络瘀阻。症见:眼底出血伴气短、乏力、口干,舌质暗淡,脉细弦。

[方解]　方中党参、黄芪益气行血,桃仁、红花、丹参、当归补血活血,疏通血脉;蒲黄祛瘀而不留邪,生地养阴以防伤阴太过。

【验案举例】

患者,女,65岁。

初诊　右眼4个月前发病。自觉视物朦胧。3日前与人争吵,视力一下子明显下降。检视力右0.15,左0.8。眼底检查:左(一),右视网膜颞上象限静脉迂曲扩张。大量火焰状出血,黄斑区水肿。光学相干断层成像(OCT)示:右眼颞上分支视网膜静脉阻塞合并黄斑水肿。纳眠可,大便干,舌红苔白,脉弦。

中医诊断:血症(眼底出血)。证型:气阴两虚伴瘀血。治法:益气养阴,活血通络。处方:

生地20 g,党参15 g,黄芪15 g,炒蒲黄15 g,当归10 g,牛膝12 g,墨旱莲12 g。

7剂,分两次温服。

二诊　改用活血止血,同时加强健脾化湿,促进黄斑水肿的消退。处方:

生蒲黄15 g,黄芪15 g,党参15 g,丹参20 g,桃仁10 g,红花5 g,枳壳10 g,川芎6 g。

7剂,分两次温服。

患者随诊加减方药,治疗3个月后,视力恢复至0.6。复查眼底荧光血管造影,出血基本吸收,未见明显无灌注区域新生血管。

[按]　中医认为眼底出血,多为老年人气血不足伴阴津亏虚,易致血瘀及络、血溢络外而导致视力下降。长期的视网膜病变眼底出血运用该方,对于蒲黄一味应掌握正确,主张蒲黄一味药宜生用。王连方认为眼内出血不同于其他部位的出血,可单纯止血。眼内之出血倘止血太过可造成血块在眼内久留而产生与出血相类似的机化物,仍会影响视力。因此在此类眼病的治疗中,不仅要止其出血,而且要促使其尽快吸收。蒲黄既能行瘀,又善止血,故使用眼科诸类出血最为相宜。

第七章 骨伤科

补气养血汤(许永良)

[组成] 黄芪 15 g,人参或党参 15 g,白术 10 g,当归 10 g,陈皮 6 g,升麻 6 g,柴胡 12 g,牛膝 12 g,杜仲 15 g,桑寄生 18 g,生姜 6 g,熟地 12 g,红花10 g,川芎 9 g,赤芍 9 g,大枣 3 g,甘草 9 g。

[功效] 益气养血,活血通络,醒脑宁神。

[方解] 本方为补中益气合四物汤之加减,方中黄芪味甘微温,入脾肺经,补中益气,升阳固表,配伍人参、炙甘草、白术,补气健脾,当归养血和营,补血活血调经,协人参、黄芪补气养血;陈皮理气和胃,使诸药补而不滞,少量升麻、柴胡升清阳以资脑窍,熟地滋阴养血填精,白芍补血敛阴和营,川芎活血行气开郁,炙甘草调和诸药。

常用加减:若头痛、眩晕较甚者加天麻、钩藤、菊花以祛风潜阳、清热降火止痛;伴耳鸣耳聋者加郁金、石菖蒲等通阳开窍;若肝火扰动心神,失眠烦躁者加磁石、珍珠母以清肝热安神。若头重如蒙,视物旋转,胸闷作恶。可用半夏、白术、茯苓加减,以降逆止呕,健脾利湿。

附:推拿理筋手法

[部位及取穴] 部位以颈项部、枕后部、肩胛部、横突后结节和胸椎夹脊等处为主;取穴以风池、颈夹脊、天鼎、肩井、天宗、阿是穴等为主。隔日治疗 1次,半月为 1 个疗程。

[功效] 温经活血通络。

[主治] 气血亏虚,清窍失养之颈肩痛。症见:颈项酸痛伴头痛眩晕、乏力,舌质淡,苔薄白,脉细弱。

[操作手法] ① 按揉松筋法:患者坐位,自然放松。术者以颈项部和循经手法刺激相结合,用一指禅推法、拿法、按揉法,反复按揉捏拿颈项部相关穴位,使局部肌肉由僵硬变为松软,且有稍发热感为度。② 弹拨筋络法:术者以双手拇指触及胸锁乳突肌和斜方肌,然后沿与肌纤维走行方向相垂直的方法来回弹拨 10 次左右。③ 纠正颈椎弧度:笔者总结 10 余年的临床体会,发现纠正颈椎弧度对改善头部供血,减轻眩晕症状有明显疗效。纠正方法:治疗者用拇指按压患病侧棘突间隙旁,另一手抚住患者下颌,协调用力,使患者颈

椎尽量向后仰,治疗者再用左手虎口按住 C_4～C_5 位置,右手抚住患者下颌,协调用力,使患者后仰,反复数次。④ 按揉经穴:医者立于其后,用一指禅推法、拿法、按揉法刺激患者头部、两颞部及前额 5 min,然后用拇指指腹与中指指腹同时按揉风池穴 1 min,从风池穴起至颈根部,用拇指指腹和示、中指指腹对称用力拿捏颈项两旁的软组织由上而下操作 5 min。随后用揉捏法放松颈背部,如有上肢麻木症状者,还应加上臂拔伸、抖上肢等手法。

【验案举例】

患者,女,25 岁。

初诊(2019 年 5 月 11 日)　患者 1 周前无明显诱因下出现颈项部酸痛不适,伴眩晕头痛,无明显耳鸣耳聋及恶心呕吐,无双上肢放射性麻木疼痛,颈部活动轻微受限,劳累后症状加剧,休息后可缓解。查体:L_4～L_5 椎旁两侧压痛明显(左侧为重),局部肌肉僵硬,颈椎活动受限,四肢肢肌力、肌张力正常,椎间孔挤压试验(—),臂丛牵拉试验(—),旋颈试验(＋),病理征阴性,舌质淡,苔薄白,脉细弱。颈椎正侧斜位片:颈椎生理曲度变直,C_4～C_5 椎间隙变窄,钩椎关节轻度骨质增生。

中医诊断:颈肩痛。证型:气虚血瘀。治法:益气养血,活血通络。处方:

黄芪 15 g,人参或党参 15 g,白术 10 g,当归 10 g,陈皮 6 g,升麻 6 g,柴胡 12 g,牛膝 12 g,杜仲 15 g,桑寄生 18 g,生姜 6 g,熟地 12 g,红花 10 g,川芎 9 g,赤芍 9 g,大枣 3 g,甘草 9 g。

7 剂,每日 1 剂。半个月为 1 个疗程。

推拿理筋手法:

部位及取穴:部位以颈项部、枕后部、肩胛部、横突后结节和胸椎夹脊等处为主;取穴以风池、颈夹脊、天鼎、肩井、天宗、阿是穴等为主。隔日治疗 1 次,半个月为 1 个疗程。操作手法见前所述。

颈部针灸治疗,取穴:百会、四神聪、曲鬓、风池、天柱、颈夹脊穴,风池、天柱加艾炷温熏以温经活血止晕。

[按]　本案为椎动脉型颈椎病,其病理特点是因椎间盘退变及上位颈椎错位、横突孔骨性非连续管道扭转而引起椎动脉扭曲,或因椎体后外缘、钩突的骨质增生而导致椎动脉受压,或因椎动脉交感神经丛受刺激而导致动脉终

末支痉挛,使脑干、小脑、大脑枕叶等椎动脉供血区缺血。主要表现为眩晕、精神萎靡、耳鸣、耳聋、视力降低等症状。脑彩超(TCD)检查多有椎动脉痉挛和颅内分支供血不足。笔者采用推拿理筋手法配合中药治疗椎动脉型颈椎病,疗效显著。用推拿理筋手法能缓解椎间盘退变及上位颈椎错位而引起椎动脉扭曲,减轻椎体、钩突的骨质增生对椎动脉的压迫,消除肿胀,分解粘连,解除肌肉和血管痉挛,改善血液循环,从而达到活血化瘀、消肿止痛的目的。纠正颈椎弧度是治疗颈椎病的重要环节,扩大椎间隙及椎间孔,减轻椎间盘退变对椎动脉的压迫,能有效改善椎动脉的供血情况。在推拿的基础上配合中药辨证论治,能有效地改善患者头晕、头痛症状,《素问·痹论篇》说"痹在骨则重,在于脉则血凝而不流,在于筋则屈不伸,在于肉则不仁"。故方中用牛膝、杜仲、桑寄生祛风湿,止痹痛,益肝肾,补气血。用当归、红花、川芎、赤芍等补血和血、活血化瘀药,能进一步改善椎动脉的血供,从而减轻颈椎病的临床症状。临床观察表明,本法疗效明确值得推广使用。

补肾蠲痹汤(裘亦海)

[组成] 当归 12 g,黄芪 20 g,川断肉 12 g,补骨脂 12 g,制附片 3 g(先煎),熟地 12 g,杜仲 12 g,独活 10 g,广地龙 8 g,䗪虫 6 g,血竭 2 g(后下),炙龟甲 15 g(先煎),鹿角片 15 g(先煎),金狗脊 12 g,菟丝子 12 g,桂枝 5 g,牛膝 10 g。

[功效] 补益肝肾,强筋壮骨,活血理气,温经散寒。

[主治] 用于颈椎、腰椎退行性病变、急慢性腰腿痛,中医辨证属肾精亏乏、痹阻督脉者。症见:颈肩酸痛、头痛、眩晕、腰骶部酸痛,甚至牵连引发下肢疼痛,不能直立。舌淡苔薄白或有瘀斑,脉细弱或弦涩。

[方解] 方中当归、黄芪补气生血,川续断、补骨脂补肾壮筋骨,制附片壮肾阳祛寒邪,熟地、杜仲补肾填精、养肝益血为主药,独活祛风除湿散寒,广地龙、䗪虫、血竭功善化瘀通络,炙龟甲、鹿角片壮筋骨为辅药,金狗脊、菟丝子补肝肾、强腰脊为佐药,桂枝温阳宣痹,牛膝益肾并能引药入肾为使药。将制附片、炙龟甲、鹿角片先煎 30 min,再将诸药共煎,沸后文火煎 50 min,然后将血竭粉后下。早晚各服 1 次。痹证其本为肾虚,标为寒湿之邪,深入肝肾伤及骨,组方以标本同治补肾祛寒为主。

常用加减:若风重者,加防风、秦艽、透骨草、桑寄生祛风胜湿;肾虚寒重者,增加制附子用量,增其扶正温阳之力;湿重者,加薏苡仁、苍术、蚕沙;若疼痛日久者,加制草乌、北细辛、延胡索、制乳香、制没药等;若痰瘀凝结病久,肢体变形者,需加入虫类药,如僵蚕、全蝎、蜈蚣、露蜂房、穿山甲、蕲蛇、乌梢蛇、白花蛇等搜剔络脉。如果关节红肿热痛、口干、便秘、舌红绛、脉弦细数,治宜清热利湿,养阴治法。减附子、桂枝,熟地改为生地,可用麦冬、牡丹皮、黄柏、忍冬藤、虎杖等;下肢顽痹甚者,加防己、木瓜、千年健;久痹正虚者加参、术之类,以补气血扶正祛邪。

【验案举例】

案 1　患者,男,58 岁。

初诊(2014 年 6 月 18 日)　7 日前左侧腰臀酸胀屈伸不利,步行艰难,腰臀部电灼样痛,并放射到患侧大腿后外侧和小腿后侧部。检查:腰部压痛明显,左下肢直腿抬高试验阳性(+),屈颈试验(++),左膝腱反射存在,跟腱反射消失,分髋试验(-),磁共振检查提示 $L_4 \sim L_5$、$L_5 \sim S_1$ 突出。舌质淡红舌边有瘀斑,脉弦涩。

中医诊断:腰腿痛。证型:气血瘀滞。治法:活血理气,化瘀止痛。处方:

当归 12 g,黄芪 20 g,川续断 12 g,补骨脂 12 g,制附片 3 g(先煎),熟地 12 g,杜仲 12 g,独活 10 g,广地龙 8 g,䗪虫 6 g,血竭 2 g(后下),炙龟甲 15 g(先煎),鹿角片 15 g(先煎),金狗脊 12 g,菟丝子 12 g,桂枝 5 g,牛膝 10 g,三七 6 g,丹参 12 g,细辛 6 g,制川乌 3 g。

7 剂,水煎服。

二诊(2014 年 6 月 25 日)　痛止行走自如,唯感左下肢酸胀乏力。原方去血竭、细辛、制川乌,加蜈蚣、淡苁蓉、锁阳。量加杜仲、补骨脂。

治疗 1 个月,症状缓解。恢复工作,5 年后随访无复发。

案 2　患者,女,66 岁。

初诊(2015 年 9 月 22 日)　右臀腿疼痛 3 个月,经针灸和止痛药治疗,症状未减轻。检查:右直腿抬高试验(+),分髋试验(-),加强试验(+),CT 检查提示为 $L_4 \sim L_5$ 椎间盘突出。现行走艰难,体质虚弱,面色无华,舌质淡红,舌体胖嫩,舌边齿痕,苔薄白,脉沉细而弱。

中医诊断:腰腿痛。证型:气血两虚。治法:补气养血,强筋壮骨。处方:

当归 15 g,黄芪 30 g,川续断 12 g,补骨脂 12 g,制附片 6 g(先煎),熟地

12 g,杜仲 12 g,独活 10 g,广地龙 8 g,䗪虫 6 g,血竭 2 g(后下),炙龟甲 15 g(先煎),鹿角片 15 g(先煎),金狗脊 12 g,菟丝子 12 g,桂枝 5 g,牛膝 10 g,党参 12 g,阿胶 9 g。

7 剂,水煎服。

二诊(2015 年 9 月 29 日)　病状减轻,能下地活动,感觉患肢仍有酸胀沉重。

原方去血竭,加炮山甲片、乌梢蛇。

经过 3 个疗程的中药针灸理疗后,症状和体征基本消失。

[按]　对于颈椎腰椎病,一般认为其病变在骨,发病与肾虚有关,故治疗多以补肾为主。审证求因,乃风、寒、湿、痰痹阻督脉,经络瘀滞所致,故治疗祛邪为主,只有祛除病邪,才能使气血调和,肾气得养,督脉得充。这就是"祛邪养正"法。

独活寄生汤加减(王仁灿)

[组成]　独活 10 g,全蝎 5 g,防风 10 g,桂枝 10 g,桑寄生 10 g,杜仲 15 g,牛膝 10 g,当归 10 g,生白芍 15 g,川芎 10 g,生地 15 g,熟地 15,党参 30 g,炒白术 10 g,炙甘草 10 g,生姜 12 g,大枣 15 g。

[功效]　祛风湿,止痹痛,补肝肾,益气血。

[主治]　腰腿痛。有腰或(和)臀、腿痛症状的腰椎间盘突出、腰椎间盘膨出等。症见：腰痛伴臀部或下肢放射痛,或腰部冷痛重着,转侧不利,平卧不减,阴雨天加重,苔白腻；或腰痛固定不移,按之加剧,直腿不能抬高,舌紫暗,脉弦细涩；或腰膝酸软无力,遇劳加重,阳虚则形寒肢冷,手足不温,舌淡脉沉细,阴虚则心烦失眠,口干咽燥,手足心热,舌红脉细数。

[方解]　独活辛苦微温,善于祛下焦风寒湿邪、通痹止痛,全蝎镇痉止痛、通络散结,共为君药；臣以防风、桂枝、生姜祛风散寒、通阳化气以止痛；佐以桑寄生、杜仲、牛膝补益肝肾、强筋壮骨,当归、白芍、生熟地、川芎养血活血,党参、白术、大枣益气补中、扶助正气,使以甘草、生姜调和诸药,诸药相配,祛邪而不伤正,扶正而不滞邪,气血得补,肝肾得健,风寒湿邪得除,腰腿痹痛则愈。

常用加减：寒湿腰痛者,加秦艽 10 g、细辛 5 g、苍术 10 g、干姜 10 g。瘀血腰痛者去生熟地、党参、白术,加桃仁 10 g、红花 10 g、三七 6 g 研粉吞服。偏阳虚腰痛者去生熟地、桂枝,加附子 10～30 g、干姜 10 g、淫羊藿 10 g、肉桂 10 g。

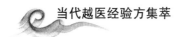

偏阴虚腰痛者去桂枝、生姜,加知母 10 g、黄柏 10 g、山茱萸 10 g。

附: 45°肩踝悬吊牵引下撞击腰椎技术(推拿技术)

[操作规范] 采用"悬吊牵引床"(王仁灿发明的专利,专利号 ZL 2015 20134000.0)牵引,患者俯卧位,以固定绑带将患者上半身固定在一侧床头,将患者的双足伸直拢扰,双内踝之间留 1～2 cm 距离以 B 型布带固定,以牵引索钩钩住布带作 45°肩踝悬吊牵引,头低脚高位,双腿与床面的夹角约为 45°,牵引重量为患者体重的 40%～60%,以患者神阙部位皮肤离开床面 2 cm 左右为标准,牵引时间 10～12 min,其间嘱患者腰部放松,医者伸臂叠掌垂直撞击病人第四、第五腰椎棘突部 3～5 下,医者双臂与患者的腰椎成 90°角,撞击力为 300～500 N,撞击力度:以患者神阙部位皮肤接近床面为目标,撞击后解除牵引,腰部用腰围固定,即为完成一次治疗(图 7-1)。

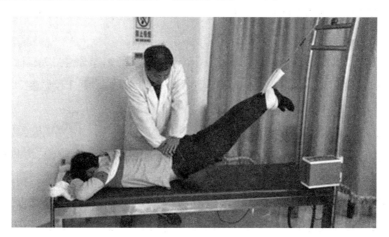

图 7-1 45°肩踝悬吊牵引下撞击腰椎治疗腰椎间盘突出技术实景图

[功效] 解除突出、膨出的腰椎间盘对神经根的挤压或压迫,达到舒经通络、行气活血、理经整复的作用。

[主治] 腰腿痛。有腰或(和)臀、腿痛症状的腰椎间盘突出、腰椎间盘膨出等。

[技术解析] 本技术思路源自踩跷法,王仁灿根据数十年临床经验结合倒悬牵引和骨盆牵引改良而成 45°肩踝悬吊牵引,并且在悬吊牵引基础上撞击腰椎手法用以治疗有腰腿痛症状的腰椎间盘突出、膨出,两者结合可以起到相互促进的作用。人体结构决定了正常腰椎存在生理弧度,根据结构力学的观

点,45°悬吊牵引符合人体正常的腰椎生理曲度,而且避免了骨盆牵引对胸腹腔的压迫出现的头晕、胸闷、心慌,也避免了倒悬牵引使多数患者产生疼痛、疲乏、晕厥等不良反应,腰部活动度不受限制,可以使腰部处于更加放松柔顺的状态,此谓"松"与"顺",在 45°肩踝悬吊牵引下施以垂直腰椎的撞击力,此为"动",符合伤筋推拿治疗学说"松、顺、动"的理论,本疗法不仅加宽了腰椎间隙,为髓核还纳或位移提供了必不可少的空间,而且因撞击在瞬间发力,根据椎间盘髓核的流动性和不可缩性特点,可以短时间内缓解突出的椎间盘对前后纵韧带的牵拉压迫作用,从而为突出的椎间盘复位提供了必不可少的空间,为建立新的正常力学平衡状态起到契机作用,建立了正常的力学平衡状态。可使突出的椎间盘容易复位或位移,从而减轻或解除直接压迫,使疼痛迅速明显缓解。根据疗程结束后进行的疼痛评分评估,患者感到全程舒适,耐受性好,安全有效,症状体征减轻或消失迅速明显,患者依从性好。且通过 2 年 150例随访,本技术疗效明显优于其他治疗方法。

常用设置:年老体弱者,牵引力设定为体重的 40%,年轻体壮者牵引力设定为体重的 50%~60%,腰椎肿瘤、结核患者禁用本法治疗。

【验案举例】

患者,男,70 岁。

初诊(2017 年 5 月 17 日)　腰痛伴左下肢放射痛、行走跛行 1 个月。患者有腰痛史 15 年,1 个月前劳动时致腰部扭伤,本以为像以前一样休息几日会自动痊愈,但 1 周后腰痛未缓解,故先后在骨伤科、针灸科服用中西药物及针灸治疗,未见明显效果而来本科门诊,以"腰椎间盘突出症"收入住院治疗。查体:痛苦病容,手扶拐杖身体向前倾,不能站直,不能爬楼梯,左腿无力发凉,血海穴大腿周径比右腿小 1 cm,直腿抬高试验阳性,"4"字试验阴性,屈颈加咳嗽试验阳性,足背屈力减弱,L_4~L_5棘突左旁压痛明显。MRI 示:L_4~L_5椎间盘向左后突出。病来饮食、二便正常,睡眠欠佳,舌淡红,苔薄微腻,脉弦细有力。

中医诊断:腰腿痛。证型:肝肾亏损,气血瘀滞。治法:补肝肾,强筋骨,行气血,通瘀滞。处方:

独活 10 g,全蝎 5 g,防风 10 g,桂枝 10 g,桑寄生 10 g,杜仲 15 g,牛膝 10 g,当归 10 g,生白芍 15 g,川芎 10 g,党参 30 g,炒白术 10 g,桃仁 10 g,红花 10 g,三七 6 g,䗪虫 10 g,炙甘草 10 g,生姜 12 g,大枣 15 g。

5 剂。上 19 味均为中药颗粒剂,取半剂,加滚开水 180 ml,搅匀温服,每日 2 次,餐后 1～2 h 服用。

45°肩踝悬吊牵引下撞击腰椎技术治疗:患者俯卧位,采用"悬吊牵引床"牵引,以固定绑带将患者上半身固定在一侧床头,将病人的双足伸直靠拢以 B 型布带固定,以牵引索钩钩住布带作 45°肩踝悬吊牵引,头低脚高位,牵引重量为患者体重的 50%,触摸患者神阙部位皮肤离开床面约 1 横指,牵引时间 10 min,嘱患者腰部放松,在牵引 3 min、7 min 时,医者分两次伸臂叠掌垂直撞击患者 L_4、L_5 椎棘突部各 3 次,撞击力约为 400 N,10 min 后"悬吊牵引床"自动解除牵引。

患者从牵引床上下来后,腰痛显著减轻,左腿感觉有了力量,丢弃手杖,步行行动自如,能自己从楼梯登上 3 楼,治疗效果好,每日治疗 1 次,前后以 45°肩踝悬吊牵引下撞击腰椎治疗腰椎间盘突出技术施治 7 次,服独活寄生汤 7 剂,1 周后痊愈出院,随访 2 年未复发。

[按]　本例患者根据症状体征和 MRI 检查,确诊为腰椎间盘突出症,通过 45°肩踝悬吊牵引下撞击腰椎治疗技术,迅速解除了突出的椎间盘对神经根的压迫,达到舒经通络、行气活血、理经整复的作用,使患者的症状和体征立刻得到缓解,并使用中药颗粒剂补肝肾、强筋骨、行气血、通瘀滞,达到了治疗目的。

王仁灿认为腰椎间盘突出症的主因是突出椎间盘对神经根的压迫作用,所以解除神经根压迫是腰椎间盘突出症治疗的重点和难点。2005 年开始运用人工牵引下撞击腰椎疗法,经过试验达到预期效果,但这一手法必须三人操作是其缺点。2010 年开始运用 45°悬吊沙袋牵引下撞击腰椎疗法,使治疗技术进一步提高,同时运用"悬吊牵引床"开展了"45°肩踝悬吊牵引下撞击腰椎治疗腰椎间盘突出症的临床研究"。通过对 210 例 L_4～L_5 椎间盘突出和 L_5～S_1 椎间盘突出的临床观察,有效率达到 93.33%,在 5 万余人次的腰椎疾病治疗过程中,王仁灿的研究团队发现本技术不仅对有症状的腰椎间盘膨出、腰椎间盘突出症有效,对无症状的腰椎间盘膨出、突出、脱出症可以起到预防出现症状的作用,而且明显减少了本院手术治疗腰椎间盘突出的病例数量。同时使用中药独活寄生汤加减方,培本固原,降低了腰腿痛病的复发率。

葛桂羌防汤(王仁灿)

[组成]　葛根 30 g,桂枝 12 g,防风 10 g,羌活 10 g,川芎 10 g,生白芍 15 g,炙甘草 10 g,生姜 12 g,大枣 15 g。

[功效]　升阳解肌,祛风通络。

[主治]　项痹病,风寒阻络。症见:项背颈肩酸胀疼痛拘急不舒,或伴有单侧上肢麻木,或伴头痛头晕,或失眠,或伴泛恶欲吐,或伴恶寒发热,或畏寒怕冷,舌淡苔薄,脉弦有力或浮紧。

[方解]　方中葛根、桂枝解肌散邪,生津舒筋,温通经脉为主药;防风、羌活祛风解肌,胜湿止痉,川芎行太阳、少阳二经,行气活血专治一身诸痛为臣药;佐以芍药、甘草生津养液、缓急止痛,使以生姜、大枣调和脾胃、调和诸药,全方配伍合理,用于临床,疗效明显。上 9 味,加水煎成 400 ml,温服 200 ml,每日 2 次,餐后 1～2 h 服用,第一次 200 ml 服药后 5 min,喝热稀粥 200 ml,后平卧盖棉被躺 0.5～1 h,身体有微微汗出者效果更好。

常用加减:上肢麻木加全蝎 3～6 g,头痛头晕加天麻 10 g、白菊花 10 g,失眠加酸枣仁 15 g、忍冬藤 30 g,泛恶欲吐加姜半夏 10 g,生姜加至 18 g,恶寒发热加麻黄 10 g,畏寒怕冷加附子 20 g、干姜 10 g 等。在葛桂羌防汤服药期间,均可以用颈椎牵引椅作颈椎牵引,每次 20 min,牵引重量以患者适宜为度,每日 2 次,不适宜牵引的患者除外。

【验案举例】

患者,女,38 岁。

初诊(2017 年 9 月 1 日)　右颈肩部冷痛伴上肢麻木 40 余日,已针刺加电针治疗 20 余次,但症状体征未减,右颈肩部冷痛以半夜子时为甚,不能平卧,需丈夫按住痛点才能入睡,晨起伴头晕乏力,形寒怕冷,四肢不温,喝水较少但喝必开水,早餐后及活动肢体后疼痛略减轻,查体:臂丛神经牵拉试验阳性,压顶试验阳性,舌淡胖大,苔薄白,脉弦细无力。X 线检查:C_4～C_5 椎间隙变窄,左 C_4～C_5 椎间孔变小,关节突骨质增生。

中医诊断:项痹病。证型:风寒阻络。治法:升阳解肌,祛风通络。处方:

葛根 30 g,桂枝 12 g,防风 10 g,羌活 10 g,川芎 10 g,生白芍 15 g,炙甘草

10 g,生姜 12 g,大枣 15 g,附子 30 g(先煎),干姜 15 g,全蝎 3 g。

3 剂。煎服法:上 12 味,取附子加水先煎 40 min,入余药 11 味加水煎成 400 ml,温服 200 ml,每日 2 次,早、中餐后 1~2 h 服用,第一次 200 ml 服药后 5 min,喝热稀粥 200 ml,后平卧盖棉被躺 0.5~1 h,使身体有微微汗出。

服药后当晚冷痛症状明显好转,嘱患者早晚作颈椎牵引 2 次,每次 20 min,中药效不更方,续以前方 7 剂而痊愈,随访 2 年未复发。

[按] 本例患者证属阳气衰弱,经络不通之虚寒型项痹病(神经根型颈椎病),半夜子时为一日阴气盛、阳气衰之时,故子时颈肩冷痛最为明显,法当温阳祛阴,舒筋通络。方中附子温阳回阳以消阴翳,干姜温中补阳共为君药,葛根、桂枝解肌舒筋,温通经脉,防风、羌活祛风解肌,胜湿止痉,川芎行太阳、少阳二经,行气活血专治一身诸痛为臣药,佐以芍药、甘草生津养液、缓急止痛,使以生姜、大枣调和脾胃、调和诸药,全方配伍切合病情,喝热粥盖被发汗可使阴气随汗外出,颈椎牵引能使变窄的椎间隙和变小的椎间孔变宽变大,故治疗作用如鼓应桴。

骨伤科熏蒸方(张大魁)

[组成] 伸筋草 15 g,透骨草 15 g,威灵仙 15 g,木瓜 10 g,海桐皮 15 g,薄荷 10 g,红花 10 g,制川乌 5 g,制草乌 5 g,制乳香 10 g,制没药 10 g,五加皮 10 g,桑枝 10 g,防风 10 g。

[功效] 祛风除湿,温经通络,蠲痹止痛。

[主治] 风寒湿痹、颈肩腰腿痛及骨关节损伤后期的康复治疗。症见:身重而痛,四肢拘挛,甚则走注疼痛,或手足麻木等。舌淡红,苔薄白,脉沉细或涩。

[方解] 方中伸筋草、透骨草、威灵仙、海桐皮、防风、木瓜、五加皮祛风除湿、舒筋活络而止痛,制川乌、制草乌祛风湿、温经散寒而止痛;红花、乳香、没药活血化瘀而止痛;桑枝以枝走肢,祛风湿、利关节;薄荷外用可增强药物的透皮吸收功能,并有消炎、止痛、止痒,皮肤清凉舒适感。

常用加减:阳虚肢冷者,加桂枝、艾叶、肉桂温通经脉、化气行水;气虚者,加黄芪、白术;血虚者,加当归、鸡血藤;阴虚者,加麦冬、沙参。

【验案举例】

患者,男,56 岁。

初诊(2020年4月30日)　因"双膝关节疼痛数年,加重1周"来我院就诊,来我院就诊前曾在外院就诊,予塞来昔布胶囊、氨基葡萄糖胶囊口服对症治疗,效果不明显,今来我院就诊。现诉双膝关节髌下部疼痛,以上下楼梯及久坐站起时明显,有时感髌下有摩擦音。患者平时爱好运动及爬山。查体:双膝关节稍肿胀,屈伸活动稍受限,皮温正常,双膝关节内侧间隙及内外髁关节面压痛阳性,浮髌试验阴性,抽屉试验阴性,麦氏征阴性,侧方应力试验阴性,双下肢肌力及肌张力正常。辅助检查:X线片示双膝关节退行性变,内侧间隙稍变窄,轻度骨质增生。血常规、红细胞沉降率、抗链球菌溶血素O试验、类风湿因子、C反应蛋白、血尿酸等正常。舌淡红,苔薄白,脉沉涩而细。

中医诊断:膝痹病。证型:风寒湿痹。治法:祛风除湿,温经通络,蠲痹止痛。处方:

伸筋草15 g,透骨草15 g,威灵仙15 g,木瓜10 g,海桐皮15 g,薄荷10 g,红花10 g,制川乌5 g,制草乌5 g,制乳香10 g,制没药10 g,五加皮10 g,桑枝10 g,防风10 g。

将上述中药按常规煎取药液,置入电脑熏蒸仪中,喷头对准患部进行熏蒸,每次30 min,每日2次。在熏蒸时边熏蒸边屈伸活动关节,熏蒸结束后立即用干毛巾擦干皮肤,穿好衣服,注意保暖,并加强关节功能锻炼。5日为1个疗程。

二诊(2020年5月4日)　患者双膝活动可,未见明显肿胀及压痛。

[**按**]　骨关节炎属于中医学的"痹证""骨痹",好发于50岁以上中老年人群。其病变特征为关节软骨退变及继发骨质增生,临床常以关节疼痛、活动受限及关节畸形为主要临床表现。中医对痹证的认识具有悠久的历史及丰富的经验,《素问·痹论篇》中"风寒湿三气杂至,合而为痹也",认为痹证外因多为风寒湿邪气致病。《素问·长刺节论篇》"病在骨,骨重不可举,骨髓酸痛,寒气至,名曰骨痹",指出骨痹乃人到中老年后,肝肾亏虚,气血不足,正虚易为风寒湿邪所袭,经脉痹阻而发病。

中药熏蒸疗法是在中医传统熏洗疗法基础上经过现代科技改造升级而成的现代中医外治疗法,其借热力及药力双重作用,通过皮肤、黏膜作用于人体,达到活血化瘀、温经通络、祛风除湿、消肿止痛从而防治疾病、减轻病痛的目的。其优点:①避免了服药的痛苦。②避免内服药可能对胃肠道产生的不良刺激和对肝肾功能的损害。③除了妇女月经期及妊娠期不宜熏蒸会阴部外,其余无绝对禁忌证,为广大病患者所能接受。本方作为医院协定处方使用已20余年,其治疗范围不仅限于膝骨关节炎,在门诊、康复科及病区常用于治疗风寒湿痹、颈肩腰腿痛等多种病症以及骨关节损伤后期的康复治疗,疗效显著。

灵仙三妙汤(何维英)

[组成] 威灵仙20 g,川牛膝18 g,川续断10 g,川芎10 g,炒苍术10 g,炙甘草6 g,丹参15 g,杜仲15 g,木瓜20 g,泽兰20 g,伸筋草10 g。

[功效] 利湿除痹,祛风通络,补肾强筋。

[主治] 膝痹病,湿邪侵袭。症见:局部疼痛、肿胀明显,甚至功能障碍。舌质淡胖,苔白腻,脉细缓。

[方解] 威灵仙功善祛风湿、通经络,为风湿痹痛要药,木瓜、伸筋草祛风湿、强筋骨;炒苍术、泽泻渗湿利水;川芎、丹参活血化瘀;川续断、杜仲补肾壮骨;川牛膝活血壮膝;泽兰活血消肿;炙甘草调和诸药。全方共奏利湿除痹、祛风通络、补肾强筋的功效。合外用熏洗可增加通气血、消肿胀的作用。

常用加减:局部肿胀明显可加用茯苓、泽泻、木通;夹瘀明显者可加用穿山甲、䗪虫、红花;疼痛明显者可加延胡索、细辛;四肢拘留、行走不利者可重用木瓜、伸筋草。

【验案举例】

患者,女,61岁。

初诊(2019年10月13日) 因"左膝关节拘挛疼痛、肿胀,活动不利半年"来诊,曾行关节穿刺、艾灸等治疗,效不显,现左膝关节疼痛、肿胀明显,卧床休息后肿胀稍减,过多行走后肿痛加重、行走困难,无明显寒热,二便无殊。舌瘀点,中略剥,苔白腻,脉缓。

中医诊断:膝痹病。证型:风寒湿痹。治法:利湿除痹,祛风通络,补肾强筋。处方:

川牛膝12 g,杜仲15 g,泽泻20 g,丹参15 g,木通5 g,威灵仙30 g,伸筋草30 g,木瓜20 g,炒延胡索10 g,北细辛3 g,甘草6 g,稀莶草12 g,延胡索10 g,穿山甲3 g(冲服),川续断10 g,茯苓12 g。

7剂,水煎服,分早晚服,药渣煎水外热敷关节。

患者内服外熏洗 1 周后,诸症缓解,前方加减再服 1 周后肿痛明显减退,行走无碍。

[按]　中老年人膝关节滑膜炎多由肝肾不足,血脉失养,风寒湿邪阻滞经络致肢体筋脉、关节、肌肉痹阻不通而发病。治疗药物多用利湿、祛风、补虚之类,采用清热利湿、祛风除湿、补虚化湿之法,达到舒筋通络、滑利关节之效。热敷疗法是将物理疗法与中药相结合,作用于病变局部,热效应通过促进局部血液循环,快速缓解症状。

本患者属寒湿夹瘀之证,方用灵仙三妙散,威灵仙、木瓜、伸筋草、豨莶草祛风湿、通经络、强筋骨,为君药;丹参、牛膝、延胡索、穿山甲活血行气化瘀,为臣药;佐以延胡索、细辛止痛,泽泻、木通消肿,川续断、杜仲补肾壮骨;炙甘草调和诸药,诸药合用,利湿除痹、祛风通络、补肾强筋,疗效明显。合外用热敷进一步增加局部消肿止痛作用。

灵仙痛消散(沈钦荣)

[组成]　威灵仙 20 g,宣木瓜 20 g,川草薢 20 g,细辛 20 g,制马钱子 10 g,制川乌 10 g,制草乌 10 g,制附片 10 g,肉桂 10 g,独活 10 g,陈艾叶 10 g,白芥子 10 g,寻骨风 10 g,伸筋草 10 g,䗪虫 10 g,三棱 10 g,莪术 10 g,炒杜仲 10 g,丁香 10 g,冰片各 10 g,蕲蛇 15 g。

[功效]　温经散寒,祛风通络。

[主治]　风寒湿痹、腰椎间盘突出、颈椎病和膝骨关节炎等。症见:局部疼痛重着,肿胀明显,甚至功能障碍。舌质淡胖,苔白腻,脉细缓。

用法:上述各药共研为末,分装入 18 cm×13 cm 大小的布袋中,每袋80 g。使用时将药袋放于患处,用 50 度以上白酒 2～3 匙浸湿,上敷热水袋加热(几个热水袋交替使用),每日 1 次,每次 30 min。

[方解]　本方以威灵仙、制马钱子祛风通络、散结定痛为主药;蕲蛇、制川乌、制草乌、制附子、肉桂、独活、木瓜、艾叶、白芥子、草薢、寻骨风、伸筋草等祛风寒湿邪、通络止痛为辅药;佐以䗪虫、三棱、莪术破血祛瘀、行气止痛,杜仲、丁香温补肝肾、强筋壮骨;再以细辛、冰片辛通开窍之剂引药直达痛所而为使药;诸药合用,共奏活血通络、宣痹止痛的功效。

【验案举例】

患者,女,52 岁。

初诊(2019 年 11 月 2 日) 患者颈肩部、左肩部酸痛伴左上肢麻木加重 2 个月,无明显外伤史,有时潮热汗出,心烦。舌赤点,齿印,苔薄白而干。辅助检查:数字 X 线摄影术(DR)示颈椎生理曲度存在,椎体边缘显示骨质增生,前纵韧带局部钙化。部分椎间孔变窄,各椎间隙未见明显狭窄,附件及小关节无殊。

中医诊断:颈肩痛。证型:气血痹阻。治法:疏经通络,行气活血。处方:

威灵仙 20 g,宣木瓜 20 g,川草薢 20 g,细辛 20 g,制马钱子 10 g,制川乌 10 g,制草乌 10 g,制附片 10 g,肉桂 10 g,独活 10 g,陈艾叶 10 g,白芥子 10 g,寻骨风 10 g,伸筋草 10 g,䗪虫 10 g,三棱 10 g,莪术 10 g,炒杜仲 10 g,丁香 10 g,冰片 10 g,蕲蛇 15 g。

颈肩部外敷,每日 1 次,每次 30 min。

[按] 患者颈肩部、左肩部酸痛,中医学认为其属于"颈肩痛""颈项强痛""肩背痛""痹证"等范畴。《济生方·痹》云"皆因体虚,腠理空疏,受风寒湿气而成痹也",外受风寒邪气,痹阻经脉,气血不畅,筋脉失养,发生本病。病机以肝肾不足为本,风、寒、湿邪痹阻经络、气滞血瘀为标。局部经络痹阻,气血运行不畅,"不通则痛""不荣则痛",故治疗当以疏经通络、行气活血为主。灵仙痛消散是根据上述致病机制而拟定的本院骨伤科协定方,其配伍特点为,用止痛药,如制川乌、制草乌、三棱、莪术等,力专功大;用芳香药,易被皮肤吸收;寒热并用,标本兼施,祛风宣痹与活血通络并进,诸药合用有活血、化瘀、祛风、利湿、通络、宣痹、散寒、止痛、补肾、益肝等功效,外敷时在药袋上加以热熨,使局部温度升高,能够促进分子运动和细胞内外物质交换,有利于药物吸收。

身痛逐瘀加减方(许永良)

[组成] 秦艽 10 g,川芎 6 g,桃仁 10 g,红花 10 g,甘草 6 g,羌活 10 g,没药 10 g,当归 15 g,五灵脂 10 g(炒),香附 10 g,牛膝 10 g,地龙 10 g。

[功效] 祛风通络,行气活血,补肝益肾强筋骨。

［**主治**］　痹证有瘀血者,如肩关节活动不利伴疼痛以刺痛为主,痛处固定,夜间痛甚,舌质紫暗,苔薄白,脉细涩。

［**方解**］　方中川芎、当归、桃仁、红花活血祛瘀;牛膝、五灵脂、地龙行血舒络,通痹止痛;秦艽、羌活祛风除湿;香附行气活血;甘草调和诸药。共奏活血祛瘀,祛风除湿,蠲痹止痛之功。

常用加减:若寒邪偏胜者,加用麻黄、桂枝;湿邪偏胜者,加薏苡仁、苍术;肝肾亏虚者杜仲、菟丝子、骨碎补。若疼痛剧烈,日轻夜重,瘀血痼结者,可酌加全蝎、䗪虫、山甲珠协同方中地龙起虫类搜剔、通络祛瘀作用。

【**验案举例**】

患者,男,56 岁。

初诊(2017 年 10 月 21 日)　因左肩疼痛伴活动受限 3 月余,加重 5 日就诊。每遇劳累或受凉症状加重,夜间疼痛明显,不能入睡,经服中西药及外用贴膏未见明显好转,3 日前症状明显加重。检查发现肩关节上举、后伸、外展、内旋等活动均不同程度受限,肩前及肩后局部有明显压痛点,肩关节 X 线检查未见骨质病变。舌质紫暗,苔薄白,脉细涩。

中医诊断:颈肩痛。证型:瘀血阻络。治法:祛风通络,行气活血。处方:

秦艽 10 g,川芎 6 g,桃仁 10 g,红花 10 g,甘草 6 g,羌活 10 g,没药 10 g,当归 15 g,香附 10 g,地龙 10 g,䗪虫 6 g。

7 剂,水煎服,每日 1 剂。

服药前,先予利多卡因 5 ml、曲安奈德注射液 50 mg 在肩髃、肩贞等肩关节部穴位进行局封,然后行肩关节松解术。

二诊(2017 年 10 月 24 日)　患者左手能上举,后伸、外展稍受限,继续配以中药与推拿疗法。

三诊(2017 年 10 月 31 日)　夜间疼痛消失,肩关节功能活动度明显提高。继续治疗 3 次后愈,随访 1 年未见复发。

［**按**］　本患者以左肩疼痛伴活动受限为主要症状,舌质紫暗,苔薄白,脉细涩。病属中医学"肩痹"范畴,证属瘀血痹证。肩痹多因年老体虚、气血不足、筋脉失养又感受风寒湿邪、慢性劳损或肩部外伤导致气血不畅、经脉阻滞、筋骨萎软不强、筋脉拘急而出现疼痛和活动障碍。推拿则具有放松肌肉、解除

痉挛、滑利关节、防止粘连的作用配合中药的补气活血、通络止痛作用,两者有机的结合,达到消除疼痛、松解粘连、改善肩关节功能活动度的作用。肩关节松解术能很好地解除肌腱广泛性粘连,患者主要症状都可以在行使一次松解术后消除,从而达到快速有效地缓解肩周炎的主现症状、提高患者生活质量的目的,另外笔者发现施术后患者按疗程接受推拿中药依从性明显升高,这可能与肩关节松解术能快速解除粘连、缓解疼痛症状有关。肩关节松解术能快速解除患者的主要病证,推拿中药则能起到舒筋活血、通络止痛而除痹的作用,消除患者局部遗留病症,两者结合,相得益彰,临床疗效满意。

舒筋活血壮骨汤(许永良)

[组成] 羌活 10 g,防风 10 g,独活 10 g,当归 20 g,续断 12 g,牛膝 10 g,五加皮 10 g,杜仲 10 g,红花 6 g,川芎 10 g,延胡索 10 g,虎杖 10 g,青皮 6 g,枳壳 10 g,熟地 15 g,山茱萸 15 g,骨碎补 10 g,千年健 10 g,茯苓 20 g,山药 20 g,甘草 6 g(炙)。

[功效] 活血通络,壮骨止痛。

[主治] 腰腿痛,气血瘀滞型。症见:腰痛隐隐或刺痛,动则尤甚,伴腰膝酸软,下肢麻木,舌质紫暗,苔白,脉细涩。

[方解] 方中当归、续断、千年健、红花、牛膝、杜仲舒筋活血通络,强壮筋骨;独活、羌活、防风、五加皮、川芎、延胡索祛风胜湿,通络止痛;配以山药、茯苓健脾渗湿,枳壳、青皮行气化湿。肾为腰之府,病久肾虚亦可导致腰痛,故酌情加以熟地、山茱萸、杜仲、牛膝以补肾壮骨,熟地、山茱萸兼滋阴以制上药行气活血过旺。诸药合用,腰痛疗效显著。

常用加减:若疼痛剧烈、瘀血痼结者,可酌加䗪虫、地龙,起虫类通络祛瘀作用,并可加乳香、没药以散瘀止痛。若兼有寒湿者可加苍术、附子、肉桂等以温阳散寒;兼有湿热者可加黄柏、薏苡仁、防己等清利湿热。若肾虚偏阳虚者,可加附子、肉桂、巴戟天等,肾虚偏阴虚者可加龟甲、女贞子、生地,兼有虚火者加知母、黄柏以泻虚火。

【验案举例】

患者,女,27 岁。

初诊(2019年2月19日) 患者2日前弯腰搬重物后出现腰部酸痛不适,并伴有右下肢的放射性麻木疼痛感,呈针刺样、触电样,沿大腿后侧到小腿外侧,弯腰及行走时疼痛加重,平卧休息后症状缓解。专科检查:腰部肌肉僵硬,腰椎生理曲度变直,脊柱向右侧侧凸,腰部压痛及叩击痛(+),腰椎前屈及右屈受限明显,右侧直腿抬高试验及加强试验(+),左侧支腿抬高试验(-),左侧直腿抬高加强试验(+-),梨状肌紧张试验(-),舌质暗淡,苔薄白,脉弦细。腰椎正侧位片示:腰椎生理曲度变直,腰椎侧弯,$L_4 \sim L_5$、$L_5 - S_1$椎间隙变窄。

中医诊断:腰腿痛。证型:气血瘀滞。治法:活血通络,壮骨止痛。处方:

羌活10 g,防风10 g,独活10 g,当归20 g,续断12 g,牛膝10 g,五加皮10 g,杜仲10 g,红花6 g,川芎10 g,延胡索10 g,虎杖10 g,青皮6 g,枳壳10 g,熟地15 g,山茱萸15 g,骨碎补10 g,千年健10 g,茯苓20 g,山药20 g,甘草(炙)6 g。

7剂,分两次温服。

针灸治疗:选穴肾俞、大肠俞、腰夹脊、秩边、环跳、委中、承山、阳陵泉、悬钟,其中肾俞、大肠俞、秩边、环跳、委中加艾炷以温通经脉止痛。

腰椎牵引治疗30 min左右,牵引力度常为患者体重的1/5~1/2。

推拿:常规腰部肌肉放松推拿后,予屈髋屈膝抱臀卷腰法及强制直腿抬高扳法,以患者能忍受为度,以整复关节,松解粘连,改变突出物与神经根的位置,减轻突出物对神经根的刺激和压迫。采用侧卧位屈膝屈髋旋转扳法,以调整后关节,松解粘连,改变突出物与神经根的位置。

经治疗1周后患者腰痛明显好转,疗效显著。

[**按**] 腰椎间盘突出症是指腰椎间盘发生退行性变后,因外力作用,使纤维环部分或完全破裂,髓核向外膨出或突出,刺激或压迫脊神经根或马尾神经,而引起的一组以腰腿痛为主的证候群。本病是腰腿痛疾病中的常见病证。多见于青壮年,好发于20~40岁,以$L_4 \sim L_5$和$L_5 \sim S_1$椎间盘病变发生率最高。本病属中医"腰痛、腰腿病"范畴。采用针灸推拿结合中西药治疗本病疗效显著。针灸推拿结合中药治疗腰椎间盘突出症,强调手法整骨复位和针灸中药相结合,有效率达90%以上,并结合西医局部封闭治疗,疗效更为显著,值得在临床中推广应用。

四君子合金匮肾气丸(周仕平)

[组成]　党参 15 g,炒白术 15 g,茯苓 15 g,熟地 20 g,山茱萸 12 g,山药 15 g,泽泻 10 g,牡丹皮 6 g,桂枝 10 g,附子 8 g(先煎),砂仁 4 g(后下),柴胡 8 g,羌活 6 g,葛根 15 g,炙甘草 6 g。

[功效]　益气健脾,温阳补肾。

[主治]　配合牵引、太极拳治疗难治性颈椎病。症见:颈肩背痛,肢体麻木无力,头晕眼花,耳鸣耳聋,头晕脑胀。舌淡苔白,脉弱。

[方解]　本方以金匮肾气丸肝肾同补,温肾助阳,则肾强骨壮,"阳气者,精则养神,柔以养筋",筋得精血阳气温润则韧。四君子健脾益气,柴胡、桂枝、羌活、葛根,祛风湿散寒,通阳解肌而舒经气,砂仁理气和中化湿,以利脾运,又防熟地等滋腻碍脾胃之运化;结合杨式太极,强健、协调肌肉,舒筋而活络,诸法协同,内外兼顾,标本同治,扶正而祛邪,顽疾得除。

【验案举例】

患者,男,47 岁。

初诊(2009 年 9 月 26 日)　禀赋不足,自幼体弱,颈项细长,医生职业伏案学习多。反复颈部酸胀痛 20 年,每服"桂枝加葛根汤"能缓解。此次再发病 8 月余,颈部连及右肩胛、上肢酸胀痛明显,书写艰难,辗侧难眠,中药、针灸、电疗、推拿,颈部热敷,姿势锻炼,服"肌松药、镇痛药"等,就是不见效。颈椎 MR:颈椎弧度变直,$C_4 \sim C_5$、$C_5 \sim C_6$ 椎间盘突出。刻下诉易疲劳,便时稀烂,察舌略大淡红,苔薄稍腻,脉关尺偏弱。

中医诊断:项痹。证型:肝肾不足兼脾虚。治法:健脾胃,补肝肾。处方:

党参 15 g,炒白术 15 g,茯苓 15 g,熟地 20 g,山茱萸 12 g,山药 15 g,泽泻 10 g,牡丹皮 6 g,桂枝 10 g,附子 8 g(先煎),砂仁 4 g(后下),柴胡 8 g,羌活 6 g,葛根 15 g,炙甘草 6 g。

每日 1 剂,水煎服,连续服用 6 周,并坚持练习杨式太极。至今一直保持颈部较为舒适状态。

[按]　顽固性颈椎病(往往是椎间盘突出),与骨质疏松、颈椎韧带松弛、

颈部肌肉支撑不力,导致颈椎稳定性差,另外与长久姿势不当,感受风寒湿邪,颈部肌肉痉挛、不协调等外因有关,病位虽在局部,但常常是全身疾病(体质虚弱)的一个反映。因此,局部治疗(包括手术)效果不会满意且不能巩固;需要局部措施和综合治疗结合,这就是中医的整体观。

中医学认为肾主骨生髓,肝主筋,脾主运化,主肌肉,三者具亏,则骨疏松,筋菱软,肌瘦弱,颈椎难以稳固;太阳经主一身之表,足太阳膀胱经循行颈项部,《内经》"诸痉项强,皆属于湿";体质虚弱,风寒湿杂至,寒凝湿滞,气血痹阻,太阳经气不利,引发本病;本虚之人不患邪之不去,而患邪之复来,病故易反复,渐至顽固。

突者治以回复也,要施以外力,柔和、缓慢促使椎间盘回复,减轻对神经的压迫,牵引不失为上策,此针药难以为继。为何反复,根本不固也,内治以金匮肾气丸肝肾同补,温肾助阳,则肾强骨壮,"阳气者,精则养神,柔以养筋",筋得精血阳气温润则韧,四君子健脾益气,柴胡、桂枝、羌活、葛根,祛风湿散寒,通阳解肌而舒经气,砂仁理气和中化湿,以利脾运,又防熟地等滋腻碍脾胃之运化;结合杨式太极,强健、协调肌肉,舒筋而活络,诸法协同,内外兼顾,标本同治,扶正而祛邪,顽疾得除。

该案例以牵引和太极局部治疗,与辨证施治整体治疗相结合,国之瑰宝同台协作,攻克了疑难病症,充分展示了中华文化的博大精深和无穷魅力,思路和方法值得借鉴。

痛风热痹汤(陈天祥)

[**组成**]　泔苍术 15 g,金银花 30 g,京玄参 15 g,蒲公英 20 g,紫花地丁 20 g,海风藤 12 g,海桐皮 12 g,络石藤 15 g,汉防己 8 g,生大黄 6 g。

[**功效**]　清热消肿,祛风通络,能降尿酸。

[**主治**]　痛风发作期。

[**方解**]　金银花、紫花地丁、蒲公英、大黄清热解毒,海风藤、海桐皮、络石藤通络祛风,苍术、防己燥湿利水、降低尿酸,实为方中主药。

【验案举例】

患者,男,45 岁。

初诊（2020 年 8 月 27 日） 患者左足趾跖关节处红肿疼痛周余,用过多种消炎、止痛药不效,痛势难忍,足背红肿,便干溲赤,尿酸 427 μmol/L,脉弦,舌红苔厚而腻。

中医诊断:痹证。证型:风湿热痹。治法:清热泻火,清利湿毒。处方:

泔苍术 15 g,金银花 30 g,紫花地丁 20 g,蒲公英 20 g,汉防己 10 g,络石藤 15 g,海风藤 12 g,海桐皮 12 g,生大黄 10 g。

3 剂,水煎,每日 1 剂。

二诊（2020 年 8 月 30 日） 前方连服 3 日,足背及踇趾红肿基本消褪,痛势大减,二便正常,舌脉大致相仿。原方去大黄,加薏苡仁 20 g,5 剂。并嘱少食海鲜、啤酒和新鲜豆类,控制高尿酸症,建议 1 个月后复查尿酸。

［按］ 痛风属热痹,究其病因与热、湿、风、瘀相关联,清热解毒、祛风通瘀为其大法。然苍术一药,尤为主要,化湿毒、降尿酸是有独效,其剂量可据患者体质,适度增减。

乌头汤加味(钱华春)

［组成］ 麻黄 6 g,芍药 12 g,黄芪 20 g,甘草 6 g,制川乌 3 g(先煎),鸡血藤 30 g,独活 9 g,牛膝 15 g,桑寄生 12 g。

［功效］ 温经散寒,除湿止痛。

［主治］ 寒湿历节,寒湿痹阻证。现在临床用于寒湿瘀阻所致的腰椎间盘突出症、坐骨神经痛、腰肌劳损、腰肌纤维炎、风湿性关节痛,症见腰腿痛、关节痛及肢体活动受限者。由于正气不足于内,风寒湿邪侵袭于外而以寒邪为主引起的经络闭阻,气血运行不畅,导致的关节,肌肉疼痛,可伴有晨僵、关节的肿胀等。舌淡苔白,脉弦细。

［方解］ 方中麻黄通阳行痹通其经脉,乌头温燥下行,其性疏利迅速,开通腠理,驱逐寒湿之力甚捷,祛湿寒,黄芪实卫且防麻黄发散太过行其卫气,芍药清肝,甘草开痹而通血脉,使阴阳宣通,气血畅行,并有培土作用。总之此方以甘、芍和阴,麻黄、黄芪通肌肉之阳气,而借川乌之迅发,以行其痹着。牛膝、鸡血藤、桑寄生祛瘀通经,补肝肾,强筋骨,独活祛风除湿,痛痹止痛。《汤液本草》:"独活,治足少阴伏风,而不治太阳,故两足寒湿,浑不能动止,非此不能治。"

常用加减：寒重者加附子、细辛；湿盛加苍术、薏苡仁；腰痛者加桑寄生、淫羊藿；痛甚者加乳香、没药；风胜者减苍术、川乌量，加当归、川芎、防风等。

【验案举例】

患者，男，48 岁。

初诊 患者于 3 日前因弯腰抬重物后，出现右侧腰腿痛，疼痛以臀部及右大腿后侧为主，病发腰及右下肢疼痛，日常活动明显受阻，劳累则剧，得热可缓。呈"刀割样"的疼痛，严重时不能行走或行走 50 m 后，症状加重疼痛剧烈，需休息片刻后才能继续行走。患者感觉疼痛位置较深，放散时主要向同侧下肢的后面或后外侧，有时会伴有小腿外侧麻木。疼痛严重时，坐卧不安，没有舒适体位，右膝跪卧，夜间睡眠困难。大小便、咳嗽、打喷嚏等因能刺激神经根而使患者肢体的窜痛感加重。人民医院 MRI 示：$L_4 \sim L_5$ 椎间盘突出。查体：神清，双侧腰肌紧张，右侧骶髂关节内侧缘及外下缘压痛明显，叩击痛阳性，右侧臀部压痛明显，触诊臀部触及弥漫性钝厚，成条索状或梨状肌束，局部变硬等。直腿抬高试验阳性，梨状肌紧张试验阳性，胸腹垫枕试验阳性。舌脉：舌淡苔白，脉弦细。

中医诊断：腰腿痛。证型：寒湿痹阻。治法：温经散寒，除湿止痛。处方：

麻黄 9 g，炒白芍 30 g，黄芪 20 g，制川乌 3 g(另包先煎)，制草乌 3 g(另包先煎)，当归 12 g，独活 15 g，牛膝 15 g，桑寄生 12 g，续断 15 g，甘草 5 g。

3 剂，每日 1 剂，水煎分 2 次餐后服。

二诊 服药 3 剂后，腰及下肢疼痛减轻，活动好转。

三诊 7 日后明显好转。症状改善，效不更方，再以前方进退加减收效。

[**按**] 中医则认为，此病乃因风寒湿邪，劳累外伤所致，或是其中几者合而为害，病机不离于经络痹阻、气血阻滞、肝肾亏虚等几方面，统属于痹病和伤筋的范畴。其治疗分非手术治疗与手术治疗，后者因风险及远期效果欠佳等因素患者往往难于接受，故前者较为常用。本例患者体虚受寒，劳累发病，系痹证中之痛痹，今以乌头汤治之，麻黄通阳，出汗散邪而开痹着，乌头祛寒而燥风湿，芍药收阴，缓急止痛，并制乌头之毒，黄芪、甘草固表培中，兼以牛膝、续断、桑寄生祛瘀通经，补肝肾，强筋骨，当归养血活血，故而痹痛渐除，经络渐通，而病自愈。

五福健膝方（沈钦荣）

[组成]　熟地 30 g,党参 30 g,当归 10 g,白术 15 g,甘草 6 g,牛膝 30 g,木瓜 30 g,石斛 12 g,乌梢蛇 10 g。

[功效]　补益五脏,强筋健膝。

[主治]　膝痹,气血不足型。症见:膝痛或膝肿痛。膝关节拘挛不适,弹响。舌略暗,苔薄或薄腻,脉缓。

[方解]　膝骨关节病属骨退行性病变,为人体五脏虚弱所致。故以熟地补肾、党参补心、当归补肝、白术补肺、甘草补脾而五脏同补共为主药,石斛养阴除痹,乌梢蛇祛风通络止痛,牛膝、木瓜强膝利湿通络为佐使,俾五脏同补,强膝除痹。

常用加减:兼见畏寒明显属实寒者,加炮附子 10 g;舌尖赤、苔中剥、口干属阴虚者,加玄参、麦冬各 15 g;舌瘀紫明显属血瘀者,加三棱、莪术各 10 g;病程久疼痛明显者,加蜈蚣 2 g,全蝎 6 g;高年肝肾不足明显者,加杜仲、桑寄生、桑椹。若见舌赤、苔黄腻属湿热内蕴者,本方忌用。

【验案举例】

患者,女,48 岁。

初诊(2019 年 2 月 11 日)　半年多前出现右膝疼痛,活动受限,无明显外伤史,时有弹响,交锁,上下楼梯为甚,今来诊。平素怕冷。舌赤点,齿印,苔薄白腻,脉细缓。辅助检查:右膝 MRI 示右膝髌软骨软化症,关节囊少量积液。

中医诊断:膝痹病。证型:气血两虚。治法:通络止痛,补气养血。处方(颗粒剂):

炒党参 15 g,麸炒白术 10 g,甘草 10 g,木瓜 15 g,熟地 15 g,当归 10 g,牛膝 15 g,五加皮 10 g,石斛 12 g,乌梢蛇 10 g。

7 剂,每日 1 剂,分早晚 2 次冲服。

二诊(2019 年 2 月 18 日)　患者述右膝疼痛明显减轻,上下楼梯疼痛减轻,右膝关节活动较前轻松,予前方加狗脊。

三诊(2019 年 2 月 25 日)　患者诸症减轻,予原方再服巩固疗效。

[按]　患者为中年女性,右膝疼痛、有绞锁感,因气血津液亏虚,不能濡养关节导致关节活动不利。上下楼梯时膝关节筋骨摩擦更甚,因此疼痛加重。患者平素怕冷,考虑阳气虚衰,加之膝关节感受寒邪。舌赤点,有齿印,苔薄白腻,均因绍地气候湿热而相关。脉细缓主虚,与患者气血亏虚,气虚为主相合。予患者五福饮加味治疗:方中五福饮补益气血,其中党参补心,白术补肺,甘草补心,当归补肝,熟地补肾,从而同补五脏气,使其阳气得充,气能生血,加之当归补血活血,使气血共补,补气为主,使气血有源;牛膝逐瘀通经,使气血补而不滞,并能引诸药下行;五加皮祛风湿、补肝肾、强筋骨,使疼痛得解,筋骨得健;石斛养阴柔筋,乌梢蛇祛风通络止痛,全方补而不滞,治本与祛邪兼顾。

仙复汤加减(傅宏伟)

[组成]　金银花 30 g,天花粉 15 g,甘草 6 g,防风 10 g,白芷 10 g,当归 10 g,赤芍 10 g,桃仁 10 g,红花 10 g,制乳香 6 g,制没药 6 g,柴胡 10 g,陈皮 9 g,皂角刺 10 g,浙贝母 15 g。

[功效]　清热解毒,活血化瘀,软坚散结。

[主治]　暴力致上肢外伤。症见:严重肿胀,红肿热痛。舌红苔黄,脉弦数。

[方解]　金银花、甘草清热解毒,防风、白芷发散通滞、透解热毒,当归、赤芍、桃仁、红花、制乳香、制没药活血化瘀、消肿止痛,浙贝母、天花粉清化热痰以散结,柴胡、陈皮理气行滞而止痛,皂角刺软坚溃瘀,诸药合用,共奏清热解毒、化痰溃坚、活血止痛。

【验案举例】

患者,男,48 岁。

初诊(2017 年 12 月 25 日)　患者当日下午从货车顶上跌下,右肘部致伤,当即肿胀,疼痛甚,不能活动。来院急诊,神志清,诉其他部位无殊。直接数字X 射线摄影(DR)示:右肘关节后脱位,桡骨头骨折,位置可,冠状突爆裂性骨折,有三小骨片完全分离。即予以肘关节复位,建议住院手术治疗,输液抗炎治疗 1 周,并言明骨折的严重性及愈后差。患者考虑既然愈后差,拒绝手术治疗,遂行保守治疗。查体:患者肘部及前臂肿胀严重、疼痛,肘部有多个张力性水泡,皮温偏高,功能障碍,舌红苔黄,脉弦数。

中医诊断:骨折病。证型:血瘀热蕴。治法:清热解毒,活血化瘀。处方:

金银花30 g,天花粉15 g,甘草6 g,防风10 g,白芷10 g,当归10 g,赤芍10 g,桃仁10 g,红花10 g,制乳香6 g,制没药6 g,柴胡10 g,陈皮9 g,皂角刺10 g,浙贝母15 g,黄芩12 g,焦栀子12 g,胆南星6 g。

7剂,分两次温服。

抽吸张力性水泡。虎口带柱托板,前臂置中立位,防止肘外翻,颈、腕、肘悬吊,肘关节屈曲90度。

二诊(2018年1月1日) 肿胀部分减退,继续原方。

三诊(2018年1月8日) 二煎后药渣趁热加入短袖状布袋中热敷肘部。

四诊(2018年1月15日) 肿胀大部消退,并未及硬肿块。

在原方中减黄芩、焦栀子,加骨碎补、黄芪,修复创伤,瘀去生新,并利水消肿。和方中天花粉清热生津,以润泽组织,滑利关节。

五诊(2018年1月29日) 在带柱托板下,自主缓缓练习肘关节屈伸。

六诊(2018年2月18日) 肘关节屈伸功能基本恢复。

共治疗3个半月停诊。后电话随访,肘关节功能正常,阴雨天有时偶有酸痛,恢复良好。

[按] 该案例是患者要求保守治疗下,运用仙复汤探索性的治疗验案。"恐怖三联征"以创伤模式复杂,诊治困难,并发症多,临床愈后差而闻名。该患者伤后肿胀严重,血肿＋炎症—组织液渗出—水肿。血肿和水肿交融,以致严重肿胀,张力性水泡。运用仙复汤使其肿胀尽快消退,有效防止了瘀血化脓、血肿机化和骨化性肌炎、创伤性关节炎、关节僵硬、功能障碍等并发症的发生,恢复了关节功能。

血府逐瘀汤加减(吕立江)

[组成] 桃仁12 g,红花6 g,当归12 g,生地12 g,川牛膝15 g,怀牛膝15 g,川芎15 g,桔梗6 g,赤芍12 g,枳壳6 g,甘草6 g,柴胡12 g。

[功效] 活血化瘀,行气止痛。

[方解] 方中桃仁、红花活血祛瘀,为君药。赤芍、川芎、当归助桃仁、红花活血养血,为臣药。柴胡疏肝解郁,调畅气机;枳壳下气除痞,开胸行气;桔梗开宣肺气,载药上行;牛膝通行血脉,引血下行。四药相配,升降并用,使清者升,浊者降,血活而气行。生地清热凉血,清心除烦,配当归能养血润燥。上五味共为佐药。甘草调和诸药,为使药。《医宗金鉴·正骨心法要旨》云:凡跌扑闪失,以致骨缝开错,气血郁滞,为肿为痛。当以血府逐瘀汤活血化瘀,行气止痛。

常用加减:气机郁滞较重加香附、川楝子,瘀痛入络加地龙、全蝎。

附:胸椎定点对抗扳法

[功效] 舒经通络,柔筋整脊。

[主治] 胸椎疾病(胸椎小关节紊乱症、胸椎侧弯、胸背肌筋膜炎等),气滞血瘀型。症见:胸背部疼痛,伴有胸闷气急。舌质红或有瘀斑,苔白,脉弦涩。

[手法原理分析] 胸椎定点对抗扳法是吕立江发明的一种国家发明专利技术,这个技术依托专利装置,该装置的座椅操控器可升降,可根据患者身材高矮及医者膝部的高度进行调节,使得患者身体可以完全放松,医者施力更加集中,并且使医者手法的操作能够针对性地治疗胸椎的每个节段。具体操作如下:患者坐于前端的座椅上,其腿部由胸椎调节装置固定座上的弹性材质固定带固定,医者将脚搁置在后方的脚踏板上,随即使用电动遥控面板调节脚踏板高度与患者的座椅高度,使得膝部恰好充分对应患者的患椎位置。令患者双手合拢握紧放于枕后,医者握住患者两侧上臂,做一个控制幅度的前倾后仰,嘱患者配合呼吸,前倾时吸气,后仰时呼气,当患者呼气尽时,医者双手向后向上扳提,同时膝部用力前顶,可听见关节处发出"咔哒"的弹响声,到位即止。施法时应灵活轻巧,勿施暴力,以免造成其他损伤。作用机制:胸椎定点对抗扳法,首先需要定位,应用手法使得胸部肌肉被动拉伸,脊柱得以过伸,胸廓得以扩张,使错位或脱位的小关节快速得以复位,手法具有简、便、验、廉的特点。提高了手法整复的精确性和成功率,使得患者病势逆转,迅即康复,且疗效稳固,不易复发。

【验案举例】

患者,男,32岁。

初诊（2017年6月4日）　背部疼痛伴放射前胸疼痛感3月余并加重1周。曾在杭州某省级医院拟"心脏病待查"收住入院，入院后经心电图、动态心电图等检查正常，经过相关药物治疗，症状略微缓解，住院13日后出院。近1周来，患者背部疼痛症状加重，伴有胸闷气急，工作劳累后症状尤甚。查体：两侧肩胛内缘处肌肉痉挛，左侧T_5～T_6棘突旁有明显压痛。舌质红有瘀斑，苔白，脉弦涩。胸椎X片示：T_5～T_7棘突有轻度偏歪。

中医诊断：背痛。证型：气滞血瘀。治法：舒经通络，柔筋整脊。处方：

桃仁12 g，红花6 g，当归12 g，生地12 g，川牛膝15 g，怀牛膝15 g，川芎15 g，桔梗6 g，赤芍12 g，枳壳6 g，甘草6 g，柴胡12 g。

7剂，水煎服，每日1剂，每日2次。

主治手法：用胸椎定点对抗扳法以调整T_5～T_7关节错缝，手法治疗1次后，患者背部疼痛与胸闷气急症状顿消，肌肉痉挛得到缓解。并指导易筋经中掌托天门、摘星换斗、倒拽九头牛等动作配合恢复。

2年后随访，至今未复发。

[按]　吕立江指出，施法时应灵活轻巧，勿施暴力，以免造成其他损伤。施力扳动时使用巧力是应用胸椎定点对抗扳法的关键，而其发明的胸椎复位法治疗调节装置，保证了手法巧力的更好发挥。正如《医宗金鉴·正骨心法要旨》："机触于外，巧生于内。"吕立江强调在手法复位时不要把"咔哒"响声作为复位成功的标准。复位成功的主要标志是手法用力时要克服关节复位的摩擦力，出现胸椎病变棘突的错动感，而非咔声响。另外，为了提高疗效，吕立江还强调完成胸椎定点对抗扳法后，在胸背部配合使用按揉、推摩等手法操作3～5 min，辅以小幅度的震颤手法，使局部肌肉放松，皮肤产生温热，巩固治疗效果。胸椎小关节紊乱症，属于中医的胸椎错缝症，病机为于血瘀胸背，气机阻滞，配以血府逐瘀汤活血化瘀，行气止痛，收到立竿见影之效。

腰痛经验方（姚新苗）

[组成]　桑寄生12 g，独活12 g，怀牛膝12 g，鸡血藤30 g，防风12 g，秦艽12 g，五加皮12 g，细辛3 g，白芍12 g，海风藤15 g，络石藤15 g，川续断12 g，延胡索20 g，枳壳9 g。

[功效]　祛风湿，除痹痛。

[**主治**]　慢性腰痛,风寒湿痹。症见:腰背部疼(胀)痛,或伴腰膝酸软。舌淡苔薄白为主,以弦脉为主。

[**方解**]　慢性腰腿痛的基础在于治"风","风为百病之长",往往又与寒、湿、痰、瘀等相互夹杂而痹阻经脉,该方由《备急千金要方》之独活寄生汤化裁而来。

常用加减:可重用白芍以柔肝、平肝,寒甚阳虚者加用附子、乌头、桂枝之品;痛甚者加用三棱、莪术、乳香等;下肢出现拘挛感,则加用白芍合甘草、木瓜以柔筋止痉;气血亏虚者加用四君、四物、黄芪等;肾虚者加狗脊、淫羊藿、杜仲等;滋补肝阴则加用地黄、麦冬、枸杞子、芍药、阿胶等;滋阴息风则运用鳖甲、龟板、龙骨、牡蛎、赭石等;根据病情还常配伍蜈蚣、全蝎、僵蚕、天麻、地龙等以疏风解痉,通经活络。针对肢体麻木不仁之气血凝滞、痰瘀相搏者,即石氏伤科所言:"腰痛有痰湿,腰胯肿痛为积痰乘经络流注,搏于血亦然;麻木亦有痰在血分,痰挟瘀血气滞而病。"则治以化痰祛瘀,畅达经络;又根据患者的体质、脾胃功能,灵活运用调和剂、健脾养胃等。

【验案举例】

患者,男,47岁。

初诊　5月余前应劳累开始感腰及左臀部疼痛,时有左下肢放射性疼痛,不能久站久坐,患者为"泥工匠",因此无法正常工作,并影响日常生活,多方就诊,疼痛症状反复发作,查体:L_4、L_5、S_1棘突间及椎旁压痛阳性,可向左下臀部放射,左直腿抬高试验阳性60°,跟臀试验阴性,"4"字试验阴性,膝、跟腱反射正常,趾、踝背伸肌力正常,病理反射阴性,舌淡红苔黄腻,脉濡数。CT提示:$L_4 \sim L_5$椎间盘突出,中央型偏左,压迫硬膜囊。

中医诊断:腰痛。证型:风寒湿痹。治法:祛风胜湿,舒筋活络。处方:

鸡血藤30 g,忍冬藤30 g,泽泻30 g,川牛膝24 g,延胡索20 g,桑寄生12 g,苍术12 g,陈皮12 g,川朴12 g,川续断12 g,乌梢蛇12 g,青风藤12 g,川楝子12 g,地龙10 g,伸筋草10 g。

7剂,水煎服。

小针刀治疗:通过对腰椎旁的软组织异常点及压痛点的切寻,对气海俞、大肠俞、环跳及多点夹脊穴在深筋膜层行针刀松解,在$L_4 \sim L_5$左侧椎旁并予脊神经触及术,针刀操作后,结合局部的按揉理筋及牵伸,并行康复指导。

[按] 在慢性腰腿痛的治疗上,倡导以"理筋为先,中药相辅,结合正骨调曲,练功贯彻始终"为主线的中医综合治疗模式。针刀治疗遵循软组织网眼理论及弓弦力学系统理论,通过对"筋结点""筋痉挛"的触(切)诊,从整体角度对"筋"的附着点及前述病理点进行有效松解、疏通,起到减张减压、促进局部微循环、镇痛、调节免疫以及调整软组织平衡的作用。同时又结合推拿手法,通过牵伸及理筋手法,进一步地舒畅经脉,调整平衡,达到"筋柔骨正"之效。重视腰背肌、腹肌为主导的功能锻炼,结合自我姿势调整、穴位按摩等自我保健措施,形成相对完备的非药物治疗的诊疗计划,这集中体现了"理筋为主"的临证思维。

该案例中通过嘱托包括上、下床的姿势及动作,姿势调整,防护腰部再损伤的要点,结合呼吸运动训练及适当的腰腹肌功能锻炼的宣教。其遣药处方上则围绕着"从风论治",着力点在于"风"与"筋",又兼顾整体,顾及全身气血运行及脏腑功能。患者对整个诊疗计划特别有信心,提高了对治疗的依从性,一改以往沮丧的心理。个周后二诊时,患者腰腿部疼痛明显缓解,再行1次针刀治疗,后续服中药21剂;2个月后回访患者自诉已参加正常劳动,同时,在劳动中提升了强化腰腹部控制能力的意识。该案例注重脊柱的整体平衡性,体现的是整体、局部兼顾的治疗原则。1年后随访未复发。

腰腿痛Ⅰ号方(毛伟洪)

[组成] 全蝎4 g,蜈蚣2条,地龙10 g,生薏苡仁20 g,车前子10 g,茯苓皮10 g,秦艽10 g,独活10 g,桃仁10 g,红花5 g,当归10 g,川芎10 g,没药10 g,五灵脂10 g,香附10 g,延胡索12 g,细辛3 g,川牛膝10 g。

[功效] 祛风散寒,利水除湿,活血通脉。

[主治] 腰腿痛,风寒湿痹。症见:急性腰腿疼痛,间歇性跛行,腰部冷痛重着,拘急不舒,遇冷加重,得热痛缓,遇阴雨天疼痛发作或加重,静卧时腰痛不减甚或加重,舌质淡暗,脉弦紧。

[方解] 方中全蝎、生薏苡仁、桃仁祛风散寒,利水除湿,活血通脉为君药;车前子、茯苓皮、红花、当归、川芎利水除湿、活血通脉,为臣药;佐以秦艽、独活、香附、延胡索、细辛、没药、五灵脂祛风散寒、行气活血止痛;川牛膝引药下行,使药直达病所,诸药合用,祛风除湿,活血通痹,配伍合理,取得良好的

疗效。

常用加减:肾精不足型加熟地、山药、山茱萸;气虚血瘀型加黄芪、归尾、赤芍。

【验案举例】

患者,男,75岁。

初诊(2020年4月8日)　13年前开始出现腰部及左下肢疼痛麻木,时发时止,劳累、遇寒湿天气加剧,疼痛隐隐以酸痛为主,腰部活动可,反复发作。近2个月来,出现急性右腰腿疼痛,左下肢大腿后侧小腿后外侧疼痛麻木较剧,翻身与行走不便、约行走100 m后,出现间歇性跛行,休息后症状不能减轻,舌质淡暗,脉弦紧。

中医诊断:腰腿痛。证型:风寒湿痹。治法:祛风散寒,利水除湿,活血通脉。处方:

生薏苡仁20 g,全蝎4 g,蜈蚣2条,地龙10 g,车前子10 g,秦艽10 g,桃仁10 g,红花5 g,茯苓皮12 g,当归10 g,川芎10 g,没药10 g,延胡索10 g,五灵脂10 g,香附10 g,细辛3 g,川牛膝10 g。

7剂,水煎服。

二诊(2020年4月15日)　左腰部疼痛、左下肢大腿后侧小腿后外侧疼痛麻木症状明显减轻,能翻身与行走,约行走1 000 m后,出现间歇性跛行,腰痛及下肢酸痛症状缓解,服药后,胃稍有不舒,患者舌质红,苔黄略腻,脉细。

前方去车前子、茯苓皮、秦艽、延胡索、细辛,加柴胡10 g、黄芩10 g。共7剂。水煎服。

三诊(2020年4月22日)　疼痛及上述症状已明显缓解,自诉左下肢稍有麻木。

前方去地龙加乌梢蛇10 g、白芍15 g、甘草6 g。共7剂,水煎服。

[**按**]　本患者证属风寒湿内侵,痹阻经络之腰腿痛,方用自拟腰腿痛Ⅰ号方加减,全蝎、蜈蚣之虫类药物取其搜剔经络,祛风通络,祛风止麻,治疗极为顽固的下肢麻木症状;因麻木发生在下肢,常用川牛膝引药下行,加强局部治疗效果此外,每遇患者下肢出现拘挛感,则在原方基础上加用白芍、甘草两味配伍应用,取其酸甘化阴、柔筋止痉之功,每获良效。故此候遇寒则重,得温则减,为外感风寒湿邪,舌质淡暗,脉弦紧之征象。

腰腿痛有内外因所致:"腰为肾之府,腰膝之病当责之肾,女子七七,男子八八则肾虚而天癸竭。"年事已高之患者,内因为肝肾不足,则腰失温养,腰失所养则腰酸膝软,筋脉拘急而痛,故临床腰腿痛之病其根在肾,治疗当以补益肝肾,强健筋骨。《素问·六元正纪大论篇》中曾指出:"感于寒,则病人关节禁固,腰脽痛,寒湿推于气交而为疾也。"《素问·气交变大论篇》曰:"岁火不及,寒乃大行……胁下与腰背相引而痛。"说明寒湿等外邪入侵是导致人体腰背疼痛的重要外因。

此病例为外感风寒湿邪内侵,属本虚标实。根据"急则治其标"的治则,治拟祛风散寒,利水除湿,活血通脉。寒湿内侵,经络阻遏:《素问·痹论》有云:风寒湿三气杂至,合而为痹也,其风气胜者为行痹,寒气胜者为痛痹,湿气胜者为着痹也。患者多由于因天气转寒,风寒湿邪俱袭人体肌表,寒性凝滞收引,湿性黏腻重着,寒湿之邪留滞于腰腿部,气滞则血瘀,加之患者有腰部酸痛史12年,久病必多瘀,瘀阻经络,不通则痛,出现急性左腰腿疼痛,左下肢大腿后侧、小腿后外侧疼痛麻木,故常施以祛风散寒、利水除湿、活血通痹之剂,取得明显疗效。

益骨汤(姚新苗)

[组成] 生地15 g,骨碎补15 g,山药20 g,丹参15 g,补骨脂15 g,淫羊藿15 g。

[功效] 补肾健脾活血。

[主治] 骨痿(骨质疏松症),脾肾阳虚。症见:腰背部疼痛,或伴病理性骨折的肿胀疼痛。腰膝酸软、胸胁胀痛、失眠、盗汗,舌淡苔薄白为主,以弦脉为主。

[方解] 补骨脂、骨碎补、淫羊藿补肾壮阳,生地滋阴补肾,怀山药益气健脾,丹参活血通络,共奏益肾健脾、活血止痛、消除骨痿之效。

常用加减:疼痛较剧,合用川楝子、延胡索、川芎等;伴肌痉挛,可合用葛根、白芍、甘草;肝气郁结的,合柴胡疏肝散加减;对于肝脾不和,合四逆散、逍遥散等;胆胃不和则合用小柴胡汤;肝郁头痛加川芎、白芷;肝郁失眠者加远志、酸枣仁、煅龙骨、煅牡蛎等;兼有嗳气吞酸、口苦者,加用左金丸;痹阻经络酌情加用虫类药,如白花蛇舌草、乌梢蛇、僵蚕、蜈蚣、全蝎、地龙等搜风通络。

【验案举例】

患者,女,69 岁。

初诊　患者于半年前因腰背部疼痛不适就诊,经骨密度检查提示:"严重的骨质疏松症,骨密度 T 值－3.8。"予阿仑膦酸钠片 70 mg/周治疗,经药物治疗腰背部疼痛有所缓解,但有时反复隐隐作痛,疼痛沿脊柱向两侧扩散,久立、久坐及弯腰、咳嗽时有引起疼痛加重,1 周前不慎有腰扭伤中,疼痛明显加剧,影响睡眠,门诊就诊要求中药治疗。患者无发热恶寒,胃纳欠佳,小便无殊,有时便溏。查体:胸腰椎棘突多处轻叩痛,T_9～L_4 多处椎旁压痛阳性,弯腰活动轻度受限,双下肢直腿抬高试验阴性,胸廓挤压试验阴性,舌质暗淡苔白腻,脉沉细。

中医诊断:骨痿。证型:脾肾阳虚。治法:补肾健脾,活血通络。处方:

山药 30 g,薏苡仁 30 g,煅自然铜 30 g,骨碎补 20 g,丹参 20 g,淫羊藿 20 g,补骨脂 20 g,生地 15 g,续断 12 g,地龙 12 g,生山楂 12 g,夏枯草 12 g,百合 12 g,陈皮 12 g,蜜甘草 12 g。

7 剂,水煎服。

因疼痛较剧,结合小针刀治疗,仔细触诊,探寻压痛点、"筋结点",并予针对性的松解,并对椎旁肌痉挛行多点深筋膜层松解。操作时患者俯卧腹下垫枕,予 0.25％～0.5％利多卡因合维生素 B_{12} 注射液,每点 1～2 ml 行局部皮下浸润麻醉,选用 4 号细针刀,0.80 mm×50 mm 规格,按四步进针法进刀,垂直于皮肤快速进针,行纵行疏通,横行剥离出针。同时,对患者进行了详尽的健康教育,鼓励其坚持步行、做操,包括进行呼吸运动训练。

二诊　在前方基础加太子参 12 g、茯苓 12 g,加强健脾益气之功。并再行 1 次针刀治疗,患者腰背部疼痛基本缓解。

以后隔 2 周复诊 1 次,共 2 个月,患者自述能步行站立较长时间而无腰酸背痛之征。之后,患者定期服用益骨汤颗粒剂,随访两年,未再出现腰背部的疼痛,并且养成了适度运动的习惯。

[**按**]　益骨汤是姚新苗治疗该疾病的基础方、经验方。骨质疏松的病机包括,肾虚、脾虚、肝郁与血瘀,该患者以益骨汤为基础,加用薏苡仁、陈皮、生山楂增强健脾和胃之功,自然铜、续断入血行血以散瘀滞之血,生地、百合养阴宁心,地龙通络,结合小针刀"急则治其标"的原则,兼顾了中医"不荣则痛"与

"不通则痛"这两种疼痛病机,同时,结合详尽的健康宣教与运动指导,体现了"治未病"的理念,经 2 个月的治疗调理,胃纳夜寐俱安,基本远离了腰背部疼痛,体现了姚新苗中医药综合防治骨质疏松症经验的价值。

张氏Ⅰ号方(张孟超)

[组成] 当归 10 g,赤芍 10 g,川芎 10 g,防风 10 g,桃仁 10 g,没药 5 g,茯苓 10 g,丹参 30 g,红花 5 g,生地 20 g,薏苡仁 30 g,合欢皮 20 g,三七粉 3 g。

[功效] 活血化瘀,消肿止痛。

[主治] 骨折早期,瘀血阻络。症见:肿胀,持续疼痛,活动不利。舌红苔薄白,脉弦。

[方解] 丹参活血通经,祛瘀止痛,清心除烦,凉血消痈。生地清热凉血,养阴生津。当归为补血之良药,兼具活血养血之功。桃仁破血行瘀,润燥滑肠。赤芍清热凉血,散瘀止痛。没药散血祛瘀,消肿定痛。三七止血散瘀,消肿定痛。合欢皮活血消痈,安神解郁。防风盛湿止痛,止痉定搐。茯苓渗湿利水,益脾和胃,宁心安神。薏苡仁健脾,清热利湿。川芎活血行气。红花通经,活血,逐瘀。

常用加减:可加䗪虫破血逐瘀。

【验案举例】

患者,女,50 岁。

初诊 患者于 1 h 前行走时不慎滑倒,左手撑地,伤致左腕部畸形,逐渐肿胀,持续疼痛,活动不利。查体:左腕部畸形,肿胀,压痛及纵向叩击痛阳性,可及骨擦音及骨擦感,左手末梢感觉、血供正常,左手各手指活动稍受限。拍片示左桡骨远端骨折。舌红,苔薄白,脉弦数。

中医诊断:骨折病。证型:瘀血阻络。治法:活血化瘀,消肿止痛。予以手法整复,小夹板外固定后予以张氏一号方。处方:

当归 10 g,赤芍 10 g,川芎 10 g,防风 10 g,桃仁 10 g,没药 5 g,茯苓 10 g,丹参 30 g,红花 5 g,生地 20 g,薏苡仁 30 g,合欢皮 20 g,三七粉 3 g。

7 剂,每日 1 剂,400 ml 水煎服,分 2 次服用。

患者服药后肿胀减退,疼痛缓解。

[按] 本患者证属骨折早期气滞血瘀。方用张氏骨伤一号方,行气活血,消肿止痛。《伤寒明理论》提出:"以丹参一物,而有四物之功。补血生血功过归、地,调血敛血,力堪芍药,逐瘀生新,性倍芎䓖。"故本方重用丹参,活血通经,祛瘀止痛,清心除烦,凉血消痛。生地清热凉血,养阴生津。当归为补血之良药,兼具活血养血之功。桃仁破血行瘀,润燥滑肠。赤芍清热凉血,散瘀止痛。没药散血祛瘀,消肿定痛。三七止血散瘀,消肿定痛。合欢皮活血消痈,安神解郁。防风盛湿止痛,止痉定搐。茯苓渗湿利水,益脾和胃,宁心安神。薏苡仁健脾,清热利湿。川芎活血行气。红花通经,活血,逐瘀。

张氏Ⅱ号方(张孟超)

[组成] 当归10 g,桂枝10 g,威灵仙10 g,生白芍10 g,黄芪30 g,陈皮6 g,茯苓10 g,防风10 g,苍术10 g,大枣20 g,生白术10 g,香加皮6 g,赤芍10 g,川芎6 g,党参30 g。

[功效] 益气养血,和营止痛,接骨续筋。

[主治] 骨折中期。症见:肿胀,持续疼痛,活动不利。舌红苔少,脉迟浮。

[方解] 黄芪益气补虚;当归养血和营,浮阳秘敛,阳生阴长,补气养血,当归善于补血而不留瘀,活血行气止痛;党参补气健脾,以资气血生化之源;白术健脾益气,增强党参之功效;桂枝调和营卫;威灵仙、川芎、赤芍活血行气,舒筋通络,消肿止痛;生白芍补益肝阴之血,柔肝止痛;茯苓、苍术利水渗湿健脾;陈皮、防风、祛风健脾止痛;香加皮利水消肿,强筋骨;大枣健脾养胃,养心安神。全方配伍得当,兼顾骨折中期治疗原则。

常用加减:木瓜舒筋活络,和胃化湿;牛膝补肝肾,强筋骨。

【验案举例】

患者,男,55岁。

初诊 患者于3周前不慎滑倒致右肩部逐渐肿胀,持续疼痛,活动不利。伤后曾在本院就诊,经检查拍片后诊断为"右肱骨外科颈骨折",予以手法整复,小夹板外固定后予以骨伤一号方治疗。现右肩部肿胀稍减退,疼痛缓解,右肩关节活动受限。查体:右肩部略肿胀,压痛及纵向叩击痛弱阳性,右肩关节活动受限,右肘关节活动稍受限,右手末梢感觉、活动、血供正常。舌红苔少,脉迟浮。

中医诊断:骨折病。证型:气虚血瘀。治法:益气养血,和营止痛,接骨续筋。处方:

当归 10 g,桂枝 10 g,威灵仙 10 g,生白芍 10 g,黄芪 30 g,陈皮 6 g,茯苓 10 g,防风 10 g,苍术 10 g,大枣 20 g,生白术 10 g,香加皮 6 g,赤芍 10 g,川芎 6 g,党参 30 g。

7 剂,每日 1 剂,400 ml 水煎服,分两次服用。

患者服药后症状改善,减短骨折愈合时间。

[按] 本患者证属骨折中期营卫不和。方用张氏Ⅱ号方,益气养血,和营止痛,接骨续筋为主。此期阴血亏虚,以致阳气欲浮跃散亡,恐一时滋阴补血固里不及,阳气外亡。故用张氏Ⅱ号方益气养血,和营止痛,接骨续筋。

张氏颈复方(张孟超)

[组成] 当归 10 g,桂枝 10 g,生白术 25 g,威灵仙 10 g,生白芍 10 g,黄芪 30 g,白芷 10 g,甘草 3 g,丹参 30 g,防风 10 g,葛根 30 g,羌活 10 g。

[功效] 活血,解肌,通络。

[主治] 颈肩痛,寒凝血瘀型。症见:颈肩背痛,肢体麻木,头晕。舌淡苔薄白,脉弦。

[方解] 桂枝、葛根发表解肌、温经通脉;防风、羌活解表散寒,祛风除湿,止痛;当归、丹参活血祛瘀,通经止痛;黄芪补气升阳、利湿利水;白芷散风除湿,止痛;威灵仙活血行气、祛风止痛;生白芍养血止痛;生白术补气健脾、燥湿利水;甘草调和药性。

【验案举例】

患者,女,67 岁。

初诊 患者于 6 个月前感颈肩部酸痛,时轻时重,反复发作,晨起较剧。曾在外院就诊,诊断为"颈肩部肌筋膜炎",予以止痛对症治疗,效果不佳。2 周前感腰部酸痛加重,活动受限。查体:颈肩部肌肉紧张,活动受限,压痛阳性。舌淡,苔白,脉弦浮。

中医诊断：颈肩痛。证型：寒凝血瘀。治法：活血,解肌,通络。处方：

当归 10 g,桂枝 10 g,生白术 25 g,威灵仙 10 g,生白芍 10 g,黄芪 30 g,白芷 10 g,甘草 3 g,丹参 30 g,防风 10 g,葛根 30 g,羌活 10 g。

7 剂,每日 1 剂,400 ml 水煎服,分两次服用。

服药后患者颈肩部疼痛缓解,活动自如。

[按] 本患者证属风寒湿兼气血亏虚。方用张氏颈复方,祛风散寒,除湿通络,补气血。桂枝、葛根发表解肌、温经通脉;防风、羌活解表散寒,祛风除湿,止痛;当归、丹参活血祛瘀,通经止痛;黄芪补气升阳,利湿利水;白芷散风除湿,止痛;威灵仙活血行气,祛风止痛;生白芍养血止痛;生白术补气健脾,燥湿利水;甘草调和药性。

中医正骨验方 I (吕立江)

[组成] 党参 15 g,炒白芍 15 g,炒白术 9 g,山药 15 g,茯苓 15 g,泽泻 12 g,杜仲 10 g,木瓜 15 g,川牛膝 15 g,怀牛膝 15 g,延胡索 15 g,枸杞子 12 g,桃仁 12 g,大枣 15 g。

[功效] 舒筋通络,行气止痛。

[方解] 党参健脾益气,白术补气健脾,白芍酸寒收敛,能养血柔肝止痛,筋脉失养所致之肢体疼痛,山药补益肾气,杜仲、枸杞子、怀牛膝补益肝肾,强壮筋骨。《玉楸药解》中记载:"杜仲,益肝肾,养筋骨,去关节湿淫,治腰膝酸痛,腿足拘挛。"如《药品化义》中言:"牛膝,味甘能补,带涩能敛,兼苦直下,用之入肾。"川牛膝活血通经,引药下行;茯苓以健脾益气,使运化正常,气机通畅,并助山药之健运;泽泻以利水渗湿见长,利血运不畅所致之水停,兼能清化湿郁之热;延胡索行气止痛,为治疗痛证的要药;桃仁活血化瘀,使以甘草、大枣,调和诸药辛温燥烈之性,固护胃气,又能缓急止痛。甘草合桂枝、芍药配伍,辛甘化阳,酸甘化阴,阴阳调和,诸症乃愈。

常用加减：情绪焦虑忧郁者加香附、佛手,湿热偏重者加薏苡仁、防己、秦木瓜以利水湿。

附:杠杆定位手法

[功效] 舒筋通络,理筋整复。

[主治] 腰腿痛(腰椎间盘突出症、腰椎小关节紊乱症、腰椎侧弯等),气机阻滞型。症见:腰痛,动则尤甚,伴腰膝酸软,下肢麻木,舌红苔薄白,脉弦。

[手法原理分析] 根据阿基米德的杠杆原理:动力×动力臂=阻力×阻力臂为一个杠杆。人体的杠杆有平衡杠杆(颈部活动杠杆)、费力杠杆(手臂用力杠杆)、省力杠杆(脚尖用力杠杆)。吕立江利用肘关节的鹰嘴为支点,借助力臂杠杆,创立杠杆定位手法。即患者俯卧张口位,暴露患者腰部,根据患者腰椎间盘突出部位定位,交义患者双下肢,弯曲膝关节,医者用两手握住患者的踝关节,同时医者用右手的肘部鹰嘴顶端定位在突出部位旁开1~2 cm处,然后医者向上提拉患者下肢,通过力臂杠杆,使患者腰椎产生过伸背屈曲运动,使突出部位产生向下作用力,当扳提腰椎过伸时遇到一定阻力,用"巧力寸劲"做一快速扳动。

【验案举例】

患者,男,41岁。

初诊(2017年4月5日) 患者2016年8月前无明显诱因下出现腰臀部酸痛,同时伴右下肢疼痛,腰部活动尚可,在当地镇卫生院拍摄X线检查示:"腰椎退行性改变",诊断为"慢性腰肌劳损"。患者为缓解疼痛症状在杭州行小针刀治疗后疼痛症状较前有所缓解,1周后疼痛症状反复发作,时好时坏。于2017年3月弯腰负重后腰痛再发作,疼痛难忍,在杭州某医院就诊,行"腰椎CT示:$L_5 \sim S_1$椎间盘突出(中央偏右),腰椎退行性改变",诊断为腰椎间盘突出症;经服止痛药后,疼痛症状有所缓解。2017年4月5日自觉右侧腰腿痛加重,同时伴腰部活动受限,来我院就诊。查体:脊柱向左侧凸,$L_5 \sim S_1$右侧2 cm处深部压痛叩击痛(+),并向右下肢后外侧放射,右下肢直腿抬高及加强试验(+),右下肢直腿抬高试验<45°,屈颈试验(+),挺腹试验(+)。舌红苔薄白,脉弦。本院腰椎MR示:$L_5 \sim S_1$椎间盘变性、椎间盘突出(中央偏右),右侧神经根受压明显。

中医诊断:腰腿痛。证型:气机阻滞。治法:舒筋通络,理筋整复。

处方:

党参15 g,炒白芍15 g,炒白术9 g,山药15 g,茯苓15 g,泽泻12 g,杜仲10 g,木瓜15 g,川牛膝15 g,怀牛膝15 g,延胡索15 g,枸杞子12 g,桃仁12 g,大枣15 g。

7剂,水煎服。每日1剂,每日2次。

主治手法:杠杆定位手法(操作步骤:受术者取俯卧位,全身放松,暴露腰部。术者站在受术者的右侧,准确定位,使受术者屈膝屈髋,交叉其双下肢,用术者的右手肘部鹰嘴置于腰部定位处,术者两手握住受术者的两踝关节,通过力臂杠杆,使腰椎产生前屈曲过伸运动,用力向后扳提腰椎,当扳提腰椎过伸时遇到一定阻力,用"巧力寸劲"做一快速扳动,术者快速扳提时,令受术者呼气,手法放松时吸气)。

当操作完杠杆定位手法后,患者的腰部疼痛和放射痛得到明显改善,同时脊柱左凸也得到矫正。

二诊(2017年4月10日) 症状基本消失,由于卧床时间过长,腰部略有酸感,后嘱其行脊柱功锻炼。

3个月后回访,患者自述感觉良好,仅受凉劳累后后臀部略有不适。每逢冬春季节,天气很冷阴天,嘱其保暖,自行坚持脊柱功锻炼,至今未发。

[**按**] 杠杆定位手法是吕立江创新的正骨手法,目前作为国际推广技术,得到国内外广泛应用。该手法对腰椎间盘作用的机制是:通过杠杆定位手法作用下正常腰椎间盘的应力应变特性研究发现,杠杆定位手法可使髓核的静水压下降,椎间盘内负压增大,腰椎间隙增大,可使后纵韧带紧张,为椎间盘回纳创造条件。同时在杠杆连续作用腰椎的情况下,神经根组织粘连与突出髓核组织得到分离,从而缓解腰腿痛症状与体征,改善腰腿功能,并能够疏通经络、调和气血,改善腰腿部血液循环,加速腰腿部新陈代谢,加快神经根炎症消散与吸收,能改善一些临床症状,对不稳定的腰椎结构起到整复效应。从医学有限元建模分析,其结果表明杠杆定位手法使得腰椎呈前曲态势,这对腰椎生理曲度的重塑有着重要的临床意义,特别是对于腰椎间盘,其纤维环后缘均向前有明显位移,这就有力证明了杠杆定位手法对腰椎间盘产生回纳效应,同时使髓核的中前部分应力比后半部分的应力更大,髓核的前中部内压将增大,椎间盘内密度发生变化,前中部密度增高。增加了椎间盘内的负压,从而为手法复位创造有利的条件。临床上应用杠杆定位手法对生理曲度变直或反弓的腰椎间盘突出症患者能起到矫正作用,主要是改变腰椎内外结构的生物力学平衡问题。从而使腰椎侧弯得到改变,异常的Cobb角得到调整,腰椎小关节紊乱得到复位,达到整体脊柱力学平衡状态。佐以中药行气止痛,舒筋活血,

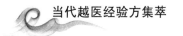

已达到事半功倍的效果。

中医正骨验方Ⅱ（吕立江）

[组成] 生地12 g,熟地12 g,炒白芍15 g,当归12 g,桃仁12 g,红花6 g,杜仲10 g,木瓜15 g,木香9 g,枸杞子12 g,川芎15 g,槲寄生15 g,炒鸡内金12 g,大枣15 g。

[功效] 补益肝肾,行气止痛。

[方解] 熟地补肾水,滋阴益肾精为君药,白芍酸寒收敛,能养血柔肝止痛,筋脉失养所致之肢体疼痛,当归补益气血,桃仁、红花活血化瘀,木瓜舒筋通络,杜仲、枸杞子补益肝肾,佐以大枣顾护胃气,炒鸡内金防滋腻之品碍胃。

常用加减：风寒湿明显者,加威灵仙、防风、羌活、独活、薏苡仁。肾虚较明显者加杜仲、骨碎补。

附：五步复位法

[功效] 舒筋活血,理筋整复。

[主治] 腰痛病（腰椎间盘突出症、腰椎小关节紊乱症、慢性腰肌劳损、腰椎侧弯、产后腰痛、骶髂关节劳损等）肝肾亏虚型。症见：腰痛隐隐,伴腰膝酸软,下肢麻木。舌质淡,苔白,脉沉细。

[手法原理分析] 根据腰椎解剖学特点及腰椎三维力学特征,创立了五步复位法。第一步放松法：用揉法或一指禅等手法放松与解除腰臀部及患肢的肌痉挛；第二步牵引法：用牵拉法将腰椎间隙拉宽,增加椎间盘内负压,为整复创造条件；第三步卷腰扳法：用杠杆定位手法后伸扳卷腰部,两手用力慢慢向上提拉,在腰部施加外力促使突出物回纳或产生位移；第四步旋转法：调整腰椎的生理曲度与腰椎后关节与椎间孔；第五步理筋法：用点、按、揉、拿等理筋手法来疏理患侧腰部及下肢经脉穴位,以恢复痉挛的肌肉与受损的神经功能。主治腰椎间盘突出症五步手法中的卷腰扳法与调整法为重点,配合放松腰部浅层和深层的肌肉,促使患椎气血流畅,加速突出髓核中水分的吸收,通过摇髋牵抖,松解肌肉,在拉宽椎间隙的状态下,小幅度快速抖动,能调整后关节紊乱,扩大神经根管和椎间孔,使神经根粘连得到松解,加速神经、肌肉等组织的代谢和修复,从而使受损神经、肌肉逐渐恢复正常功能。

【验案举例】

患者,男,54 岁。

初诊(2015 年 1 月 22 日)　患者反复腰痛伴左下肢疼痛 2 周,不能行走,严重时难以入眠。诊见:脊柱明显向左侧凸,$L_4 \sim L_5$ 左侧 1 cm 深压痛并向左下肢后外侧放射,左下肢直腿抬高<40°,左下肢加强试验(+),屈颈试验(+),挺腹试验(+)。舌质淡,苔白,脉沉细腰椎 CT 示 $L_4 \sim L_5$ 中央型突出,椎管继发性狭窄,两侧神经根均不可见。

中医诊断:腰腿痛。证型:肝肾亏虚。治法:舒筋活血,理筋整复。处方:

生地 12 g,熟地 12 g,炒白芍 15 g,山茱萸 12 g,泽泻 9 g,怀山药 15 g,当归 12 g,桃仁 12 g,杜仲 10 g,木瓜 15 g,木香 9 g,枸杞子 12 g,川芎 15 g,炒鸡内金 12 g,大枣 15 g。

7 剂,水煎服,每日 1 剂,每日 2 次。

主治手法:五步复位法治疗。在第一步和第二步完成后,用手法后伸扳卷腰部,两手用力慢慢向上提拉,行后伸扳法至 40°时作控制 5°的快速扳动,反复扳动 2～3 次。扳动时嘱患者配合呼吸,上提时吸气,快速扳动时呼气。再应用卧位旋转扳法,用右手鹰嘴抵住 L_3 左侧棘突旁,助手抱住患者双下肢,配合操作者向左侧旋转,矫正侧弯,手法治疗 1 次后,护腰带固定,卧床休息 5 日。

1 个月后回访,患者自述感觉良好,仅受凉后臀部略有不适。嘱其保暖,再适当休息。随访至今未复发。

[按]　吕立江创新五步复位法,此方法是依据中医辨证论治的理论,放松法是多类手法的组合使用。关键是达到"松",解决患侧肌肉紧张和痉挛,促使患部气血流畅,促使炎症水肿吸收,从而加速了突出髓核中水分的吸收,同时使紧张痉挛的肌肉放松,减轻了纵向牵引的抵抗性,降低了肌紧张对椎间盘造成的纵向挤压负荷。为下一步治疗创造有利条件。在俯卧位时椎间盘在纵向拉力的持续牵引下,使腰椎间隙拉宽,减轻椎间盘组织的挤压。降低椎间盘内压力,产生盘内负压,同时,拉开关节突关节,有利于小关节紊乱的纠正和复位,矫正脊柱侧弯畸形,恢复椎间孔的正常外形,解除对神经根的挤压。患者取俯卧位反复的杠杆卷腰后伸手法的作用,能使髓核内压增高,后侧间隙的减小可关闭突出髓核的退路。髓核向前移动,再加上手法的外力自后向前直接作用于患处,使椎间盘内产生较大负压,迫使髓核由较窄的后缘转向较宽的前

缘运动。通过腰椎旋转作用,有可能将髓核推回原位,扩大神经根管,改变髓核与神经根的关系,使紧压神经根的突出物可以远离神经根位置,并且椎间隙的压力也明显减少,纠正小关节紊乱,恢复椎间力的平衡理筋法。通过前面手法的作用,使神经根压迫松解,紧张的肌肉得到松弛,突出的髓核得到回纳,紊乱的小关节得到纠正,各种症状得到了缓解。但是,肌肉和神经等软组织的恢复需要一定的过程,尤其受损的神经需要一定的时间来恢复,所以理筋法也十分重要,通过复合理筋手法改变病变部位的气血循行,从而促使受损的肌肉及神经逐渐恢复正常功能。吕立江采用推药结合的治疗方法,既改善了腰椎间盘突出的症状,又予中药补肾壮骨,达到治病求本之意。

自拟温经通络外用方(沈灏)

[组成] 羌活 15 g,桂枝 15 g,制草乌 10 g,白芷 15 g,透骨草 15 g,伸筋草 15 g,威灵仙 15 g,徐长卿 15 g,地枫皮 15 g,片姜黄 15 g,艾叶 10 g,细辛 5 g,花椒 5 g。

将以上方药物打成细粉装入布袋,经加热(至 45℃左右,以手背皮肤能承受为度),热敷于患处(15～20 min),每日 2 次,早晚各 1 次。

[功效] 温经通络,祛风散寒。

[方解] 该病主要表现为肩背的疼痛、上肢的麻木,治疗上以"通则不痛,荣则不痛"为思想,着重于使用辛香走窜的药物辅以热敷助效,促进气血运行而止痛。方中制草乌、透骨草、威灵仙、花椒祛风散寒;徐长卿、地枫皮祛风化湿;伸筋草舒筋活络;艾叶温经通络;羌活、桂枝引药达上肢;姜黄引药达背部;细辛搜剔筋骨而祛邪;白芷开皮肤诸窍。

附:推拿方

[取穴] 颈臂穴(主穴)、肩井、大椎、肩中俞、肩外俞、肩贞、天鼎、缺盆、合谷、曲池、小海。

[功效] 活血化瘀,温经通络。

[主治] 筋痹(胸廓出口综合征)。

[穴解] 通过运用推拿手法针对胸廓出口周围进行肌肉松解,缓解炎症水肿和痉挛是常规推拿手法的目的所在,临床报道有效。但常规推拿手法主

要是针对颈项后背部肌肉及上肢部的治疗,缺乏对于治疗前斜角肌的针对性腧穴。而颈臂穴相较于缺盆穴、天鼎穴有相对的解剖优势。颈臂穴的位置定位和局部解剖:颈臂穴位于锁骨上内 1/3 于外 2/3 交界处上 1 寸;浅层为颈阔肌,乳突肌后缘;深层为前斜角肌下腹。前有颈横动脉和锁骨下静脉,后面有臂丛和锁骨下动脉。缺盆穴定位与局部解剖:在锁骨上窝中央,距前正中线 4 寸;浅层为颈阔肌,深层为肩胛舌骨肌下腹;上方有颈横动脉;浅层布有锁骨上神经中支,深层正当肩丛的锁骨上部。天鼎穴的位置定位和局部解剖:在颈部、缺盆上,位于扶突穴的下方 1 寸,气舍穴后 1.5 寸;浅层为颈阔肌,乳突肌后缘;深层为中斜角肌起点,深层内侧有颈升动脉,布有耳大神经、副神经,深层有隔神经,在斜角肌间隙内有臂丛等结构。可见点按颈臂穴能直接作用于前斜角肌肌腹,从而通过手法点按可以直接松解前斜角肌痉挛状态,达到消除神经、血管的压迫症状,治疗效果也较明显。

【验案举例】

患者,女,46 岁。

初诊(2019 年 12 月 12 日)　患者因"颈项酸痛累及右侧肩背伴手臂麻木不适两周"来诊,诉无明显外伤史,发病时手臂酸胀明显,伴右侧手臂肢体发冷,尤以伏案后加重,以手臂上举可缓解,经 X 线拍片示颈椎曲度变直,$C_4 \sim C_5$ 椎间孔变小,诊断为神经根型颈椎病,予颈椎牵引 1 周并口服颈复康颗粒效不显,故来我科就诊。查体:椎间孔挤压试验阴性,右侧臂丛牵拉试验阳性,旋颈试验阴性,拔伸试验阴性,超外展试验阳性,右侧 C_4、C_5、C_6 旁开压痛无放射,颈臂穴、缺盆穴压痛伴放射,右侧前斜角肌压痛。舌淡,苔白,脉沉紧。

中医诊断:筋痹。证型:风寒痹阻。治法:温经通络,祛风散寒。处方:

羌活 15 g,桂枝 15 g,制草乌 10 g,白芷 15 g,透骨草 15 g,伸筋草 15 g,威灵仙 15 g,徐长卿 15 g,地枫皮 15 g,片姜黄 15 g,艾叶 10 g,细辛 5 g,花椒 5 g。

将以上方药物打成细粉装入布袋,经加热(至 45℃左右,以手背皮肤能承受为度),热敷于患处(15～20 min),每日 2 次,早晚各 1 次。

取穴:按揉颈臂穴为主,配合肩井、大椎、肩中俞、肩外俞、肩贞、天鼎、缺盆、合谷、曲池、小海。

操作:患者取坐位,颈部放松微前屈,医者站于患者身后。① 放松肩背部肌肉:拿揉、小鱼际捺患者肩部 5 min,拇指轻拨患者肩胛骨内侧竖脊肌 3～4

次,点按并以拇指轻揉肩背部肩井、大椎、肩中俞、肩外俞、肩贞等穴,从上向下以掌指关节滚法轻滚肩胛骨内侧 3 min,全面放松患者斜方肌、冈上肌、冈下肌等上背部肌肉。② 放松颈项部肌肉:一指禅推法推患者斜角肌、胸锁乳突肌、颈部横突处约 10 min,推天鼎、缺盆及颈部夹脊穴,拿揉项部肌肉,弹拨颈椎棘突两旁肌肉 2～3 次,放松颈项部肌肉。③ 重点按揉颈臂穴(定位:锁骨内三分之一与外三分之二交界处上 1 寸)3 min。④ 放松患肢肌肉:拿揉患者患肢 3 min,从三角肌开始放松至患肢手指,点揉患肢合谷、曲池、小海等穴位,予患肢行抖法约 1 min。搓患肢 2～3 次,充分放松患肢肌肉,促进患肢气血的运行。⑤ 结束手法:空掌拍打上背部 3～5 次,先轻后重,从下向上,由里及外。

每日治疗 1 次,7 次为 1 个疗程。治疗期间嘱患者避风寒,避免以患肢提重物,并多做抬头望远、耸肩等动作。并告知医嘱:每日治疗 1 次;治疗期间嘱患者避风寒,避免以患肢提重物,并多做抬头望远、耸肩等动作。

一诊后颈项肩背部疼痛缓解明显,手臂发热,治疗后 0.5 h 手臂又发觉酸胀发冷。

四诊后,颈项可;肩背酸胀;手臂已无发冷感觉,但仍有酸胀,活动后可缓解。

七诊后,所有症状缓解,只有在低头伏案工作 1 h 后出现颈项酸胀。嘱其保暖,功能锻炼,后隔日治疗 1 次。

十诊后痊愈,已无临床症状,原阳性体征为阴性,无明显压痛点,舌淡红苔薄白,脉沉。

[按] 胸廓出口综合征是近些年来临床上较为常见的一种疾病,好发于中年女性。主要表现为颈肩部及上背部的僵硬疼痛,上肢麻木不适、无力、严重者可出现前臂及手部尺侧的感觉异常,甚至出现肌肉瘫痪,患肢发凉、肤色苍白等,影响患者的日常生活及工作。胸廓出口综合征是指臂丛神经和锁骨下动静脉在胸廓出口部位因各种原因受压,从而引起上肢和肩颈部疼痛、麻木、无力、感觉异常或肢端缺血为特征的证候群。其病理:① 异常骨质,如颈肋、第 7 颈椎横突过长、第 1 肋骨或锁骨两叉畸形、外生骨疣、外伤引致的锁骨或第 1 肋骨骨折、肱骨头脱位等情况。② 斜角肌痉挛、纤维化、肩部下垂和上肢过度外展均可引起胸廓出口变狭窄,产生锁骨下血管及臂丛神经受压迫症状。③ 上肢正常动作如上臂外展、肩部向后下垂、颈部伸展、面部转向对侧以及深吸气等也可使肋锁间隙缩小,神经和血管受压迫的程度加重。我们在临

床观察到，绝大部分患者出现胸廓出口综合征都是因为有劳损、外伤或各种其他肩颈部疾病等诱因，造成前斜角肌痉挛、肥大、变性而引起。

机制分析：颈部肌肉失衡或先天骨质畸形，可造成前斜角肌痉挛、肥厚，从而牵扯第1肋骨抬高而间接压迫臂丛神经和锁骨下动脉，引起血管神经压迫症状。由于疼痛弧反射和肩颈部牵涉痛的存在，加重了神经激惹征的出现，造成颈部肌群持续的紧张痉挛状态，从而形成神经血管束压迫症状的恶性循环。从中医分析，不外乎风寒痹阻，筋脉拘急；或为劳损以致气血耗伤，筋脉失养；或为筋脉外力损伤，气滞血瘀。不通则痛，不荣则痛；治则当以活血化瘀，温经通络。治法为中药外敷结合推拿手法，以按揉颈臂穴为主。

附录 医家简介

于真健

男,1947年生,浙江绍兴人。毕业于浙江中医学院(今浙江中医药大学),副主任中医师。师从徐荣斋。

从事医疗、教学、科研40余年,擅长治疗心脑血管病。曾到日本国立富山医科大学研修心脑血管病的现代诊治与中医药防治。撰有《胃痛治肝举隅》和《论日本汉方医学方证相对》等8篇论文,在日本和国内省级以上刊物发表。

王 燕

女,1973年生,浙江上虞人。上虞市第二届中青年名中医,主任中医师。现任浙江省中西医结合学会神经内科专业委员会委员,浙江省中医药学会中医经典与传承研究分会委员,浙江省中医药学会内科分会青年委员。

从事中医内科、治未病科、脑病科工作20余年,具有较强的解决疑难杂症的能力,治疗痛证擅长针药并用。以第一作者在国家级杂志发表论文1篇,省级杂志发表论文6篇,参编专著2部。

王仁灿

男,1957年生,浙江新昌人。主任中医师。世界中医药学会联合会脊柱健康专业委员会理事会常务理事,中国民族医药学会推拿分会常务理事,浙江省针灸学会针推结合委员会常务委员,绍兴市名中医,绍兴市医鉴会专家库专家,绍兴市中医药学会推拿分会主任委员,绍兴文理学院医学院客座教授,绍兴市医师协会中医医师分会副会长。

临床工作40多年,擅长运用中医辨证施治和针灸、推拿手法,治疗伤筋、脊柱病、风湿性关节炎、肩周炎、膝关节骨性关节炎、失眠、感冒发热、急慢性咳嗽、骨质疏松、婴幼儿腹泻等,主持及参与省市级科研课题5项,获浙江省卫生厅科技奖4项,绍兴市科技奖4项,新昌县科技奖2项,发明实用新型专利1项,在各级各类杂志发表论文20余篇。

王亚校

女,1969 年生,陕西乾县人。诸暨市名中医。主任中医师。

从事中医妇科临床工作近 30 年,擅长各年龄段妇科内分泌疾病及产后诸症的诊治,对月经失调、闭经、不孕症、卵巢早衰、痛经、子宫内膜异位症、多囊卵巢综合征、更年期综合征及产后体虚、产后身痛、缺乳等产后诸症及盆腔炎性疾病有良好的临床疗效。以第一作者发表论文 10 篇,参与 SCI 发表论文 1篇,参编 22.5 万字专著 1 部。

王连方

男,1955 年生,浙江绍兴人。绍兴市首届中青年名中医,浙江中医药大学、广西中医药大学兼职副教授,副主任中医师。出身于中医眼科世家,其父王馨斋为名闻浙东的寿名斋眼科传人。

行医 40 余年,擅长眼科的各种眼表和眼底病,尤其对病毒性角膜炎、角膜干燥症、顽固性葡萄膜炎、眼底出血、视神经疾病、青少年近视、弱视等眼部疾病有独特见解和丰富经验。自拟近视Ⅰ号、近视Ⅱ号中药处方,被医院作为协定处方使用。主持完成"散瘀通脉煎联合苯磺酸钙治疗早期糖尿病视网膜疾病"课题研究。

王根荣

男,1963 年生,浙江绍兴人。绍兴市名中医,主任中医师。

行医 30 余年,有扎实的中西医理论基础和丰富的临床经验。在绍兴地区率先开设风湿病专科门诊,对类风湿关节炎、强直性脊柱炎、系统性红斑狼疮和痛风的治疗,有独特的见解和方法,在省级以上杂志发表论文 30 余篇。

毛水泉

男,1951 年生,浙江上虞人。主任中医师。绍兴市名中医,浙江中医药大学及温州医科大学兼职教授,绍兴市中医药重点学科脾胃病学科带头人。

其诊治脾胃病的学术思想可概括为和合通平,重视肝脾。认为"五脏元真通畅,人即安和"是保持健康的重要条件,"气血通畅"与"调达平衡"相辅相成,治疗时主张"通畅气血"与"调和阴阳"并重,指出和阴阳之法重在"通"与"平",旨在恢复自然枢机之性。获绍兴市科学技术协会优秀论文二等奖、三等奖4次,主持完成2项科研项目,获绍兴市科技成果三等奖1项。《晚期癌症以调补脾胃法论治》被评为第二届全国中青年优秀论文二等奖。发表论文40余篇,主编《越医汇讲》《中医正骨入门》,为《中国中医药科技》《光明中医》《浙江临床医学》等杂志特邀编委。

毛伟洪

男,1973年生,浙江诸暨人。主任中医师。浙江省基层名中医,首批绍兴市基层名中医,诸暨市专业技术拔尖人才、学术技术带头人后备人才,诸暨市十佳医生,枫桥镇十大杰出青年。绍兴市中医重点临床专科(中医小针刀专科)、农村(社区)中医特色专科(椎间盘突出症专科)带头人。现任中国民族医药学会疼痛分会理事,浙江省针灸学会针刀专业委员会副主任委员,浙江省中医药学会骨伤专科分会青年委员。师从骨伤科(小针刀)专家杨米雄。

擅长运用小针刀治疗颈椎病、腰椎间盘突出症、肩周炎、骨质增生等颈肩腰背疼痛软组织损伤性疾病。主持完成的"针刀疗法为主序贯五法治疗颈椎病"获浙江省中医药科学技术创新三等奖、诸暨市科学技术奖三等奖,发表论文10余篇。

方春阳

男,1945年生,浙江绍兴人。主任中医师。师从陈抱一、叶棣华、尹幼莲等绍兴名中医。

生平重视脾胃,主张先脾胃后肝肾,用于临床,每得佳效。平生著作颇丰,著有《中国医药大成》《中国养生大成》《中国气功大成》及《旧体诗入门》共30余种,发表论文50余篇。

吕立江

男,1962 年生,浙江新昌人。浙江省名中医,浙江中医药大学教授,博士生导师,主任中医师。国家临床重点专科带头人,国家中医药重点学科学术带头人,国家科技部重点项目与国家自然科学基金项目评审专家,世界中医药学会联合会脊柱专业委员会副会长,中华中医药学会推拿专业委员会副主任委员,中华中医药学会养生康复专业委员会副主任委员,中国康复医学会推拿技术专业委员会副主任委员,中国民族医药学会推拿分会副会长,浙江中医药学会推拿分会主任委员。

对腰椎间盘突出症的基础实验与临床研究取得较多成果。独创五步复位法与杠杆定位手法(国家发明专利)治疗腰椎间盘突出症,创新脊柱平衡法治疗颈椎病、胸椎定点对抗扳法(国家发明专利)治疗胸椎疾病。主持国家自然科学基金项目、国家中医药管理局项目、浙江省自然科学基金项目与浙江省科技厅等项目 12 项,获浙江省科学技术奖与浙江省中医药技术奖等 7 项。主编、参编教材医著 40 余部,发表论文 60 余篇,发明专利 6 项。

朱均权

男,1963 年生,浙江诸暨人。主任中医师。浙江省中医药重点学科和绍兴市医学重点学科学科带头人,绍兴市名中医,嵊州市第二批领军人才,嵊州市第六、第七、第八批专业技术拔尖人才,嵊州市第十四、第十五届政协委员,嵊州市十大名中医。现任中华中医药学会综合医院中医药工作委员会委员,中华中医药学会亚健康分会委员,中华中医药学会治未病分会委员,嵊州市中医学会副会长。

从事中西医结合临床工作 30 多年,在各类常见恶性肿瘤如肺癌、胃癌、结直肠癌、乳腺癌、子宫附件癌、前列腺癌及内科常见病如慢性肝病、肝硬化、脂肪肝、慢性胃炎、慢性支气管炎等的中西医结合诊治上积累了丰富的临床经验,主持完成省中医药科技项目、绍兴市科技局项目 2 项,发表论文 20 余篇,副主编出版著作 1 部。

许永良

男,1965 年生,浙江诸暨人。主任中医师。现任绍兴市中医药学会副秘书长、诸暨市中医药学会副秘书长、诸暨市中医质控中心副主任、诸暨市中医院质管科科长兼医共体办公室主任等职务。

从事针灸推拿临床工作近 30 年,运用针灸、推拿手法、中西医结合辨证治疗头痛、颈椎病、肩周炎、背肌劳损、腰椎间盘突出症、风湿性关节炎、强直性脊柱炎、各种骨质增生、各种椎骨错缝等疾病具有丰富的临床经验和造诣。运用整骨复位手法治疗神经根型、椎动脉型和交感神经型颈椎病有独特的疗效。帅从梅宏、林国明,深谙吐纳、行气之法,掌握五禽戏、八段锦、新气功疗法、大雁功、空松功等 10 余种功法。参加多项科研活动并获奖,发表论文 10 余篇。

孙法元

男,1963 年生,浙江上虞人。上虞市中青年名中医。主任中医师。师从四川旭华肝胆肾结石研究所谢石方。

行医 38 年,擅长用中医溶石疗法治疗肝胆结石和泌尿系统结石,发表论文 10 余篇,参与编撰沈明兴主编、谢石方主审的《肝胆肾结石与溶石疗法(第二版)》。

寿清和

女,1965 年生,浙江诸暨人。主任中医师。中华中医药学会中医妇科专业委员会委员、浙江省中医药学会中医妇科专业委员会常委,浙江省康复医学会常务理事,绍兴市康复医学会会长。师从国家级名老中医何少山、何嘉琳。

从事中西医结合妇产科临床工作 30 余年,善于运用辨证与辨病相结合的方法,通过中西医结合手段诊治妇产科常见病、疑难病,擅长月经病、带下病和妇科杂病的诊治。在辨证上重视天人相应、整体观念,在治疗上重视奇经八脉、通补奇经,因人、因时、因地施方用药。她认为女性一生经、孕、产、乳以及带下等均以阴血为基础,因此,容易导致阴血不足,气血不平衡,治疗上注重把握"阴平阳秘"。女子以血为本,肝肾共为先天,妇科疾病虚实夹杂多见,虚证多责之于肝脾肾,善于运用滋肾养肝、温肾补阳、补肾益气等法调治虚证。同时处方中深受仲景六经用药影响,喜用参、术、芪等药鼓舞正气、保护脾胃,调理上关注食疗。主持或参与多个临床和管理课题研究,"中药制剂派特灵对宫颈高危型 HPV 感染逆转作用的临床研究"获 2014 年浙江省医药卫生科技奖三等奖,2016 年绍兴市科技奖三等奖,发表论文 10 余篇。

严仲庆

男,1951 年生,浙江绍兴人。主任中医师,浙江中医药大学兼职教授、硕士生导师。浙江省名中医,全国第五批老中医药专家学术经验继承工作指导老师,首届绍兴名医。师从郑淳理。

行医 40 余年,善用经方治疗常见病、疑难病、危重病,尤擅慢性肾病、糖尿病肾病、慢性肾功能衰竭、慢性前列腺疾病和性功能障碍的治疗。主持"灌肠方对慢性肾功能衰竭逆转效果的临床研究""天合保肾合剂对糖尿病肾病治疗及作用机制的研究""温阳化气合剂抗大鼠慢性肾功能衰竭作用及机理的实验研究"等项目,先后获县、市级等奖励。发表论文 40 余篇,著《经方之道——经方治肾病的实践与思考》。

杜洪乔

男,1961 年生,浙江绍兴人。主任中医师,浙江中医药大学兼职教授。绍兴市名中医,绍兴市医学重点学科(中医肝胆学科)带头人。现任绍兴市中医学会中医肝病专业委员会主任委员,中国民间中医药研究开发协会中医膏方养生分会常务理事。

行医 40 年,擅长中西医结合治疗疾病,开设肝胆病专家门诊,重视体质养生、治未病,主办省级继教项目"中西医结合治疗肝病新进展""绍派伤寒的内科临床应用"等,发表论文 20 多篇。

求晓恩

女,1975 年生,浙江嵊州人。主任中医师。师从裘昌林。

　　行医 20 年,擅长运用针灸结合中药治疗颈肩腰腿痛、头痛头晕、面瘫、膝骨关节病、带状疱疹、中风偏瘫、失眠、风湿、类风湿关节炎、痛经、胃肠道功能性疾病等;善于运用腹针、头皮针、微针刀等治疗方法,对一些疑难杂症有一定的治疗体会。主持课题"腹针结合温针灸三膝眼治疗膝骨关节炎临床疗效观察"1 项,参与多项省级科研项目。发表论文 10 多篇。

吴国水

　　男,1970 年生,浙江绍兴人。主任中医师。绍兴文理学院兼职教授。现任浙江省中西医结合学会第八届理事,浙江省中医药学会脾胃病专业委员,绍兴人民医院中医科主任,绍兴市中医药学会第七届理事,绍兴市中医药学会中医内科专业副主任委员、肝病专业副主任委员。

　　从事中医内科临床、教学、科研工作 27 年。充分利用综合性医院的医疗、教学、科研、信息等优势,诊治思路开阔。外感发热疾病以六经辨证为主,卫气营血、三焦辨证为辅,处方遣药以经方与时方相结合,寒温一统;内伤杂病注重脾、肺、肾功能调理,重视气机调畅,对中晚期非小胞肺癌通过"因—症—证—病"等中医药多维维持治疗,减轻患者临床症状与体征,延长生存期。主持或参与省级中医药科研项目 6 项。承担并完成省级中医药继教项目 4 项,发表论文 21 篇。

何维英

　　女,1964 年生,浙江诸暨人。绍兴市中青年名中医,诸暨市名中医。主任中医师。现任中国中医药研究促进会骨伤分会关节委员会委员,浙江省中医药学会骨伤分会委员、整脊分会委员,绍兴市康复医学会理事,绍兴市中西医结合骨伤分会副主任委员、骨质疏松分会副主任委员,绍兴市中医药学会骨伤分会常务委员。

　　从医 30 余年,对髋、膝关节痛和股骨头坏死等中医中药治疗有较深的造诣。主持的"消炎止痛膏治疗急性痛风性关节炎"项目获浙江省中医药科技创新三等奖、诸暨市二等奖,发表论文 20 余篇,主持省中医药继教项目 3 项。

沈　灏

男,1973 年生,浙江绍兴人。绍兴市中青年名中医。副主任中医师,兼职副教授,现任绍兴市中医院推拿科主任。浙江省中医药学会科普分会常委、推拿分会委员、整脊分会委员,浙江省中医药健康讲师团成员,绍兴市预防医学会健康与养生专业委员会主任委员,绍兴市中医药学会推拿专业委员会副主任委员,绍兴市中西医结合学会保健与健康专业委员会副主任委员。

擅长运用一指禅推治疗筋伤,运用脊柱短杠杆微调手法治疗脊柱退变及紊乱,辅以个性化的功能锻炼及中医药调养,运用小儿推拿手法治疗小儿咳嗽感冒、消化不良、肌性斜颈、便秘、腹泻。参与编撰《中医药科普大讲堂》。发表《推拿手法辨证治疗腰痛 46 例体会》等论文多篇。

沈元良

男,1955 年生,浙江绍兴人。主任中医师,兼职教授。越医名家,全国老中医药专家学术经验继承工作指导老师,第一批全国学术流派绍派伤寒主要代表性传承人,浙江省沈元良名老中医传承工作室指导老师。现任中华中医药学会会员、浙江省中西医结合学会会员。担任《中华中医药杂志》《浙江中医药大学学报》编审。

深受景岳学说、绍派伤寒之熏陶,擅长于内、妇科常见病、多发病、疑难杂症的诊治,尤其对肺系病、脾胃病、肾病的辨证施治,廉验求真。承担市级重点课题"农村卫生适宜技术中医推广示范研究""绍兴伤寒学派研究""蒿芩清胆汤古今文献研究""绍派伤寒名医名家学术思想学术经验传承研究",以项目第2人参与"腹腔镜联合中药腹腔区域保留灌洗早期治疗非胆源性重症胰腺炎"研究。"绍兴伤寒学派研究"获浙江省中医药科学技术奖二等奖、绍兴市科学技术奖二等奖;"腹腔镜联合中药腹腔区域保留灌洗早期治疗非胆源性重症胰腺炎"荣获浙江省中医药科学技术奖三等奖,绍兴市科学技术奖三等奖。承担国家级继教项目 4 项、省级继教项目 5 项。出版著作《蒿芩清胆汤妙用集萃》《绍派伤寒名家学术精要》《绍派伤寒名家医话精编》《绍派伤寒名家验案精选》《中医入门与常见病治疗》《实用医师诊疗手册》《中成药医师实用手册》《中药

入门与指导》《通俗伤寒论名方讲用》《一问一得录——跟名中医学治肾病》《诊
余笔潭》《沈元良内科临证心悟》等 30 多部，《肾病四季疗法》《月经病中医辨治
与调养》等科普类 6 部，主编《中国中医学术流派传承大典——绍派伤寒》，发
表论文 50 多篇。

沈钦荣

男，1963 年生，浙江绍兴人。主任中医师。浙江中医药大学硕士研究生导
师，省中医药重点学科中医骨伤科学科带头人。全国老中医药专家学术经验
继承工作指导老师，浙江省名中医，浙江省非物质文化遗产越医文化项目代表
性传承人，越医名家，绍兴市专业技术拔尖人才、学术技术带头人。现任绍兴
市中医药学会会长，浙江省中医药学会常务理事。

从事中医骨伤工作 35 年，善于根据患者体质、年龄、受伤部位、疾病性质
的不同，辨证施治；擅治骨折伤筋、风湿骨痛、膝骨关节炎、颈椎病、腰椎间盘突
出症、骨质增生症、骨质疏松症等，研制灵仙痛消外用方、颈痛药枕方、舒筋外
洗方等，深入研究中老年人骨关节病、筋骨酸痛的膏方调理，已形成辨证用药、
内外兼施、专病研究、治养并重的诊疗特点。主持完成科研项目获省厅二等奖
1 项，省厅（市）三等奖 8 项，主持国家级继教项目 7 项，发明专利 3 项。独著、
主编出版《骨折必读》《颈腰病必读》《神经与运动损伤必读》《顾氏伤科经验与
特色》《绍兴医药文化》《越医文化》《越医薪传》《张景岳医论医案》《餐桌上的本
草》等，点校、整理《松崖医径》《存存斋医论》《惊悸医案专辑》等，发表论文 60
余篇。

沈惠善

男，1940 年生，浙江绍兴人。副主任中医师。师从当地名医俞修源。

行医 60 余年，中医基础理论扎实，通晓《内经》《伤寒论》《金匮要略》《神农
本草经》等经典著作，对中医各家学说能融会贯通，善于用基础理论指导临床
实践，能因人、因地、因时立法选方，灵活运用经方加减治疗疑难杂症，擅治肝
胆病治疗，对病毒性肝炎和肝癌的中医药治疗有较深造诣。发表论文 26 篇。

张大魁

男,1962 年生,浙江新昌人。主任中医师。绍兴市中青年名中医,新昌县第二批医林新秀。现任新昌县中医院骨伤科主任。

行医 30 余年,虽擅长于四肢复杂性骨折及肌腱、血管、神经损伤的手术治疗,但始终不忘自己是中医人,做的是"中医手术",因人因病施术,术中尽最大可能实施微创。对中医经典攻读尤为上心,发表《〈黄帝内经〉五味补泻理论及五味补泻图构思》论文 1 篇。

张伟斌

男,1960 年生,浙江诸暨人。主任中医师。省级重点专科养生保健专科学科带头人,诸暨市首届名中医。现任浙江省中医呼吸专业委员会委员,体质专业委员会委员,老年病专业委员会委员,医史专业委员会委员,绍兴市中医呼吸专业委员会主任委员,绍兴市中医药学会理事,诸暨市中医学会常务理事、秘书长。

从事中医临床 30 余年,擅长中西医治疗内科杂病,在中医治疗咳喘疾病和养生保健等方面有较高造诣。其间参加多项科研活动并获奖,撰写学术论文 20 余篇,在各级媒体刊物上发表文章 100 余篇。

张孟超

男,1962 年生,浙江新昌人。主任中医师。浙江省基层名中医,第四批绍兴市非物质文化遗产项目新昌张氏伤科传承人,新昌"张氏伤科"第四代传人。现任张氏骨伤医院院长。

从事骨伤诊疗工作 30 余年,对脊柱、运动关节疾病的诊治有较高造诣。开展膝关节骨关节病、前后交叉韧带损伤的关节镜微创治疗、修复和重建手术,擅用传统手法整复四肢骨折,中西医结合,治疗创伤和周围神经损伤疾病,发表论文多篇。

张祝华

男,1935 年生,浙江新昌人。中西医结合副主任医师。

行医 60 余年,擅长内分泌疾病及中医内科常见病的诊治,是绍兴市中医院名老中医学术经验继承指导老师。坚持活到老,学到老,80 高龄仍坚持读书学习,奋战在临床一线。在糖尿病眼肌麻痹症、桥本甲状腺炎等疾病方面有独到临床经验。对某些西医束手无措的疑难杂症,采用中医治疗方法而有良效。曾成功运用益气补肾二仙汤加减治愈海兰细胞增多症一例,被中华医学文库收录。

张淞生

男,1947 年生,浙江嵊州人。副主任中医师。首批浙江省基层名中医,首批绍兴市基层名中医。先后师承史芷庭(外科)、魏长春(内科)、吕凤祥(伤科)。

从事中医皮肤外科 50 余年,自行研制多种外用制剂,2008 年获评绍兴市特色专科。参加并单独撰写《中国医学通史·近代卷》外科部分;整理并点校古医籍《妙一斋医学正印种子篇》;发表论文多篇,其中《粉刺净外治粉刺 156例》获《辽宁中医杂志》优秀论文二等奖,《输尿管结石按蓄血证论治》获绍兴市自然科学优秀论文三等奖。

陆岳明

男,1944 年生。浙江绍兴人,中医世家。中医师。

行医近 60 年,继承祖业以中医儿科出名,旁及内科、妇科,擅以绍派伤寒之法,结合卫气营血辨证,善用温病方治疗常见病、疑难病、危重病。其治疗儿科疾病,多用辛凉、清透、化痰、息风、健脾诸法,用药轻灵,药味简洁;外感咳喘,多用桑菊饮、止嗽散、射干麻黄汤;内伤脾胃,多用化积消疳汤、理中汤;注重顾护脾胃,养阴生津;认为肝肾失调、瘀血内阻为妇科病最常见的病机,用药以养血调经和活血化瘀为主,同时注重理气化痰。

陆勇刚

男,1974 年生。浙江绍兴人,陆氏中医第三代传人,主任中医师。绍兴中青年名中医,绍兴市农村中医特色专科(中医妇科)学术带头人,省级基层名中医培养人才。现任绍兴市柯桥区中医学会副会长,绍兴市中医学会理事,浙江省中医学会内经分会委员。

擅长治疗月经不调、带下、不孕症、子宫肌瘤、子宫腺肌病、肥胖、卵巢功能早衰、更年期综合征调治,对内科脾胃病、哮喘、儿科易感、哮喘、多发性抽动症治疗疗效较可,致力于各类亚健康人群非药物调理,特别是蜂针治疗失眠、耳鸣、免疫低下、冬病夏治、穴位贴敷等,发表论文 10 余篇。

陈天祥

男,1949 年生,浙江绍兴人。绍兴市中医院首任院长兼绍兴市中医药学会副会长、绍兴市中西医结合学会副会长等。毕业于杭州高级医士学校、浙江中医学院(今浙江中医药大学)和日本富山医科大学,学兼中西。

曾在多家三甲医院从事临床 50 余年。擅长治疗临床各科疾病。内科:咳嗽、胃肠病、男病、肾病、盗汗、头晕、耳鸣、痹痛、老年病和疑难病等;妇科:经带杂病、产后病、不孕症、宫寒、面痘、更年期综合征和心理过劳、慢性病、“三高症”及亚健康;儿科:积食、咳喘、发热、遗尿、惊风、过敏鼻炎、生长发育、抽动症和疑难病;对内妇儿科各类膏方调理研究多年。主编中医高等函授教材《中国历代医籍选讲》,发表论文 10 余篇,1976 年至今著述文字累计 150 余万字。

陈永灿

男,1964 年生,浙江上虞人。主任中医师。全国老中医药专家学术经验继承工作指导老师,全国优秀中医临床人才,浙江省名中医,国家中医药管理局重点学科中医心理学学术带头人,国家中医药管理局中医药文化科普巡讲团巡讲专家,浙江省中医药重点学科中医医案学学科带头人,浙江省非物质文化遗产保护专家委员会专家。浙江中医药大学兼职教授、博士研究生导师。现任浙江中医杂志社社长,《浙江中医杂志》和《养生月刊》常务副主编。浙江省中医药学会中医经典与传承研究分会主任委员。

从医 30 多年,孜孜以求温习中医知识,兢兢业业做好中医工作。一是躬身临床实践,临证善用经方。在内科常见病、多发性以及一些疑难重症方面积累有独特的中医诊疗技术,并形成脾胃病和神志病诊治优势。出版有《胃脘痛医案专辑》《中医治疗健忘理法方药精要》等专著,其主编的《简易名方临证备要》获中华中医药学会学术著作奖二等奖。二是致力文献整理,热心义化传播。《中医益智学术的文献研究》等获省部级科学技术奖励 7 项次。担任《脉学类聚》《医案类聚》副主编,校注出版《证治要义》等古籍多种。发表学术论文 80 余篇。

陈祖皋

男,1942 年生,浙江绍兴人。主任中医师。师从潘文藻。

22 岁悬壶桑梓,长于温热时病、内科杂症,尤擅儿科。对"玄府学说"指导温热病诊治、附子退高热等,颇有心得,为当今绍派伤寒之中坚。对于杂病,辨证重脏腑,治疗重肝肾,对人体气化功能有独特认识,并能灵活运用于临床。对儿科呼吸道疾病如发热、咳嗽、哮喘、肺炎,消化道疾病如疳积、腹泻等病,辨证精到,疗效显著。合著《中医临床精华浅说》《越医汇萃》等,发表论文多篇。

范中明

男,1938 年生,浙江温州人。浙江省名中医。主任中医师。

临床上善用有毒药、虫类药,且剂量较大。对中医脑病形成的病理、病因及治疗方法有独特理解。对一些持续发热、病因不明的患者,传统治则是发表、清火,范氏认为此类患者发热时多伴有发冷,需辅以热性药物温之。临床证明,这种方法疗效确实。提出以虫类药为主治疗脑病的观点,并用于实践。1979 年他用中医治疗方法,使昏迷 56 日的患者复苏,并以此病例写成论文发表于《中医杂志》。撰有论文 30 余篇。

季明昌

男,1935 年生,浙江绍兴人,业系祖传,其岳父是 20 世纪 30 年代苏州国医专门学校教授。主任中医师。

行医达 60 余年,原系浙江省中医药学会医史分会委员,绍兴市中医药学会理事,绍兴县中医学会副会长。1974 年被聘任为绍兴卫校 101 中医班和绍兴地区西医离职学习中医班教师,1981 年秋被聘任为浙江中医学院首届四年制中医专业函授大专班班主任及专职辅导老师。编著《诊余笔医》,参编《浙江历代医林人物》《浙江历代医药著作》《越医汇讲》等,发表论文 40余篇。

岳　艳

女,1973 年生,陕西宝鸡人。主任中医师。浙江省基层名中医。

行医 20 余年,精研《内经》《伤寒杂病论》等经典,学习浮针、刃针、粗针、筋针、火针等现代特色疗法,通过辨病、辨经、辨证相结合,力求精确诊断,精细治疗,擅长根据体质辨识,将传统针灸与现代肌筋膜理念有机融合,提高疗效。协编著作 1 本,发表论文 10 余篇。

周仕平

男,1962 年生,浙江诸暨人。主任中医师。浙江中医药大学兼职教授。现任诸暨市中医医院心血管内科主任,浙江省中西医结合心血管学会、浙江省中医急诊学会委员,绍兴市中医心血管学会副主任委员。师从吴士彦。

运用中医中药成功救治了数十例危急重症,提升了中医学在社会上和医院内的影响力。对一些疑难病症有较强的分析能力,在心血管疾病、脾胃病、失眠等的中医治疗上积累了较为丰富的临床经验。《中药温阳化饮方治疗冠脉血运重建后心绞痛的临床疗效观察》发表在《中医杂志》,该论文相关课题已通过浙江省中医药管理局专家验收。

郑淳理

男,1941 年生,浙江衢州人。主任中医师。绍兴市首位全国老中医药专家学术经验继承工作指导老师,浙江省名中医。曾任绍兴市中医院院长,现任绍兴市中医院名誉院长,绍兴市震元堂中医馆馆长。

继承创新"绍派伤寒",自创轻、灵、验为特色的茶饮方"三衣汤",以"软肝消积饮"为基本方通治各类肝病,并形成"实则泻之"诊疗方案,取得成效。创新冬病夏治法则,以加味参蛤散之散剂在伏天服用治冬令顽疾,体现"上工治未病"法则。胆结石疗法新创意,排石疗法与溶石法相结合,开创中西医治疗胆石症的新方案,免除了适应证患者手术之苦。中医治癌新思路,以扶正为主、祛邪为辅的培土生金法得到广泛应用,纠正了"以毒攻毒"之法造成的对人体损害,延长和改善了肿瘤患者生存状态。赞同"古方今病不相能"的观点,提倡中医治病当与时代共进,因时而变。编著《景岳学说研究》《绍兴医学史略》《景岳新方歌括》《医林荟萃·曹炳章专辑》《中国现代名医传》等。

郑黎明

男,1975 年生,浙江新昌人。副主任中医师。首届全国民间名中医,绍兴市非物质文化遗产郑氏中医传承人。现任越医文化研究院研究员,绍兴越医文化研究会副会长。中华中医药学会会员,中国抗癌学会会员,中国针灸学会会员,浙江省中医肝病感染病协作组专家委员会委员。

2017 年,创办绍兴市首家中医博物馆——新昌县天姥中医博物馆。为《当代名中医治未病临证精华》副主编,发表论文 50 余篇。

赵胜权

男,1946 年生,浙江诸暨人。副主任中医师。

从事中医临床工作近 50 年,理论功底扎实,实践经验丰富,对中医内、妇、儿各种杂病均有研究。尤其对消化系统疾病的造诣较深,开设中医脾胃病专家门诊,慕名往诊者甚众,每周接诊 200 人次左右,患者涉及周边地市。

钟建平

男，1961 年生。浙江诸暨人。主任中医师。绍兴市首届名中医，绍兴市专业技术拔尖人才和学术技术带头人，绍兴市专业技术领军人才。绍兴文理学院特聘教授。师从顾兆雄。现任亚太肝病诊疗技术浙江省联盟副理事长，浙江省医学会肝病专业委员会副主任委员，浙江省中西医结合学会肝病专业委员会副主任委员，绍兴市医学会肝病专业委员会主任委员，绍兴市中西医结合学会会长，《浙江中医杂志》编委。

擅于运用中西医结合防治传染病，特别是中西医结合肝病的诊治有丰富而独到之经验，以健脾运中法治疗阴虚肝病顽固性腹水、通腑泄浊法治疗重症肝炎。第一作者发表国内外公开学术论文近 40 篇，"叶下珠治疗慢性乙型肝炎的疗效研究"等 18 项科研获浙江省科技进步奖三等奖和绍兴市科技进步奖一、二、三等奖。

俞　行

男，1973 年生，浙江新昌人。副主任中医师。新昌俞氏中医内科世家第四代传承人。新昌县中医院首届中青年名（中）医。现任新昌县中医院门诊科副主任。绍兴市中医药学会中医经典临床应用与研究专业委员会委员、越医文化研究会委员。

少年时受祖父浙江省名老中医俞岳真教诲甚多，年长后随父俞究经临诊多年，对中医内、妇科常见病、多发病、疑难病具有丰富的治疗经验。整理祖父遗稿《叶方发微》，2015 年于中国中医药出版社出版，常在病房危重热病治疗中，运用叶天士理论和方药，取得很好治疗效果。著《六指擒龙脉法》。发表论文 8 篇。

俞春生

男，1966 年生，浙江新昌人。主任中医师。绍兴市中青年名中医。现任新昌县中医院大内科副主任。现任抗癌协会康复与姑息专业委员会委员、浙江省抗癌协会中医肿瘤专业委员会委员、浙江省中西医结合学会肿瘤专业委员会委员、浙江省中医药学会肿瘤分会委员。

从事肿瘤内科 25 年,擅长运用中西医结合方法治疗肺癌、胃癌、肝癌、食管癌、肠癌、乳腺癌等。成功申报多项省、市级科研项目。发表《鸦胆子油乳口服液治疗食管癌吞咽困难 16 例》《美施康定加甲地孕酮和尼莫地平治疗癌痛 62 例分析》《黑芝麻致肠梗阻治验》等多篇文章。

姚新苗

男,1957 年生,浙江嵊州人。主任中医师。出身中医世家,浙江省国医名师、浙江省名中医,全国名老中医专家传承工作室专家,国家临床重点专科负责人,国家中医药"十二五"重点专科和重点学科带头人。现任中国中西医结合学会疼痛分会副主任委员、中国中西医结合学会康复医学分会副主任委员、中华中医药学会针刀医学分会副主任委员、中华中医药学会骨伤分会常委、浙江省针灸学会副会长,浙江省康复医学会中西医结合康复专业委员会主任委员,浙江省中医药学会整脊分会主任委员。

擅长应用中医药及微创技术,对骨伤科常见慢性疾病的治疗提出了特色鲜明的中医综合治疗模式,致力于骨质疏松症的实验与临床研究,主持完成国家自然科学基金项目 1 项,省科技厅项目 1 项,省自然科学基金 2 项,厅局级项目 6 项,其中浙江省中医药管理局防治重大疾病攻关项目 1 项。获浙江省科技成果奖一等奖 1 项,二等奖、三等级各 1 项;获浙江省中医药科技创新奖一等奖 2 项、二等奖 2 项。主编出版专著 5 部;副主编规划教材 3 部。发表论文 40 多篇。

骆学新

男,1963 年生,浙江诸暨人。主任中医师。绍兴市名中医,浙江省首届基层名中医,绍兴县名医。浙江中医药大学硕士生导师、兼职教授。现任绍兴第二医院副院长。

擅长各种恶性肿瘤的术后康复、抗转移、抗复发,放化疗患者的中医药辅助治疗,中晚期恶性肿瘤以及消化系统疾病、急慢性咳嗽、口腔溃疡、乳腺小叶增生的中医药治疗。主持项目获厅(市)三等奖等。在《中国中西医结合杂志》《中华中医药杂志》等杂志发表论文多篇。

夏 晨

女,1967年生,浙江嵊州人。主任中医师。绍兴市中青年名中医。

对消化系统疾病和哮喘、支气管炎、高血压病、糖尿病、甲状腺功能亢进症等有丰富的临床经验。专攻仲景学术,擅长运用经方。深入研究脾胃病,如治疗幽门螺杆菌,不是简单地根据西医诊断堆砌成方,而是依凭中医的理法方药,清胃、降胃、润胃,与运脾、补脾、升清并进。在杀菌的同时,积极发挥脾胃本身的生理功能,增强疗效,促进早愈,减少复发。

柴中元

男,1945年生,浙江上虞人。副主任中医师。

20世纪80年代以来撰著、主编、参编《温病求真》《热病衡正》《老医献曝》《庄子养生解密》《全国基层中医临证必读大系·外治分册》等专著20种,印行书、文计达五六百万字。《温病求真》为代表作,有书评称"是学习温病的指路明灯"。《热病衡正》在中医界曾有较大反响。参编著作《实用中医脑病学》获全国科技进步奖三等奖。传记入编《中医成功之路》,传略入编《中国当代中西名医大辞典》《东方之子》《中华当代名人辞典》等。迄今发表中医、养生等文论约300篇。

钱华春

男,1975年生,浙江嵊州人。副主任中医师。浙江省基层名中医、嵊州市卫计系统名中医,嵊州市第七、第八批专业技术拔尖人才后备人才。现任嵊州市中医院治未病中心主任。世界中医药学会联合会脊柱健康专业委员会理事。师从姚新苗。

擅长于运用针刀治疗软组织损伤,主持项目获嵊州市科学技术奖三等奖1项,完成课题3项。

钱海青

男,1956 年生,浙江绍兴人。主任中医师。现任世界中医药学会联合会慢病管理专业委员会常务理事,中华中医药学会治未病分会委员,中国中医药信息学会全科医学分会常务理事,绍兴市越医文化研究会副会长,绍兴市中西医结合学会肝病专业委员会副主任委员,柯桥区中医学会常务理事,震元天时堂中医馆馆长。

对中西医结合诊治慢性乙型病毒性肝炎、脂肪肝、糖尿病、酒精性肝炎、肝硬化、肝癌、胃炎、胃溃疡、头晕、失眠、便秘、泄泻、阳痿、早泄、遗精、妇女月经失调及儿童性早熟和矮小症有丰富的临床经验。主持临床科研 1 项。发表、交流《张景岳治疗肝病学术思想初探》等论文 41 篇。

倪晓红

女,1963 年生,浙江绍兴人。主任中医师。绍兴市名中医,绍兴市医学重点学科——中医儿科学科带头人。现任浙江中医药大学兼职教授、浙江省中医药学会理事、浙江省中医药学会儿科分会常务委员、外治分会委员、绍兴市中医药学会中医儿科专业委员会主任委员。

从事中西医儿科专业 30 余年,具有较扎实的中医基础理论和中西医儿科专业理论知识,注重发挥中医中药特色和中西医结合特长治疗儿科常见病、多发病,在急性热病、小儿疳积、咳喘、小儿多发性抽动症、小儿性发育异常等的治疗上积累了较丰富经验。主持省中医药科学研究基金计划课题 2 项,获省中医药科技成果三等奖 1 项。主持省、市级中医药继教项目多项。发表论文 20 余篇。

徐建新

男,1957 年生,浙江绍兴人。主任中医师。浙江省首届基层名中医。现任景岳堂绍兴市越医文化研究院研究员。师从孙少川。

从医 40 余年,擅长中医辨证施治各类肿瘤病、胃病、急慢性肝炎、肝硬化、胆囊炎、胆石症等消化系统疾病；对泌尿道结石、肾炎、阳痿早泄、头晕头痛、失眠、糖尿病、中风后遗症、咳喘病、乳腺病、皮肤病等中医内、外、妇、儿科疑难杂症及冬令膏方进补等中医养生保健有深入研究。发表、交流论文 20 余篇，其中有 2 篇被评为绍兴县自然科学优秀论文二等奖。

高彦炜

男，1962 年生，山东泰安人。主任中医师。出生于杏林世家，其外祖父俞成泰是 20 世纪 60 年代浙江省名老中医。绍兴市第六批专业技术拔尖人才、学术技术带头人，绍兴市名中医，上虞市第八、第九批专业技术拔尖人才，上虞市优秀专业技术人才，上虞市十佳医生。现任上虞市皮肤病防治医院院长。中华中医药学会皮肤科分会委员、中华中医药学会中医美容分会委员、浙江省中医药学会皮肤科分会副主任委员、浙江省中西医结合学会皮肤性病专业委员会副主任委员、绍兴市中西医结合学会皮肤性病专业委员会主任委员。

从医 30 余年，擅长中西医结合治疗皮肤病，共主持完成课题 9 项，其中中英合作科研项目"麻风畸残病人社会综合医疗康复研究"获省医药卫生科技创新奖二等奖，"散风止痒方综合心理疏导法治疗瘙痒性皮肤病的临床疗效观察"等 5 项成果分别获绍兴市科学技术奖三等奖和上虞市科学技术进步奖三等奖。获马海德奖，全国麻风防治先进工作者。发表论文 40 余篇。

黄小松

男，1975 年生，浙江嵊州人。主任中医师。浙江中医药大学兼职教授。浙江省基层名中医培养对象；嵊州市卫计系统名中医。现任嵊州市中医院副院长。嵊州市中医学会秘书长，浙江省中医学会中医外科、全科分会委员。师从崔云。

长期从事泌尿男科门诊工作，擅长于用中西医结合方法治疗外科及泌尿科、男性科疾病，参与多个省市级课题研究，发表论文 10 余篇。

黄亚君

女，1956 年生，浙江嵊州人。主任中医师。绍兴市名中医。

从医 38 年,擅长以中医为主、中西医结合诊治妇科疾病,尤擅治疗不孕不育、月经疾病与妇人腹痛(慢性盆腔炎),辨病与辨证结合,辨证与现代医学各种检查手段结合,重视人体正气,重视心理疏导。获浙江省中医药科技创新奖三等奖,嵊州市科技进步奖二等、三等奖,发表论文 12 篇。

黄孝明

男,1935 年生,浙江嵊州人。主任中医师。浙江省名中医。师从颜德馨、裘笑梅、丁伯荪。

20 世纪 80 年代嵊州市流行性出血热大暴发,单纯西医疗法死亡率达 27%。黄孝明运用中医温病理论,结合西医补液、抗休克等一系列中西医结合治疗措施,曾分析 105 例,死亡率降到 3%,总结撰写的《中西医结合治疗流行性出血热》系列论文,被多家杂志摘引,被 1983 年《中医年鉴》收录。先后获绍兴地区科技成果二等奖、绍兴市自然科学优秀论文奖、省中西医结合学会优秀论文奖,发表论文 21 篇。

曹岳鹏

男,1939 年生,浙江新昌人。主任中医师。全国基层名老中医药专家传承工作室学术经验继承工作指导老师。

行医 62 年,专长妇科及内科杂病的中医治疗,归纳其遣方个性:以勤求古训、博采众方为基础,凡遇与古人所述经验相吻合的病案,即遵而用之;病证同抓,辨证为纲,继承传统中医诊疗思路,并与变革创新相结合;扶正为主,以四君子汤为基本方,随症加减;执古方以疗今病,古为今用。形成"补益脾肾,调理气血""滋水扶土,疏养结合""健脾除湿,理气化痰"等学术特色。在教学工作中,倾心相授,培养了大批中医临床骨干人才。

常　青

男,1942 年生,浙江绍兴人。主任中医师。浙江省名中医,越医名家,国家中医药管理局常青全国名老中医药专家传承工作室导师,全国老中医药专家学术经验继承工作指导老师,浙江省名中医研究院研究员、博士后导师。

从医 50 余年,善于活法圆机治疗恶性肿瘤、中风脑病、急慢性哮喘、各类热病,以及消渴、胸痹、崩漏、带下、不孕不育等内妇科疑难重症。总结治疗恶性肿瘤的"扶正消瘤法""抗癌截移法""抗癌止痛法"和"难病取中法"等创新性法则和方药,治疗中风先兆以及急性期、恢复期的"防中四方""通腑导浊化瘀醒脑"的中风夺命饮法,益气活血蠲痹通络法为主的中风后遗症促康复元法等。"自拟复方扶正消瘤丸治疗中晚期恶性肿瘤的临床研究"获浙江省优秀科技奖进步奖,参与的"常氏速效桑龙平喘汤的动物实验和临床研究"获绍兴市科技进步奖二等奖。出版著作《常青内妇科临证精华》《常青治癌临证心法》和《实用中风防治学》等多部共 100 余万字。其中中风防治著作获中华中医药学会优秀著作奖。在国内外发表论文 50 余篇。

章关根

男,1957 年生,浙江上虞人。主任中医师。浙江省基层名中医。

行医 45 年,对支气管哮喘、慢性肾炎、肺源性心脏病、脾胃病、失眠等症治疗有心得。上虞区科技项目"农村患者中药汤剂煎煮的现状与用药依从性调查及干预"获二等奖。发表论文 20 余篇。

商炜琛

男,1963 年生,绍兴嵊州人。副主任中医师。绍兴市首批基层名中医,嵊州市十大名医,嵊州市中医院名中医,嵊州市第四、第五、第六批专业技术拔尖人才、学术技术带头人。现任嵊州市中医学会副会长。为章柏年入室弟子。

行医 39 年,对运用中医中药治疗脾胃病、肝胆病积累了一定的经验,尤其对月经病的调理、更年期综合征、慢性盆腔炎、保胎等妊娠病有较好疗效,对运用中医中药治疗肿瘤,在延长生命、提高生活质量上有一定研究。

董汉良

男,1943 年生,浙江绍兴人。主任中医师。浙江中医药大学兼职教授。现任《中国社区医师》杂志社编委。

从事中医内科临床 53 年,擅长中医咳喘、男病、疑难病等疾病诊治,强调治痰化瘀。1978 年在国内首次揭示"痰瘀相关学说",出版《痰瘀相关论》。"痰瘀相关学说"是其从朱丹溪、叶天士、唐容川及近代庄时俊处方用药,体会到化瘀与消痰的关系,并研究《内经》和仲景书中有关理论发展而来,曾受到当时国内著名中医学家姜春华、朱良春、任应秋等的一致认同和赞许。诊余勤于著述,目前已出版中医专著 16 部,参编 5 部,发表论文 300 余篇。

董柏祥

男,1969 年生,浙江上虞人。主任中医师。上虞区"十佳医生",上虞区中青年名中医,上虞区"十佳医生"。

从事中医内科临床 28 年,重视辨证论治,擅长治疗肝胆脾胃疾病,采用中西医结合治疗急性黄疸肝炎、慢性肝炎从脾论治、肝硬化分期治疗,近年来潜心研究肿瘤术后患者调护、晚期肿瘤扶正解毒治疗。发表论文 10 篇。

傅大知

1938 年生,浙江绍兴人。副主任中医师。

幼年随父学医,熟读经典,不但擅治伤寒,尤精内、妇、儿各科,日门诊 100 余人,从医 40 余年,发表《乌梢蛇的抗敏作用》《辨舌指南与温热病舌象》《热症伤寒辨治五法》《扭痧疗法》等论文 20 余篇。

傅云其

男,1964 年生,浙江诸暨人。主任中医师。国家中医药管理局重点学科中医针灸康复专科学科带头人,全国基层名老中医药专家传承工作室指导老师,浙江中医药大学兼职教授、硕士研究生导师。首届绍兴市名中医,诸暨市首届医学领军人物。绍兴市、诸暨市专业技术拔尖人才。现任诸暨市中医院针灸科主任,中国民族医药学会科普分会常务理事,中国针灸学会脑病专业委员会委员、腹针专业委员会委员,浙江省针灸学会理事,浙江省康复医学会理事,浙江省针灸经络养生专业委员会副主任委员,浙江省针推结合专业委员会副主任委员,绍兴市针灸推拿专业委员会主任委员。

行医已 30 多年,擅长针灸,特别是运用针灸技术对内妇科疑难杂症的治疗,有独特经验。主持国家级、省级中医药继教项目 5 项,主持完成厅(市)级课题 10 项,其中 6 项获厅(市)级科技成果创新奖,其中 5 项拥有自主知识产权的中医针灸适宜技术项目,收入浙江省中医药适宜技术推广中心推广库。获国家专利 2 项。出版著作 4 部(任主编 2 部,副主编 2 部)。发表论文 40 余篇。

傅幼真

男,1893 年生,浙江绍兴人。

幼承庭训,资质聪颖。先生日间随父待诊,夜间研读岐黄,通宵达旦。1937 年抗战暴发,上海沦陷,不得已返回故里湖塘,在养和堂坐诊。继承与发扬祖上治伤寒之特色和经验,擅长内、妇、儿各科,屡治多验。中年耳背,不善交际,极少应酬,专心研习岐黄。

傅宏伟

男,1970 年生,浙江绍兴人。主任中医师。系下方寺里西房"三六九"伤科傅氏第四代传人。浙江省非物质文化遗产项目代表性传承人。

从医 20 余年来,善于利用"三六九"传统技艺接骨疗伤,注重整体辨证、内外兼施,在使用膏药汤剂、内服外敷治疗骨折不愈合、骨感染、颈腰椎间盘突出、颈椎病、肩周炎、脑外伤后遗症康复等方面积累了丰富经验。出版专著《里西房方药集》《下方寺伤科医录》点校本。"绍兴'三六九'伤科学术经验相关性研究"获浙江省中医药管理局科技奖二等奖,"竹夹板治疗桡骨远端骨折临床研究"获浙江省中医药管理局科技奖三等奖。发表论文 10 余篇。

傅金汉

男,1963 年生,浙江绍兴人。副主任中医师。湖塘傅氏第四代传人。绍兴市非物质文化遗产绍派伤寒（傅氏疗法）代表性传承人，绍兴市首届基层名中医，绍兴县名中医。现任绍兴市柯桥区中医医院中医科主任。中华中医药学会学术流派传承分会委员，中国民族医药学会脾胃病分会委员，浙江省中医学会文化研究分会委员，绍兴市中医药学会副秘书长，绍兴市柯桥区中医学会常务理事兼副秘书长，柯桥区中医药文化研究所副所长兼秘书长。

从医 40 余年，擅长中医内、妇、儿各科，尤其对伤寒、颈椎、腰椎骨质增生、尿路结石、中风、脾胃病等疾病的治疗有独到之处。发表论文 10 余篇。

裘　昊

男，1963 年生，浙江绍兴人。主任中医师。浙江中医药大学兼职教授。省级重点专科神经内科带头人，浙江省新世纪 151 工程第三层人才，绍兴市中青年名中医，嵊州市第六、第七、第八批专业技术拔尖人才，嵊州市十大名医。现任嵊州市中医院副院长，浙江省中西医结合学会神经内科专业委员会委员，浙江省中医学会内科分会委员、老年分会常委，绍兴市医师协会中医医师分会副会长、健康素养分会副会长，绍兴市老年病分会主委，嵊州市中医学会常务理事，嵊州市健康教育促进协会会长。

自 1986 年浙江中医药大学毕业后，即开始内科病房和门急诊工作，擅长治疗神经内科和内科疑难杂病，对高血压、冠心病、糖尿病、中风、眩晕、失眠、癫痫、肌张力障碍等疾病的治疗总结出了一套规范有效的中西医结合治疗方案，同时对中医养生调理积累了丰富经验。参与省市级科研课题 6 项。发表论文 12 篇。

裘小玲

女，1962 年生，浙江绍兴人。主任中医师。嵊州市名医，国家中医药管理局农村医疗机构中医针灸理疗康复特色专科学科带头人。现任浙江省针灸学会理事、浙江省针灸临床专业委员会常委、浙江省中医学会体质分会委员、嵊州市中医学会理事。

从事中医针灸 30 余年，学验俱丰，擅长应用针灸及中药治疗中风偏瘫、面瘫、颈腰椎疾病、关节炎、头痛、肥胖症、带状疱疹、更年期综合征、慢性盆腔炎、慢性胃肠道疾病、耳鸣耳聋、痤疮等常见病、多发病及疑难杂症,对亚健康人群有独到调理方法。完成课题 4 项,其中 2 项获浙江省中医药科学技术创新奖三等奖,1 项获绍兴市科学技术奖三等奖,1 项获嵊州市科学技术奖二等奖。发表论文 10 余篇。

裘亦海

男,1945 年生,浙江嵊州人。主治中医师。绍兴市非物质文化遗产接骨伤膏制作技艺(嵊州裘氏)代表性传承人。

15 岁师承习医,擅长运用膏、丹、丸、散接骨治伤,特别是对炼制的接骨伤膏,总结改进。1987 年评为县级劳动模范,同年当选为嵊州县第九届人民代表大会委员,1990 年当选为嵊州县第十届人民代表大会委员,1993 年当选为绍兴市第三届人民代表大会委员。

裘昌林

男,1944 年生,浙江嵊州人。主任中医师。第四、第五批全国老中医药专家学术经验继承工作指导老师,浙江省名中医。浙江省中医院(浙江中医药大学附属第一医院)教授、博士生导师。

临证近 50 年,倡导西医辨病与中医辨证相结合、躯体疾病治疗与心理疾病治疗相结合的学术理念,在重症肌无力、帕金森病、偏头痛、癫痫、中风病、三叉神经痛、多发性硬化、运动神经元病、痴呆、心理疾病及顽固性失眠等疾病,积累了丰富的临证经验。研制中药制剂灸马钱子胶囊,并且就马钱子的用法、用量、毒副反应的防治、药物的炮制以及量效关系等进行深入探讨,其制备工艺已获得中华人民共和国发明专利(CN102048825 B),开创马钱子治疗重症肌无力的先河。已培养各级中医临床人才 100 余人,其中 4 名获博士学位,带教外籍学员 180 余人。参编《实用中西医结合神经病学(第 2 版)》《神经内科手册》《实用中医内科手册》《中西医结合睡眠障碍诊疗学》。发表论文 40 余篇。

裘惠占

男,1949 年生,浙江嵊州人。副主任中医师。生于中医世家(第三代)。

研习中医 40 余载，重视手相诊病，对萎缩性胃炎、肠化、糜烂等，主张调理脾阳与胃阴使之达到平衡，在辨证论治基础上加专病专药；对妇科疾病认为是多虚、多郁、多瘀，在调理脾胃气血的同时，不忘解郁化瘀；对癌症的病理认识主要是虚、瘀、痰、毒，补虚调理阴阳平衡的同时，予以化瘀祛痰、解癌毒，不忘癌毒的耐药性；抗癌中药予以分组轮换。

潘国贤

男，1905 年生，浙江新昌人。主任中医师。其祖父潘廷遑、父亲潘松泉均为当地名地。首批浙江省名中医，浙江中医学院（现浙江中医药大学）首批教授、首批中医学硕士生导师。

潘国贤是中医肿瘤学早期探索者与实践者，对一些常见肿瘤，如脑肿瘤、鼻咽癌、肺癌、食管癌、胃癌、肝癌、直肠癌、膀胱癌、乳腺癌、子宫颈癌、白血病等，在中医诊断和治疗上分门别类地做了科学总结，为中医规范治疗肿瘤开了先河。在担任中药方剂教研室主任期间，为在全省开展中医药治疗恶性肿瘤做了大量工作，编印了《单方验方选编》和《肿瘤病方剂》等，前者精选了历代医家用于常见病疗效较高的方剂和民间验方，后者为历代医家治疗各种肿瘤病的验方以及潘国贤自己积数十年治疗肿瘤病的自拟方，为中医治疗肿瘤提供了系统、有实用价值的资料。其肿瘤验方"潘氏雷击"系列内用外敷方载入《治癌大成》。其著作有《药物学讲义》《儿科学讲义》《中医内科手册》《天痘概论》等。

跋

2019 年绍兴市卫生健康委员会提出了"六个一"中医工作目标,为完成这一目标,绍兴市中医药学会组织编撰了这部《当代越医经验方集萃》。本书收录 1949 年 10 月 1 日后仍从事中医医疗工作,在绍兴市辖区范围内工作的本籍和外籍,以及绍兴籍在外地工作的中医、中西医结合专业医家的经验方,由各县(市、区)中医学会选送,分内科、妇科、儿科、外科、皮肤科、眼科、骨伤科,每人选二至五首经验方,每方列组成、功效、主治、方解、医案举例及分析等,内容涉及中医临床各科的常见病、多发病及疑难病证,实录当代越医临证思路及用药特色,于临床有参考价值。书中所载象皮,根据国发(1993)39 号、卫药发(1993)59 号文,属于禁用之列,均以代用品代替,书中所述象皮相关内容仅作为文献参考。书后附录每位医家的简历、主要学术成就及学术思想,供中医临床工作者、中医院校学生及中医爱好者参考。

经验方蕴藏着医家治病的智慧,常常是医家一生的临证感悟,弥足珍贵。越医先贤、著名医家张景岳在《景岳全书·新方八略引》中说:"药不执方,合宜而用,此方之不必有也。方以立法,法以制宜,此方之不可无也。夫方之善者,得其宜也,得其宜者,可为法也;方之不善者,失其宜也,可为鉴也。第法有善不善,人有知不知,必善于知方者,斯可以执方,亦可以不执方,能执方能不执方者,非随时之人不能也。此方之所不可废者,正欲以启发其人耳。"又说:"然用方之意,则尤有说焉:夫意贵圆通,用嫌执滞,则其要也。若但圆无主,则杂乱生而无不可矣,不知疑似间自有一定不易之道,此圆通中不可无执持也;若执一不反,则偏拗生而动相左矣。不知倏忽间每多三因难测之变,此执持中不可无圆活也,圆活宜从三思,执持须有定见,既能执持,又能圆活,其能方能圆之人乎,而人其为谁哉!"张景岳这段话道出了方与法的辩证关系。方之效是否可信,可以医案验之。章太炎说:"中医之成绩,医案最著,欲求前人之经验心得,医案最有线索可寻,循此钻研,事半功倍。"为此,我们在编撰《当代越医经验方集萃》时,收录医家经验方的同时,并收载其相关医案,更具实用性。

韩愈说:"莫为之前,虽美勿彰;莫为之后,虽盛勿传。"历代越医著作汗牛充栋,但越医经验方从古至今尚无专集问世。希望我们的工作能对传承越医精华、提高年轻人的医术有所帮助。

我们的工作得到了绍兴市卫生健康委员会领导的大力支持,王宏达主任拨冗作序,两任科教中医处长直接指导,各县(市、区)中医学会积极参与,编辑老师辛勤付出,使本书得以顺利完成,在此一并致谢!但难免征集不全,且缺少经验,不足之处敬请读者诸君不吝指正!

沈钦荣

2021 年 9 月